Hiyam Altaii
Mohamed Abdel-Raheem
Senaa Abdullah Ali Al- jarjary

Coronavírus e imunidade

Hiyam Altaii
Mohamed Abdel-Raheem
Senaa Abdullah Ali Al- jarjary

Coronavírus e imunidade

ScienciaScripts

Imprint
Any brand names and product names mentioned in this book are subject to trademark, brand or patent protection and are trademarks or registered trademarks of their respective holders. The use of brand names, product names, common names, trade names, product descriptions etc. even without a particular marking in this work is in no way to be construed to mean that such names may be regarded as unrestricted in respect of trademark and brand protection legislation and could thus be used by anyone.

Cover image: www.ingimage.com

This book is a translation from the original published under ISBN 978-620-8-01014-0.

Publisher:
Sciencia Scripts
is a trademark of
Dodo Books Indian Ocean Ltd. and OmniScriptum S.R.L publishing group

120 High Road, East Finchley, London, N2 9ED, United Kingdom
Str. Armeneasca 28/1, office 1, Chisinau MD-2012, Republic of Moldova, Europe
Printed at: see last page
ISBN: 978-620-8-07560-6

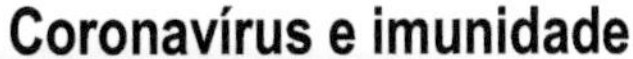

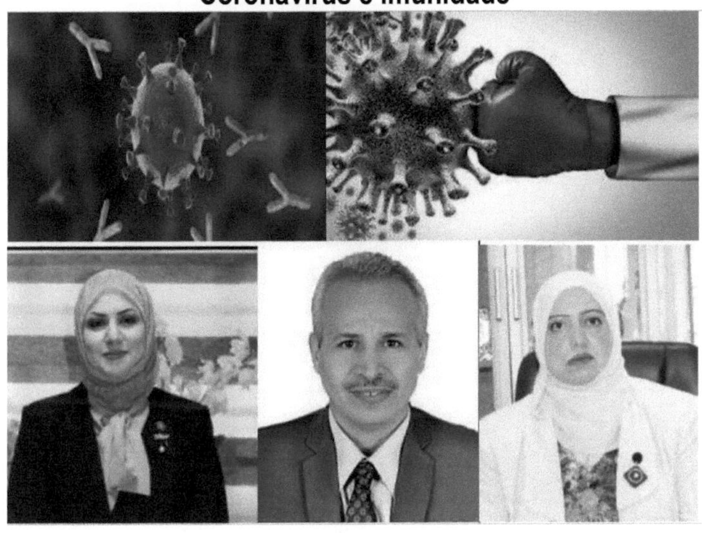

Por

Prof. Dr. Hiyam Altaii

Prof. Dr. Mohamed Abdel-Raheem Assist. Prof.

Dr. Senaa Abdullah Ali Al- jarjary

(2024)

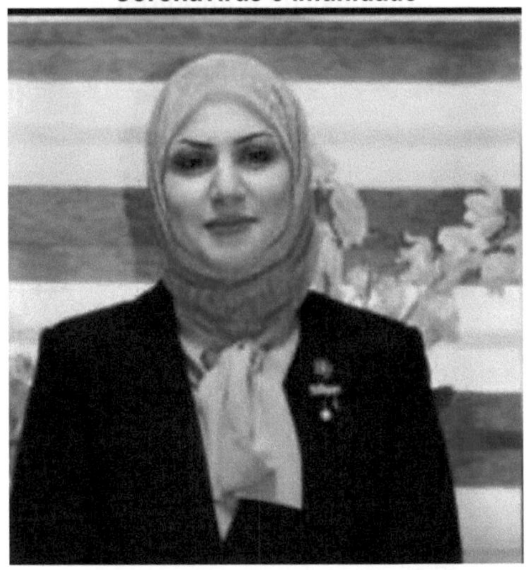

Prof. Dr. Hiyam Altaii

Faculdade de Ciências, Universidade de Mosul.

Iraque. Email:hiyamaltaii@uomosul.edu.iq

Telemóvel: (+964) 7701798742

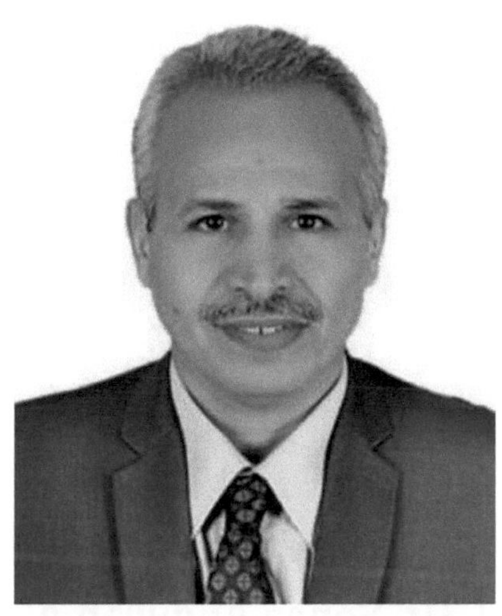

Prof. Dr. Mohamed Abdel-Raheem Ali Abdel-Raheem

Professor de Controlo Biológico do

Centro Nacional de Investigação.

33rd ElBohouth St., Dokki, Cairo, Egito.

Correio eletrónico:

abdelraheem_nrc@hotmail.com,

abdelraheem_nrc@yahoo.com

Telemóvel: (+2) 01155527583 - (+2) 01009580797

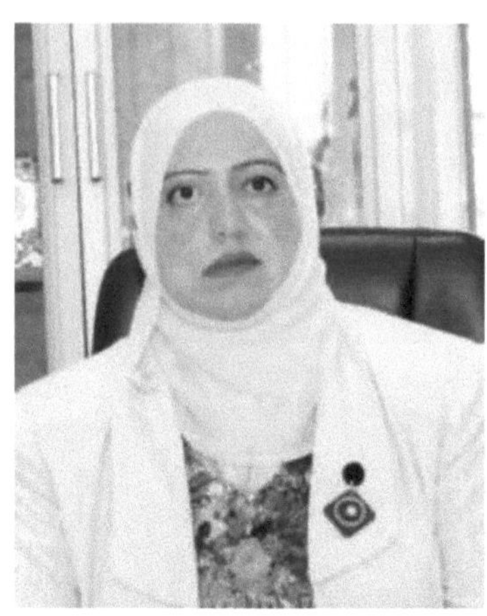

Assist. Prof. Dr. Senaa Abdullah Ali Al- jarjary

Departamento de Biologia, Faculdade de Ciências,

Universidade de Mosul. Iraque.

Correio eletrónico: Sensbio23@uomosul.edu.iq

Telemóvel: (+964)7701871500

Índice

Introdução

A "imunidade de grupo", também designada por "imunidade da população", é a proteção indireta contra uma doença infecciosa quando uma população se torna imune, quer por vacinação, quer por infeção anterior. A Organização Mundial de Saúde defende a obtenção de "imunidade de grupo" através da vacinação, em vez de permitir que uma doença se propague em qualquer parte da comunidade, uma vez que isso conduziria a casos e mortes evitáveis.

O objetivo para alcançar a imunidade de grupo contra a COVID-19 deve ser proteger os indivíduos com vacinas e não submetê-los ao agente patogénico que desencadeia a doença.

As vacinas ensinam o nosso sistema imunitário a produzir anticorpos que podem combater as doenças, sem causar doença. As pessoas que são vacinadas ficam protegidas da doença específica e impedem a transmissão do agente patogénico a outras pessoas, interrompendo a propagação.

Para alcançar a imunidade de grupo para a COVID-19, um número significativo de indivíduos numa comunidade deve ser vacinado, reduzindo a propagação global do vírus. O objetivo de alcançar a imunidade de grupo é salvaguardar as populações vulneráveis que não podem receber vacinas, tais como as pessoas com problemas de saúde que impedem a vacinação devido a alergias

O nível de imunidade necessário para alcançar a imunidade de grupo difere consoante a doença. Por exemplo, a imunidade de grupo para o sarampo requer que 95% da população seja vacinada. Os restantes 5% estão protegidos porque a doença não se pode propagar entre os indivíduos vacinados. No caso da poliomielite, o limiar é de cerca de 80%. A percentagem da população que precisa de ser vacinada para que a COVID-19 atinja a imunidade de grupo é atualmente desconhecida.

Esta é uma área de investigação significativa e irá provavelmente variar com base em factores como a comunidade, o tipo de vacina, as populações prioritárias para a vacinação e outras considerações. A obtenção de imunidade de grupo através de vacinas seguras e eficazes reduz a prevalência de doenças e, em última análise, salva vidas. Muitos indivíduos infectados com a COVID-19 desenvolvem normalmente uma resposta imunitária nas primeiras semanas após a infeção.

Estão atualmente a ser realizadas investigações para determinar a intensidade e a duração desta proteção. A Organização Mundial de Saúde (OMS) está também a examinar se a intensidade e a duração da resposta imunitária variam em função da gravidade da infeção, quer o indivíduo seja assintomático, tenha sintomas ligeiros ou sintomas graves. Foi observado que mesmo os indivíduos assintomáticos parecem gerar uma resposta imunitária.

Os dados dos estudos de seroprevalência realizados a nível mundial indicam que menos de 10% dos indivíduos estudados foram infectados, o que indica que a maioria da população mundial ainda é vulnerável ao vírus. A imunidade a outros coronavírus, incluindo a constipação comum, o SARS-CoV-1 e o MERS, diminui com o tempo, à semelhança de outras doenças.

Embora os indivíduos infectados com o vírus SARS-CoV-2 produzam anticorpos e desenvolvam imunidade, a duração desta imunidade é atualmente desconhecida. Apesar da forte exposição, muitos profissionais de saúde e indivíduos não contraíram a doença.

Cientistas de todo o mundo estão a investigar se as mutações genéticas podem proporcionar imunidade ou resistência ao COVID-19.

Durante o pico da COVID-19 na cidade de Nova Iorque, no início de 2020, Bevin Strickland, uma enfermeira de cuidados intensivos da Carolina do Norte, decidiu deixar a sua casa e prestar assistência. Começou por discutir os riscos potenciais com os seus filhos gémeos de 16 anos.

Strickland alertou-os para os piores cenários, incluindo a possibilidade de contraírem o vírus e ficarem gravemente doentes ou morrerem. Também mencionou a dificuldade de não poder vê-la ou enterrá-la se algo acontecesse.

Após alguma deliberação, os filhos manifestaram orgulho na decisão da mãe de se voluntariar e garantiram-lhe que não estavam preocupados com a sua segurança.

O pai perguntou-lhe se ela tinha um testamento.

Strickland passou seis semanas a cuidar de doentes em estado crítico no Hospital Mount Sinai, onde os supervisores aconselharam os enfermeiros a presumir que iriam contrair COVID-19. Apesar deste aviso, ela baixava frequentemente a máscara para confortar os doentes à beira da morte.

Quando um doente está a resistir porque quer sair, é idoso, está assustado e não fala inglês - estávamos a ter dificuldades em comunicar", recorda Strickland. "Pensei: 'Não pode ser assim que eles se sentem nas últimas horas das suas vidas.

Eles precisavam de ver a minha cara. Eu baixava a minha máscara, sorria e falava, e eles acalmavam-se.

Strickland assumiu que tinha sido infetada mas que não tinha ficado doente. No entanto, uma análise ao sangue no final da sua estadia em Nova Iorque revelou que não tinha anticorpos contra o coronavírus (SARS-CoV-2), o que indica que, de alguma forma, tinha conseguido evitar contraí-lo. Os cientistas estão interessados em saber como.

Strickland é um dos muitos indivíduos em vários países que estão a participar em estudos laboratoriais para determinar se as variações genéticas os protegeram de contrair o vírus ou se o neutralizaram antes de poder causar doenças. Este grupo inclui profissionais de saúde da linha da frente e indivíduos que tiveram contacto próximo com familiares infectados com COVID em casa.

András Spaan, MD, PhD, um microbiologista clínico da Universidade Rockefeller em Nova Iorque, refere que há muitos casos de casais em que um dos parceiros ficou gravemente doente, mas o outro cônjuge manteve-se saudável enquanto cuidava dele.

Estes indivíduos, conhecidos como virgens COVID, que não foram infectados apesar do contacto próximo com indivíduos doentes, podem possuir protecções de base genética que os cientistas poderiam estudar para desenvolver formas de salvaguardar os outros.

Em 1994, investigadores de Nova Iorque descobriram um homem com uma condição biológica rara que o tornava imune à SIDA, uma doença que tinha sido resistente aos tratamentos médicos. Stephen Crohn, um artista de Nova Iorque, teve vários parceiros seropositivos, alguns dos quais sucumbiram à SIDA. No entanto, uma mutação única numa das suas células imunitárias impediu o vírus de entrar na célula.

Embora as variações genéticas possam aumentar a suscetibilidade a certas doenças e infecções, como a anemia falciforme, a fibrose quística e certos cancros, também podem proporcionar proteção contra infecções, embora isso seja raro. Um exemplo disso é a forma como as variações genéticas podem impedir a ligação de vírus que causam doenças como o norovírus e a malária, alterando os receptores na superfície das células.

A SIDA é um exemplo notável de uma doença que pode ser travada por mutações genéticas nas fases iniciais da infeção. Estas mutações podem dificultar a fixação do vírus e a invasão das células, proporcionando uma proteção natural contra certos vírus.

Lisa Arkin, médica, diretora de dermatologia pediátrica na Escola de Medicina e Saúde Pública da Universidade de Wisconsin-Madison (UWSMPH), compara a porta fechada de uma cela à situação da COVID-19.

Durante as fases iniciais da pandemia, os cientistas descobriram que os factores genéticos podiam ter impacto na resposta de um indivíduo ao SARS-CoV-2. Estudos realizados em doentes graves revelaram a partilha de variações genéticas que podem ter aumentado a sua suscetibilidade à progressão da doença.

Por exemplo, cientistas da Universidade Rockefeller e do Necker Hospital for Sick Children, em Paris, descobriram que as mutações genéticas que reduzem a produção de interferões de tipo 1, proteínas cruciais para combater as infecções virais, podem explicar 1% a 5% dos casos críticos de pneumonia causados pela COVID-19.

De acordo com Noam Beckmann, doutorado, do Instituto Charles

Bronfman de Medicina Personalizada da Escola de Medicina Icahn do Monte Sinai (ISMMS), a genética influencia significativamente o risco de desenvolver uma forma grave da doença.

Investigadores do ISMMS e da Universidade de Nova Iorque (NYU) embarcaram numa busca de efeitos de base genética relacionados com a imunidade. No seu estudo de laboratório, utilizaram a tecnologia de edição do genoma CRISPR para desativar 20 000 genes em células pulmonares humanas antes de as exporem ao SARS-CoV-2 para observar os resultados.

Um dos investigadores, Benjamin tenOever, PhD, que é o diretor do Centro de Engenharia de Vírus para Terapêutica e Investigação no ISMMS, explica que o que se escolhe para selecionar é o que impede as células de morrer. O facto de as células sobreviverem indica que lhes falta algo necessário para o vírus as infetar.

Os investigadores descobriram que o elemento em falta era um recetor do vírus: nas células resistentes à COVID, estava presente uma versão mutante de um gene responsável pela produção de um recetor conhecido como ACE2. Este recetor mutante estava localizado no interior da célula e não na sua superfície, o que impossibilitava a sua ligação ao SAR-CoV-2.

A descoberta de indivíduos que permaneceram livres da COVID-19 apesar dos riscos elevados, como exposições repetidas e sistemas imunitários fracos, despertou o interesse pela investigação. Muitos dos estudos estão ligados ao COVID Human Genetic Effort (COVID HGE), que é uma colaboração global de cientistas de mais de 150 países que conduzem vários projectos para identificar factores genéticos relacionados com a imunidade à infeção e a ausência de sintomas pós-infeção.

Mais de 15.000 pessoas candidataram-se a participar no consórcio e mais de 700 inscreveram-se, fornecendo amostras de saliva aos laboratórios envolvidos. Os investigadores estão a concentrar-se não só nos receptores, mas também na influência dos genes ao longo de todo o ciclo da infeção pelo SARS-CoV-2 e da progressão da doença. Uma condição específica que está a ser investigada é conhecida como "dedos dos pés COVID", em que alguns indivíduos expostos ao vírus desenvolvem erupções cutâneas vermelhas ou roxas nos dedos dos pés, juntamente com inchaço e bolhas.

Durante a pandemia de COVID-19 em Madison, Wisconsin, em 2020-21, as clínicas de dermatologia registaram um aumento de doentes jovens com dedos dos pés roxos e sensíveis, uma condição conhecida como frieiras. O dermatologista pediátrico Arkin, da UWSMPH, observou que os médicos suspeitavam que estas crianças pudessem ter "dedos dos pés com COVID" devido a uma exposição significativa ao vírus, como viver com familiares infectados, apesar de a maioria ter testado negativo.

Após investigação, os médicos descobriram que algumas destas crianças tinham uma mutação genética rara que provocava uma libertação excessiva de interferão do tipo I em resposta a infecções, o que levava à inflamação dos dedos das mãos e dos pés. Embora esta resposta imunitária seja normal, normalmente é interrompida após um curto período de tempo. Nas crianças com variantes genéticas que produzem frieiras, a resposta hiperactiva do interferão não diminui como esperado, resultando numa inflamação contínua.

O interferão é uma parte crucial da resposta imunitária inicial ao

SARS-CoV-2. De acordo com um artigo publicado em 2021 no Journal of Investigative Dermatology, a resposta precoce do interferão pode eliminar o vírus antes de serem produzidos anticorpos. É por esta razão que as crianças tiveram resultados negativos no teste do vírus, mas a resposta do interferão continuou na pele, causando frieiras.

Cerca de 200 crianças estão atualmente a participar num estudo para investigar esta teoria como parte do COVID HGE. O desafio reside em estabelecer uma ligação clara com a COVID-19, uma vez que a maioria dos doentes apresenta resultados negativos para a SRA. Este facto tem dificultado a determinação da origem dos sintomas.

Uma hipótese sugeria que as crianças desenvolveram frieiras devido à exposição prolongada a pisos frios quando estavam em casa durante os períodos de confinamento. Este facto realça a complexidade que os investigadores enfrentam no estudo da genética da COVID-19, uma vez que múltiplos factores podem influenciar a ausência de sintomas, mesmo nas pessoas expostas ao vírus.

Mesmo que a genética desempenhe um papel na imunidade, a proteção pode depender de uma combinação de factores, incluindo outras variações genéticas. Um estudo realizado no Brasil observou que uma mutação genética e outras caraterísticas podem ter reduzido a suscetibilidade à infeção em alguns indivíduos que foram expostos à COVID-19 grave.

É possível que a proteção genética se aplique apenas a variantes específicas do vírus. Num estudo genético, os participantes inicialmente protegidos contraíram mais tarde a variante omicrónica, o que indica as limitações da imunidade genética contra estirpes em evolução do vírus.

Embora as variações genéticas possam conferir imunidade ou resistência à COVID-19, a aplicação deste conhecimento para a proteção a nível da população permanece incerta. Embora a descoberta da imunidade genética ao VIH tenha levado ao desenvolvimento de tratamentos pós-infeção, continua a não estar disponível uma vacina preventiva para a COVID-19.

"Neville Sanjana, PhD, professor associado de biologia na NYU, participou na investigação que utilizou o CRISPR para identificar mutações genéticas que impedem o SARS-CoV-2. De acordo com Sanjana, a edição genética usando CRISPR não é uma opção viável para proteger os indivíduos do vírus. Em vez disso, ele sugere que poderiam ser desenvolvidos medicamentos para impedir que os genes desempenhem certas funções, como produzir os receptores aos quais o SARS-CoV-2 se liga.

No entanto, esta abordagem seria provavelmente dirigida a indivíduos com um risco elevado de doença grave devido à COVID-19, como os que sofrem de cancro ou de doenças imunitárias. Sanjana sublinha que os genes desempenham papéis cruciais no organismo e a perturbação dessas funções pode ter consequências negativas indesejadas.

Sanjana e outros investigadores propõem que as descobertas genéticas possam ser utilizadas para desenvolver tratamentos para indivíduos pós-infeção, à semelhança do que foi feito para a SIDA. Beckmann, do ISMMS, explica que a genética poderia ajudar a identificar quem é mais suscetível à COVID-19 grave, permitindo aos prestadores de cuidados de saúde administrar tratamentos adequados numa fase precoce da infeção.

Arkin sugere que, se fosse possível prever quem apresentaria sintomas graves de COVID-19 no início da pandemia, isso teria ajudado a planear as estratégias de tratamento.

Beckmann considera que as variações genéticas podem ser particularmente úteis para prever o desenvolvimento da COVID-19 longa, em que os sintomas persistem ou se agravam durante semanas ou meses após a recuperação. Beckmann salienta a importância de medidas preventivas para evitar a ocorrência da COVID-19 longa, em vez de esperar que os sintomas se manifestem.

Na Carolina do Norte, Strickland continua a testar negativo para o vírus, apesar de os seus filhos o terem contraído. Ela está a participar num estudo sobre a COVID HGE na esperança de que este revele a imunidade genética, não só para seu próprio benefício, mas também para o avanço científico. Strickland está otimista quanto à possibilidade de os resultados do estudo contribuírem para o desenvolvimento de tratamentos e medidas preventivas.

A desregulação e a disfunção imunitária são vistas como um dos principais efeitos a longo prazo da COVID-19. Os efeitos no sistema imunitário foram bem documentados no início da pandemia, mas não havia clareza sobre a forma como as infecções por COVID-19 afectavam especificamente o sistema imunitário e as potenciais implicações durante e após a infeção.

No início da pandemia, havia duas teorias principais sobre as causas subjacentes à doença grave e à morte por COVID-19: uma resposta imunitária hiperactiva e um sistema imunitário comprometido.

O fator inicial estava associado a um sistema imunitário

demasiado ativo. Foi observado no início do processo que muitos indivíduos com COVID-19 grave acabaram por desenvolver SDRA (síndrome de dificuldade respiratória aguda).

Esta situação assemelhava-se muito à ARDS provocada pela síndrome de libertação de citocinas (CRS) e pela linfohistiocitose hemofagocítica secundária (sHLH) observada em doentes com SARS-CoV e MERS-CoV (também um efeito secundário comum em doentes com cancro submetidos a terapias com células CAR-T).

Este facto levou os investigadores a considerar que as infecções graves se deviam a uma resposta imunitária exagerada, desencadeada por um excesso de citocinas inflamatórias, que provocava danos nos pulmões e nos vasos sanguíneos, conduzindo, em última análise, a uma insuficiência respiratória ou a uma coagulopatia que podia levar à morte.

A segunda hipótese propunha um ponto de vista oposto, sugerindo que a COVID-19 conduz ao colapso imunitário. Esta teoria sugere que a COVID-19 pode enfraquecer a imunidade protetora do doente, resultando numa replicação e disseminação viral incontroláveis, levando à citotoxicidade e, em última análise, à morte. Esta hipótese é apoiada pela observação de linfopenia progressiva e grave, semelhante aos níveis observados em doentes com SIDA.

Estudos recentes descobriram que a COVID-19 pode causar desregulação nos sistemas imunitários inato e adaptativo. Curiosamente, nos casos de pneumonia por COVID-19, o sistema imunitário inato é incapaz de responder eficazmente ao vírus, ao mesmo tempo que desencadeia uma inflamação potencialmente prejudicial.

De acordo com Pillai, uma constatação fundamental que surgiu com a pandemia é que o declínio gradual da resposta imunitária induzido pelas vacinas de ARNm pode não ser exclusivo destas vacinas. Outras vacinas que se pensava anteriormente fornecerem imunidade vitalícia podem também apresentar um padrão semelhante. Pillai, um dos principais investigadores do Massachusetts Consortium on Pathogen Readiness (MassCPR), liderado pelo HMS, afirmou o seguinte

A vacina de ARNm representa um novo método de imunização que desencadeia uma resposta rápida e forte contra a doença sintomática da COVID. Embora a proteção oferecida pelas vacinas de ARNm contra a doença grave e a morte permaneça eficaz ao longo do tempo, a defesa contra a infeção sintomática diminui. O vírus sofre mutações contínuas para escapar ao sistema imunitário, o que resulta numa batalha evolutiva contínua entre o hospedeiro e o agente patogénico.

Pillai salienta que a diminuição da proteção não se deve apenas às mutações do vírus, mas também ao facto de o sistema imunitário humano necessitar de mais tempo para estabelecer uma imunidade a longo prazo contra o agente patogénico. A memória do sistema imunitário reforça-se com cada encontro com o vírus, seja através da vacinação ou da exposição natural. É provável que ocorram processos semelhantes com doenças como a varicela e o sarampo.

Pillai afirmou que muitas pessoas acreditavam que apanhar sarampo ou varicela uma vez ou ser vacinado conferia imunidade para toda a vida, mas novas provas sugerem o contrário.

Um estudo recente revelou um aumento das taxas de herpes-zóster nos últimos 60 anos, embora as razões para este aumento não sejam bem compreendidas. O vírus da varicela zoster, que causa o herpes zoster, é também responsável pela varicela.

Uma teoria proposta é a diminuição dos vírus circulantes nos últimos tempos, que anteriormente podem ter causado infecções ligeiras e reforçado os sistemas imunitários dos indivíduos previamente infectados ou vacinados.

A razão pela qual pensámos isto foi porque, no passado, éramos vacinados ou recuperávamos da infeção, mas a infeção continuava a ser endémica e, portanto, podemos ter sido reinfectados e reforçados várias vezes, muitas vezes sem o sabermos", disse Pillai. "A maioria de nós foi provavelmente reinfectada por muitas coisas várias vezes e desenvolveu uma imunidade muito boa.

Por conseguinte, a ideia de que um único encontro com um agente patogénico conduz a uma imunidade vitalícia poderá ter de ser reconsiderada. O mesmo pode acontecer com as vacinas - a proteção induzida por algumas vacinas e exposições virais é suscetível de diminuir com o tempo.

Pillai sublinhou que as vacinas, de ARNm e outras, salvam vidas. No entanto, talvez tenhamos de abandonar a noção de que proporcionam uma proteção única. As vacinas, disse Pillai, continuam a ser o instrumento mais importante - e mais seguro - para reforçar as nossas defesas imunitárias. Mas elas não são perfeitas.

Pillai afirmou que a pandemia de COVID pôs em evidência a nossa compreensão limitada da memória imunitária humana e sugere que as nossas crenças sobre a longevidade da imunidade podem exigir uma reavaliação.

A questão que se coloca é se a imunidade provém apenas das

vacinas ou se a exposição natural também desempenha um papel no reforço da imunidade. É improvável que alguma vez se consiga obter imunidade completa contra um agente patogénico altamente contagioso após a mutação. No entanto, a vacinação pode ajudar a prevenir doenças graves.

A vacina de ARNm contra a COVID faz com que o corpo crie uma versão inofensiva da proteína spike do SARS-CoV-2, ensinando o sistema imunitário a reconhecê-la e neutralizá-la, e depois a fazer o mesmo se for exposto ao vírus real. Este método, que foi bem sucedido pela primeira vez contra o SARS-CoV-2, serviu de modelo para a utilização das respostas imunitárias do organismo para desenvolver a sua própria defesa contra várias doenças infecciosas, bem como contra diferentes tipos de cancro, certas doenças cardíacas, doenças raras como a fibrose quística e doenças auto-imunes específicas.

As consequências de uma infeção por SARS-CoV-2 podem levar a uma série de sintomas pós-infeção, alguns temporários e outros prolongados, que se assemelham a condições como a doença de Kawasaki, a fibromialgia e a síndrome da doença de Lyme pós-tratamento.

Poderão os sintomas semelhantes sugerir que estas doenças têm um mecanismo biológico comum que é ativado pela interação do vírus com diferentes órgãos e sistemas? Esta é a principal questão que os investigadores do MassCPR estão a investigar para compreender os mecanismos subjacentes à COVID-19 prolongada, que pode ser uma doença múltipla desencadeada por uma infeção viral.

A pandemia conduziu a uma compreensão mais matizada do imprinting imunitário, que é um aspeto fundamental da imunidade.

Quando o nosso corpo entra em contacto com um vírus pela primeira vez, cria uma memória duradoura do mesmo. Este encontro inicial influencia as respostas futuras não só ao mesmo vírus, mas também a outros agentes patogénicos que possam ter caraterísticas semelhantes.

Este tipo de impressão imunitária é tradicionalmente conhecido como o "pecado antigénico original", que se refere ao encontro inicial com um antigénio específico que depois inclina o sistema imunitário para esse agente patogénico em particular.

Quando o sistema imunitário encontra um novo vírus, em vez de gerar rapidamente anticorpos específicos contra o novo vírus, tende a confiar na sua memória inicial de um vírus semelhante - semelhante a uma pessoa com baixa visão que confunde estranhos com amigos devido à sua semelhança com conhecidos.

O imprinting imunitário pode levar a uma resposta imunitária protetora contra vírus que se assemelham ao antigénio original, uma vez que certas partes destes novos vírus podem assemelhar-se ao antigénio original que iniciou a memória. No entanto, o imprinting imunitário também pode dificultar a resposta imunitária imediata a novos vírus ou a partes mutantes de um vírus previamente encontrado, reduzindo a eficácia da defesa inicial.

De acordo com Duane Wesemann, investigador do MassCPR, professor associado de medicina no HMS e imunologista no Brigham and Women's Hospital, considerar este fenómeno como demasiado simplista pode ser mais correto.

"Estamos a avançar para uma compreensão mais pormenorizada do imprinting imunitário, o que considero ser uma lição importante do surto de COVID-19", afirmou Wesemann.

Embora uma pandemia seja um acontecimento devastador, estudar a forma como o nosso sistema imunitário aprende com ela e observar a biologia em ação é verdadeiramente fascinante".

Wesemann referiu que a memória do encontro inicial com o vírus tende a ser mais forte e pode criar uma preferência duradoura pela estirpe original do vírus. Mesmo quando as exposições subsequentes alargam a resposta imunitária para incluir estirpes mais recentes, a reação ao vírus original permanece proeminente. Este facto pode aumentar potencialmente o risco de infeção se o vírus sofrer uma mutação que o torne irreconhecível para as células imunitárias que produzem anticorpos.

No entanto, Wesemann sublinhou que a exposição precoce a um vírus durante a vida pode proporcionar uma proteção a longo prazo contra doenças graves causadas por estirpes semelhantes do vírus, mesmo que a resposta mais tarde na vida possa não ser suficientemente forte para impedir completamente a infeção. Por conseguinte, argumentou que classificar o imprinting imunitário como puramente positivo ou negativo não consegue captar a complexidade e as nuances de um fenómeno que não é simplesmente preto no branco.

A investigação indica que os indivíduos que foram previamente infectados ou vacinados contra a estirpe original de Wuhan do vírus SARS-CoV-2 podem produzir níveis mais elevados de anticorpos contra a estirpe original e níveis mais baixos de anticorpos contra uma variante posterior, quando comparados com aqueles que não tiveram qualquer contacto com o vírus. No entanto, foi demonstrado que a exposição prévia ao SARS-CoV-2 através de infeção ou vacinação reduz a gravidade das infecções subsequentes.

Além disso, estudos sugerem que a vacinação anterior não impede o desenvolvimento de novas respostas a segmentos mutantes do vírus. Os constrangimentos da impressão imunitária podem ser potencialmente ultrapassados aumentando a dose de antigénio numa vacina, utilizando vacinas polivalentes que visam múltiplas variantes, ou reforçando as vacinas com adjuvantes que aumentam a resposta imunitária.

De acordo com Wesemann, a geração de anticorpos com base na memória imunitária de exposições passadas é uma forma rápida e rentável de proporcionar proteção imediata em situações em que uma resposta rápida é mais crucial do que uma resposta precisa. É vantajoso para o sistema imunitário manter um repertório diversificado e uma memória duradoura de encontros anteriores com agentes patogénicos, como estratégia de preparação para futuras exposições.

Embora o sistema imunitário tenha a capacidade de limpar a memória e eliminar as células que retêm informações de infecções virais anteriores, normalmente não o faz.

A manutenção de "registos" antigos aumenta as probabilidades de algumas células produtoras de anticorpos de longa duração serem capazes de reconhecer certos aspectos de um vírus anteriormente desconhecido. Desenvolver novos anticorpos que sejam adequados a um novo vírus requer tempo e energia, que são recursos valiosos numa situação em que é essencial uma resposta rápida.

Por conseguinte, o sistema imunitário emprega dois tipos de reacções - uma resposta rápida, mas não muito precisa, utilizando as defesas existentes, e uma resposta mais lenta e precisa que melhora gradualmente a sua capacidade de combater o novo vírus.

De acordo com Wesemann, o sistema imunitário é suficientemente inteligente para compreender a necessidade de rapidez e precisão. No entanto, para conseguir ambos, sacrifica inicialmente alguma precisão a favor da velocidade.

Visto desta forma, Wesemann sugere que o pecado antigénico original pode, na verdade, ser considerado um ponto forte - um equilíbrio bem afinado de velocidade, precisão e adaptabilidade no meio da incerteza.

Funcionalidade das células imunitárias na infeção por COVID-19

A COVID-19, causada pelo SARS-CoV-2, foi identificada pela primeira vez em Wuhan, na China, em dezembro de 2019, e desde então tem-se propagado a nível mundial, infectando milhões de pessoas. A análise bioinformática revelou que o SARS-CoV-2 partilha caraterísticas típicas com outros coronavírus [1].

Existem quatro subtipos principais de coronavírus: alfa, beta, delta e gama[2]. Sabe-se que os subtipos alfa e beta são originários de morcegos e mamíferos, enquanto os subtipos gama e delta infectam tipicamente aves. O SARS-CoV-2 está classificado na linhagem 2B do beta-coronavírus[2].

O genoma do coronavírus (CoVs) é um RNA de fita simples de sentido positivo, de tamanho maior do que outros RNAs virais, variando de 32 a 27 kb. O capsídeo que envolve o genoma é formado pela proteína do nucleocapsídeo (N), juntamente com um revestimento ligado a três proteínas estruturais: a proteína da membrana (M), a proteína da espícula (S) e a proteína do envelope (E). O SARS-CoV-2, um membro da família dos coronavírus, tem um genoma de aproximadamente 29.9 kb[4] e contém quatro proteínas estruturais (S, E, M e N), bem como dezasseis proteínas não estruturais (nsp1-16). O ARN genómico do SARS-CoV-2 contém duas estruturas de leitura aberta (ORFs), ORF1a e ORF1b, que representam dois terços do genoma e codificam as proteínas poliproteína (pp), pp1a e pp1b.

O material genético do vírus contém duas cisteíno-proteases, conhecidas como uma protease do tipo papaína (PLpro), presente no nsp3, e uma protease do tipo 3C (3CLpro), presente no nsp5. Estas proteases são responsáveis pela decomposição dos polipéptidos pp1a e pp1b em 16 proteínas não estruturadas diferentes. [5]

Um terço do genoma contém ORFs sobrepostas que codificam as quatro principais proteínas estruturais - S, N, M, E, bem como algumas proteínas adicionais. A proteína S é constituída por um péptido de sinal (SP), um domínio de ligação ao recetor (RBD), um subdomínio1 (SD1) e dois subdomínios (SD2) na subunidade S1, bem como um péptido de fusão,[6] uma repetição heptadecimal (HR1), outra repetição heptadecimal (HR2) e uma secção transmembranar (TM) na subunidade de fusão membranar (S2). A proteína E, juntamente com as proteínas M e N, ajuda na formação de partículas semelhantes a vírus[7].

O SARS-CoV-2 infecta a célula hospedeira quer através da fusão da membrana viral com a membrana da célula hospedeira, quer através da incorporação da membrana no endossoma durante a endocitose[8]. O processo de entrada do vírus começa com a ligação do RBD da proteína S a receptores na superfície das células hospedeiras humanas. Um dos principais receptores do SARS-CoV-2 é a enzima conversora da angiotensina 2 (ACE2), que está presente em vários tecidos, como o pulmão, o intestino, o fígado, o coração, os vasos sanguíneos, os testículos e os rins[9]. [9]

O vírus visa principalmente o sistema respiratório, que é o principal modo de transmissão através de gotículas, secreções respiratórias contendo o vírus e contacto direto com indivíduos assintomáticos ou portadores sintomáticos. Consequentemente, os dados actuais sugerem um período de incubação de 14 dias para o vírus[10].

O SRA-CoV-2 infecta a célula hospedeira quer através da fusão da membrana viral com a membrana da célula hospedeira, quer através da incorporação da membrana no endossoma durante a endocitose. O processo de entrada do vírus começa com a ligação do RBD da proteína S aos receptores na superfície das células hospedeiras humanas. Um dos receptores chave para o SARS-CoV-2 é a enzima conversora de angiotensina 2 (ACE2), que está presente em vários tecidos como o pulmão, intestino, fígado, coração, vasos sanguíneos, testículos e rins.

O vírus visa principalmente o sistema respiratório, que é o principal modo de transmissão através de gotículas, secreções respiratórias que contêm o vírus e contacto direto com indivíduos assintomáticos ou portadores sintomáticos. Consequentemente, os dados actuais sugerem um período de incubação de 14 dias para o vírus[11].

Durante as fases iniciais da pandemia de COVID-19, as opções de tratamento da doença eram limitadas. No entanto, foram feitos progressos significativos pelos investigadores a nível mundial na compreensão da doença e na criação de novos tratamentos e vacinas.

Atualmente, existem várias opções de tratamento disponíveis, tais como medicamentos antivirais, anticorpos monoclonais anti-SARS-CoV-2, medicamentos anti-inflamatórios e agentes imunomoduladores que foram aprovados para utilização de emergência pela FDA. [12]

Respostas do sistema imunitário inato contra a COVID-19

O sistema imunitário é constituído por respostas de imunidade inata e adaptativa. A defesa inicial contra as infecções virais no organismo envolve reacções imunes inatas rápidas, como a ativação do complemento e dos receptores do tipo toll (TLRs), a produção de IFN tipo I, a libertação de citocinas inflamatórias, a apoptose e a autofagia.

O sistema imunitário inato identifica moléculas de vírus no hospedeiro através de receptores de reconhecimento de padrões (PRRs) que detectam padrões moleculares associados a agentes patogénicos. [13]

Os TLR, os receptores do tipo RIG (RLR), os receptores do tipo NOD (NLR), os receptores do tipo lectina do tipo C (CLR) e os receptores citoplasmáticos como a GMP-AMP sintase cíclica (cGAS), a proteína 16 induzível por interferão-γ (IFI16), o estimulador de genes de interferão (STING) e o ativador dependente de ADN de factores reguladores de interferão estão incluídos nestes receptores.

O sistema imunitário inato, ao encontrar microrganismos, ativa e prepara o sistema imunitário adaptativo para gerar respostas adaptadas para combater os agentes patogénicos. [14-15]

O estudo da barreira de defesa pode levar a formas graves de COVID-19 através da geração de tempestades de citocinas. É crucial investigar este aspeto fundamental do sistema imunitário para obter uma compreensão mais profunda da patogenicidade da doença. Além disso, a exploração das respostas imunitárias inatas é vital para o desenvolvimento de abordagens de tratamento eficazes. [16]

As células que expressam o recetor ACE2 são as células alvo da infeção por SARS-CoV-2. Nos pulmões, o vírus pode invadir e danificar vários tipos de células, incluindo células epiteliais da mucosa, células epiteliais alveolares, células epiteliais da mucosa brônquica e células endoteliais nas vias respiratórias. A abundância de ACE2 nas células epiteliais alveolares do tipo II torna estas células mais susceptíveis à infeção pelo SARS-CoV-2. A infeção destas células específicas contribui para a patogenicidade do vírus e para as suas funções críticas.

Além disso, estas células estão envolvidas em respostas imunitárias através da libertação de citocinas quando há danos alveolares. Estes danos resultam na libertação de sinais que activam os macrófagos e outras células imunitárias para iniciar uma resposta imunitária. Nas fases iniciais da infeção, as respostas imunitárias locais podem restaurar e manter eficazmente as condições normais nas vias respiratórias. As respostas dos interferões são cruciais no controlo das infecções virais, juntamente com os processos subsequentes, uma vez activados os interferões.

Além disso, a interação de elementos da imunidade inata, como as citocinas, as quimiocinas e as células que participam nas respostas inatas, desencadeia a imunidade adaptativa e inicia a atividade dos linfócitos T. [17]

A resposta imune inata contra vírus e bactérias inclui o sistema do complemento, que é constituído por proteínas que circulam na corrente sanguínea como precursores inactivos.

Este sistema pode também desencadear reacções pró-inflamatórias. O sistema do complemento funciona activando outros componentes do sistema imunitário através de três vias: clássica, alternativa e das lectinas. Investigações recentes indicam que a ativação do sistema do complemento in vivo e in vitro desempenha um papel crucial no desenvolvimento e na gravidade do SARS-CoV-2[16].

A utilização de ratinhos C3-/- infectados com o vírus e a análise da ativação do sistema do complemento na infeção por SARS-CoV-2 sugerem que os produtos C3 (C: componente do complemento) (C3a, C3b, C3 inactivado (iC3b), C3c, C3dg) estão presentes nos pulmões durante as fases iniciais da infeção (primeiro dia). A ativação do sistema de complemento leva à produção de péptidos pró-inflamatórios, como C3a, C5a, e ao recrutamento de neutrófilos e monócitos.

Os neutrófilos libertam armadilhas extracelulares de neutrófilos (NETs) que contêm componentes do complemento como C3, properdina e fator B, que activam o sistema do complemento através da via alternativa. O C5a actua como uma proteína de sinalização celular que desencadeia tempestades de citocinas nas fases iniciais da infeção e estimula as respostas imunitárias inatas.

Níveis elevados de C5a no ambiente inflamado contribuem para a lesão dos tecidos, a exaustão dos linfócitos T e a imunossupressão através de vários mecanismos[19].

O tratamento da COVID-19 com inibidores do sistema do complemento foi iniciado nos últimos dois anos. O medicamento inicial utilizado é o Eculizumab, que é um anticorpo monoclonal humanizado que impede a decomposição do C5 em C5a e C5b, um processo envolvido na formação do complexo de ataque à membrana. Este complexo provoca lacunas na membrana plasmática, levando à sua destruição e eventual morte da célula-alvo.

A inibição de marcadores inflamatórios, como a taxa de sedimentação de eritrócitos (ESR) e a proteína C-reactiva (CRP), foi observada em quatro doentes com COVID-19 tratados com Eculizumab nas primeiras 48 horas de administração. Juntamente com o Eculizumab, os doentes com COVID-19 receberam também o AMY-101 aprovado como inibidor de C3 para a pneumonia.

Os doentes demonstraram uma melhoria rápida dos sintomas clínicos nas 48 horas seguintes à utilização deste medicamento, enquanto a leucocitose e a linfopenia melhoraram a um ritmo mais lento.

Estes marcadores laboratoriais estão associados a uma melhor função pulmonar e a uma menor necessidade de oxigénio[16].

O tratamento da COVID-19 com inibidores do sistema de complemento foi iniciado nos últimos dois anos. O medicamento inicial utilizado é o Eculizumab, que é um anticorpo monoclonal humanizado que impede a decomposição do C5 em C5a e C5b, um processo envolvido na formação do complexo de ataque à membrana. Este complexo provoca lacunas na membrana plasmática, levando à sua destruição e eventual morte da célula-alvo.

A inibição de marcadores inflamatórios, como a taxa de sedimentação de eritrócitos (ESR) e a proteína C-reactiva (CRP), foi observada em quatro doentes com COVID-19 tratados com Eculizumab nas primeiras 48 horas de administração. Juntamente com o

Eculizumab, os doentes com COVID-19 receberam também o AMY-101 aprovado como inibidor de C3 para a pneumonia. Os doentes demonstraram uma rápida melhoria dos sintomas clínicos nas 48 horas seguintes à utilização deste medicamento, enquanto a leucocitose e a linfopenia melhoraram a um ritmo mais lento.

Estes marcadores laboratoriais estão associados a uma melhor função pulmonar e a uma menor necessidade de oxigénio. [15]

Os PAMPs, que significam padrões moleculares associados a agentes patogénicos, consistem em proteínas, lípidos, lipoproteínas e ácidos nucleicos provenientes de vírus, bactérias, parasitas e fungos e são reconhecidos pelos receptores TLR. Estas moléculas interagem com os seus receptores correspondentes na superfície das membranas celulares, endossomas, lisossomas e endocitolisossomas. Quando os TLRs são activados, desencadeiam respostas biológicas através da ativação de proteínas adaptadoras como a resposta primária de diferenciação mieloide 88 (MyD88), a proteína adaptadora do recetor toll/IL-1 (TIRAP), a proteína de interação com a TRAF (TRIP) e a molécula adaptadora relacionada com a TRIF (TRAM).

Os adaptadores proteicos encontram-se habitualmente na estrutura dos domínios dos receptores toll/IL-11. Estudos em modelos de ratinhos demonstraram uma regulação positiva dos níveis de transcrição de TLR3 após infecções por coronavírus.

Este aumento da atividade do TLR3 desencadeia moléculas como o interferão-β indutor contendo o domínio TIR, levando à ativação dos factores de transcrição IRF3 e NF-κB. Em última análise, isto resulta na produção de citocinas IFN-I (IFN-α e IFN-β), citocinas inflamatórias (IL-6, TNF) e IFN-γ. Surpreendentemente, apesar do envolvimento do

TLR3 na produção de citocinas inflamatórias, o silenciamento do gene TLR3 em modelos de ratinhos não diminuiu a expressão destas citocinas. [20]

Por conseguinte, várias vias alternativas ligadas à sinalização TLR3 poderiam resultar na produção destas citocinas. Na infeção por coronavírus, TRIF e MyD-88 são proteínas adaptadoras cruciais nas vias de transdução do sinal TLR. A TRIF, envolvida na sinalização TLR3, desencadeia a ativação dos factores de transcrição IRF3 e NF-κB. Por outro lado, MyD-88 interage com TLR4 e várias proteínas relacionadas com a função de IL-1, como IRAK1-2 e o recetor de IL-1[21, 22].

Em modelos de ratinhos, foi demonstrado que a lesão pulmonar aguda causada por infecções por vírus respiratórios se deve à presença de fosfolípidos oxidados em modelos infectados com SARS, H1N1 e outros vírus pulmonares. Estes fosfolípidos, à semelhança do LPS bacteriano, activam o TLR4, que por sua vez ativa proteínas adaptadoras e conduz a um aumento da produção de citocinas inflamatórias. Entre estas citocinas, a IL-6 desempenha um papel importante na lesão pulmonar. Nos ratinhos com falta de IL-6, as taxas de infiltração inflamatória e de lesões pulmonares são inferiores às do grupo de controlo[16].

As citocinas pró-inflamatórias, como a IL-1, a IL-6 e o TNF-α, são cruciais nas respostas imunitárias inatas. As fontes primárias destas citocinas durante as respostas imunitárias inatas são os macrófagos dos tecidos, os mastócitos, as células endoteliais e epiteliais.

As tempestades de citocinas ocorrem devido a um aumento súbito de várias citocinas pró-inflamatórias, incluindo IL-1, IL-6, TNF-α e

IFNs. Os níveis elevados de citocinas resultam na migração de células imunitárias como macrófagos, neutrófilos e linfócitos T da corrente sanguínea para o local da infeção.

As células infiltradas têm efeitos nocivos nos tecidos humanos, levando a perturbações nas interações entre as células endoteliais, à destruição da barreira vascular, a danos nos capilares, a danos difusos nos alvéolos, à falência dos órgãos e, por fim, à morte. [23,24]

A tempestade de citocinas resulta em danos nos pulmões, conduzindo a lesões pulmonares agudas e podendo causar SDRA em casos graves. A SDRA pode baixar os níveis de saturação de oxigénio, o que constitui uma das principais causas de morte em indivíduos com COVID-19. Pensa-se que muitos doentes com COVID-19 grave sofrem de tempestades de citocinas.

A análise de amostras de plasma de 41 doentes revelou níveis elevados de várias citocinas, incluindo IL-1β, IL-7, IL-8, IL-9, IL-10, FGF, G-CSF, GM-CSF, IFN-γ, IP-10, MCP-1, MIP-1A, MIP1, PDGF, TNF-α, VEGF, tanto em doentes admitidos como não admitidos em UCI, em comparação com indivíduos saudáveis. [25]

Neutrófilos

Os neutrófilos são rapidamente levados para o local da infeção e combatem os agentes patogénicos através da libertação de rajadas respiratórias e da ingestão de microrganismos. Além disso, estas células eliminam os agentes patogénicos através da criação de NETs. [26]

A participação destas células numa série de doenças tornou-as alvos apelativos para tratamentos médicos. Foram concebidas diferentes abordagens para atingir os neutrófilos, tais como métodos para aumentar, bloquear ou restaurar a atividade dos neutrófilos. O aumento da atividade dos neutrófilos pode ser conseguido através da administração de G-CSF ou do bloqueio do recetor CXCR4 e da proteína reguladora do sinal (SIRPα). Por outro lado, para impedir a atividade destas células, são utilizadas várias medidas, como a utilização de antagonistas, anticorpos anti-integrina, inibidores dos receptores CXCR (recetor de quimiocina CXC) 1, CXCR2, BLT1 (recetor de leucotrieno B4 1) e C5aR (recetor C5a), moléculas neutralizantes derivadas de neutrófilos e moléculas que impedem a transmissão de sinais, como o inibidor NETR e o inibidor N.

Em algumas doenças, os neutrófilos passam de um fenótipo protetor para um fenótipo destrutivo, o que justifica a alteração terapêutica do fenótipo dos neutrófilos em vez da sua ativação ou inibição. O cancro é um exemplo de uma doença em que os neutrófilos evoluem de um fenótipo inato anti-tumoral para um fenótipo pré-tumoral. As células supressoras derivadas de mielóides são criadas através da FATP2 (Fatty acid transport protein 2), restaurando a função normal dos neutrófilos através da supressão dos lipofermatos. [27]

Durante uma infeção viral, a expressão de proteínas virais e os danos locais nas células epiteliais resultam na infiltração de células polimorfonucleares (PMN). A presença de células PMN inflamatórias em ratos pode causar feridas hemorrágicas. Estas células estão envolvidas no processo de cicatrização, eliminando o vírus, produzindo factores de crescimento e reepitelizando as áreas danificadas.

As células PMN desempenham um papel na geração de citocinas e quimiocinas locais que promovem a sua interação com as células pulmonares. Em laboratório, a co-cultura de células PMN com células epiteliais alveolares infectadas resulta num aumento da expressão de citocinas pró-inflamatórias (IL-18, IL-1a, IL-1b, TNF-α), quimiocinas CXC (CXCL-2, IP-10, CXCL-1) e ligandos de quimiocinas CC (CCLs - 2, 4, 7, 9, 12, 22). Os neutrófilos são, por conseguinte, importantes no recrutamento inicial de células inflamatórias, contribuindo para a lesão dos tecidos. [16]

A NET, uma estrutura semelhante a uma rede composta por ADN e proteínas, captura os agentes patogénicos e elimina a célula-alvo. A formação da NET é regulada por enzimas essenciais, como a enzima NE, que decompõe as proteínas intracelulares e provoca a fragmentação das células.

Outra enzima crucial, a peptidil arginina deiminase tipo 4, citrulina as histonas para ajudar a remodelar as cadeias de cromatina e libertar o ADN cromossómico. A gasdermina D, por outro lado, ajuda a criar poros nas membranas dos neutrófilos, levando à desintegração da membrana celular para a extrusão do ADN com moléculas associadas.

Uma produção excessiva de NET pode desencadear respostas

inflamatórias, metástases de células cancerígenas, destruição de tecidos, microtrombose e, por fim, lesões de órgãos nos sistemas pulmonar, cardiovascular e renal. Em casos graves de COVID-19, estes órgãos podem ser afectados por este processo. Em doentes com COVID-19, a NET nas secreções da mucosa das vias respiratórias desempenha um papel semelhante ao dos doentes com fibrose quística, interferindo com as trocas gasosas e causando infecções secundárias[26].

Os dados bioquímicos clínicos e os achados patológicos associados à infeção por SARS-CoV-2 estão relacionados com a ativação das NET por danos no epitélio pulmonar e com a gravidade da doença. Estudos anteriores sobre lesões pulmonares virais e níveis séricos elevados de NET em doentes com COVID-19, bem como perfis de citocinas segregadas, indicam o envolvimento das NET na pneumonia grave causada pela infeção por SARS-CoV-2. A investigação demonstrou um aumento das NET em doentes com COVID-19 em comparação com indivíduos saudáveis, que pode ser influenciado por vários factores. A rápida propagação do vírus contribui para uma maior carga viral no tecido pulmonar e sabe-se que as proteínas virais desencadeiam a NETose. [27]

Além disso, os tecidos danificados e os neutrófilos libertam citocinas que aumentam a atividade dos neutrófilos. A estimulação com SARS-CoV-2 leva à secreção de citocinas, que desempenham um papel no recrutamento de neutrófilos, aumentando as espécies reactivas de oxigénio (ROS) e promovendo a NETose. Outras moléculas libertadas pelos tecidos danificados, como os padrões moleculares associados aos danos, também contribuem para a indução da NETose. [28]

Monócitos/Macrófagos

Os monócitos são um tipo de células imunitárias que desempenham um papel nas reacções inflamatórias, na fagocitose, na apresentação de antigénios e noutras funções imunitárias. Estes monócitos viajam da corrente sanguínea para os tecidos periféricos onde se transformam em macrófagos e células dendríticas durante a inflamação. Os monócitos humanos são classificados em três subtipos - Clássico (CD14+ CD16-), Intermédio (CD14+ CD16+) e Não-clássico (CD16+ CD14dim) com base na presença de marcadores CD14 e CD16. [29]

Os macrófagos são uma parte crucial do sistema de células fagocíticas mononucleares que desempenha um papel fundamental na manutenção do equilíbrio do organismo e na defesa contra agentes patogénicos estranhos. Estas células são abundantes nas imediações do tumor e são conhecidas como macrófagos associados ao tumor (TAMs), apoiando a sobrevivência das células tumorais. Estudos têm indicado que a redução da funcionalidade destas células tem efeitos antitumorais no ambiente tumoral, tornando-as alvos de imunoterapia.

As novas abordagens terapêuticas centram-se na diminuição da população destas células, visando a sua transformação em macrófagos M1, a regulação dos sinais de fagocitose e a engenharia celular. A investigação demonstrou que a inibição do eixo CSF-1/CSF-1R e do recetor-2 de quimiocinas CC (CCR2)/CCL2 nas células monocíticas diminui o número destas células.

Diversos métodos, como a ativação do NF-κB, a inibição do STAT3, a utilização de agonistas do CD40 e a seleção de TLRs, podem levar os TAMs a reverter para macrófagos M1. O bloqueio das interações entre os TAMs e as células tumorais através de MHCI-LIRB1, SIRPa-CD47 e CD24-Siglec-10 também ajuda a regular os sinais de fagocitose. Além disso, os monócitos/macrófagos concebidos com receptores de antigénios quiméricos (CAR) aumentam a imunidade contra as células tumorais. A utilização de bisfosfonatos, Clondlip, Trabectedin e anticorpos monoclonais no ambiente tumoral pode reduzir o impacto tumorigénico dos TAMs. [30, 31]

Verificou-se um aumento da presença de monócitos CD14+ CD16+ que produzem IL-6 no sangue periférico de doentes com COVID-19 grave na UCI, em comparação com os que não estão na UCI, conforme demonstrado numa análise de sequenciação de ARN de uma única célula de células mononucleares do sangue periférico. [32]

Os monócitos circulantes e os macrófagos residentes nos tecidos desempenham um papel em todas as fases da doença SARS-CoV-19. Muitos estudos demonstraram que a COVID-19 tem como alvo os macrófagos pulmonares. ACE2, TMPRSS2 e furina são expressos por monócitos e macrófagos humanos, servindo como alvos para a propagação da infeção por SARS-CoV-2. Os macrófagos pulmonares também expressam nAChRs α7, cuja via de sinalização envolve JAK-STAT3, levando à inibição da inflamação
bloqueando a transmissão do NF-κB p65/p50 para o núcleo e quebrando o inibidor do fator de transcrição IκBα.

Investigações recentes sugerem que a infeção de macrófagos do baço e dos gânglios linfáticos com o SARS-CoV-2 resulta numa apoptose grave das células linfocitárias. Os macrófagos inflamatórios do trato respiratório superior libertam várias quimiocinas e citocinas pró-inflamatórias, tais como IL-1B, IL-8, IL-18 e TNF-α. Os macrófagos das vias aéreas inferiores apresentam caraterísticas inflamatórias mais intensas, com uma forte associação entre o estado de ativação dos macrófagos não residentes e a gravidade da COVID-19. Os mastócitos, juntamente com os macrófagos, colaboram para danificar os tecidos pulmonares. [33]

Em indivíduos com COVID-19 grave, os monócitos e os macrófagos derivados de monócitos no tecido pulmonar têm um papel crucial na progressão da doença, causando um aumento da tempestade de citocinas e danificando os tecidos periféricos. As quimiocinas CCL2 e CCL7 são abundantes no fluido broncoalveolar destes doentes, levando ao recrutamento de monócitos CCR2+.

Os macrófagos activados pelo SARS-CoV-2 libertam substâncias inflamatórias depois de engolirem tecido morto e restos de células, contribuindo significativamente para o desenvolvimento de fibrose. Estas respostas estão ligadas à interação entre os DAMPs e os receptores PRR. A estimulação de TLR4, TLR2 e TLR3 pelo SARS-CoV-2 resulta na produção de citocinas inflamatórias como a IL-1β. Consequentemente, o bloqueio desta citocina demonstrou eficácia em várias condições inflamatórias, incluindo a artrite reumatoide. [26]

Farshi e colegas descobriram que os macrófagos derivados de monócitos e os macrófagos do tecido pulmonar desempenham um papel na eliminação das células pulmonares infectadas com COVID-19 com a ajuda de anticorpos anti-COVID-19. Está documentado que os anticorpos neutralizantes são cruciais nas fases iniciais da infeção por COVID-19. Nos seres humanos, os linfócitos B produzem estes anticorpos, principalmente dos tipos IgG e IgM. O envolvimento de células fagocíticas, incluindo macrófagos infiltrados a partir de monócitos e um subconjunto de macrófagos residentes no tecido pulmonar, combinado com anticorpos neutralizantes, contribui para a eliminação da infeção por COVID-19 tanto em humanos como em modelos de ratinhos. Estas respostas imunitárias ajudam a controlar a propagação do vírus. [34]

A IL-6 e o GM-CSF são substâncias que estimulam os monócitos e os transformam em macrófagos. Estas substâncias surgem durante a tempestade de citocinas em doentes da UCI que contraíram SARS-CoV-2 e desempenham um papel na inflamação e nas anomalias do sistema imunitário observadas em doenças auto-imunes.

Além disso, foram reconhecidas como alvos de tratamento (inibidores) durante a tempestade de citocinas em reacções inflamatórias. A IL-6 é libertada por células como os macrófagos, os fibroblastos, os linfócitos T e as células endoteliais quando há uma infeção[35].

Foi observado um aumento do número de monócitos CD14+ CD16+ produtores de IL-6 no sangue periférico de doentes com COVID-19 grave na UCI, em comparação com os que não estavam na UCI. Este aumento foi validado através da análise de sequenciação do ARN de uma única célula das células mononucleares do sangue periférico. [32]

O GM-CSF é outra citocina ligada às células monócitos/macrófagos. Desempenha um papel fundamental em situações inflamatórias e conduz a um aumento dos neutrófilos. Também estimula a migração de monócitos e ajuda na proliferação e maturação destas células. [29]

Durante a resposta inflamatória, o GM-CSF é produzido por macrófagos, linfócitos T, células endoteliais, células mesenquimatosas e outras células imunitárias. Esta proteína serve como um sinal químico para atrair monócitos e neutrófilos da corrente sanguínea para o tecido afetado, influenciando também os receptores nos neutrófilos.

A ativação das vias de sinalização do GM-CSF aumenta as caraterísticas inflamatórias dos macrófagos M1, levando à libertação de várias citocinas inflamatórias e quimiocinas pelos macrófagos tecidulares ou macrófagos derivados de monócitos. O impacto do SARS-CoV-2 no comportamento dos macrófagos ainda não é totalmente compreendido, embora haja relatos de que o vírus afecta a transmissão de sinais por interferões nestas células. [33]

Células dendríticas

Os linfócitos T e B são células essenciais no sistema imunitário, mas a sua atividade é regulada pelas células dendríticas. Assim que as células dendríticas recebem e processam os antigénios, apresentam moléculas estimuladoras de linfócitos na sua superfície e viajam para os gânglios linfáticos, libertando citocinas para iniciar reacções imunitárias adaptativas. Para além de estimularem os linfócitos, as células dendríticas também os impedem de reagir aos auto-antigénios, diminuindo, em última análise, as respostas auto-imunes. [36]

As vacinas DC são consideradas um dos métodos de imunoterapia mais poderosos para combater os tumores. O principal objetivo destas vacinas é ativar o sistema imunitário para atingir e eliminar as células tumorais, proporcionando simultaneamente uma imunidade a longo prazo.

Estas vacinas são criadas utilizando precursores de CD que passam por um processo de diferenciação para se tornarem células CD. Estas células são então carregadas com antigénios tumorais e introduzidas no corpo do doente através de injeção. A criação destas células DC pode ser conseguida através de técnicas ex vivo, utilizando monócitos e precursores hematopoiéticos CD34+, ou através da proliferação de DCs in vivo. São utilizados vários métodos, como a transfecção de ARNm, ADN, vectores virais, lisados tumorais, proteínas e péptidos antigénicos, para carregar as células DC com antigénios tumorais.

É crucial para a eficácia da vacina de CD garantir que as células CD atinjam a fase de maturação. Para facilitar este processo de maturação, são utilizados estimulantes da maturação, como as citocinas pró-inflamatórias, o ligando CD40 (CD40 L ou CD 154) e os agonistas de TLR. Uma vez atingida a maturação das células DC, as vacinas DC podem ser administradas através de vários métodos, como a injeção intra-nodal, intradérmica, subcutânea, intravenosa ou intra-linfática[37].

Magro et al realizaram um estudo que revelou que, em doentes com COVID-19 grave, os monócitos não clássicos se deslocavam do sangue para os pulmões, seguidos das células dendríticas convencionais CD1c+.

As CDs plasmocitóides CD141+ convencionais e CD123high não foram encontradas no sangue periférico ou nos pulmões. Em resposta a uma infeção ou lesão tecidular, a IL-6 é produzida por células mielóides, como as CD, ao detectarem antigénios através dos seus TLRs. Esta citocina serve de mediador para a produção de anticorpos pelos linfócitos B. [39]

A ACE2 tem o potencial de ser utilizada como biomarcador para diagnosticar e prever o resultado de doenças pulmonares inflamatórias crónicas. Através de investigações estruturais e funcionais, descobriu-se que a proteína spike tem a capacidade de se ligar a este recetor. A expressão da ACE2 é notavelmente elevada na superfície externa das células epiteliais encontradas em vários órgãos, como o pulmão, o coração, o íleo, o rim e a bexiga. Devido à presença elevada deste recetor nas células epiteliais no espaço alveolar dos pulmões, o vírus pode facilmente invadir e danificar estas células. A imunidade inata das vias respiratórias depende das células epiteliais, dos macrófagos e das células dendríticas. As células dendríticas e os macrófagos ingerem as células epiteliais apoptóticas infectadas com o vírus, transmitindo os antigénios virais aos linfócitos T, que iniciam as respostas imunitárias adaptativas contra a COVID-19.

Para além da ACE2, o vírus também é capaz de se ligar ao DC-SIGN e às suas proteínas associadas. A DC-SIGN, uma molécula que se encontra predominantemente nos macrófagos e nas células dendríticas, serve de alvo para a infeção viral direta na superfície destas células. As células apresentadoras de antigénios migram para os gânglios linfáticos onde apresentam os antigénios virais aos linfócitos T, levando a um aumento das células TCD4+ que produzem anticorpos específicos do vírus com a ajuda dos linfócitos B. As células TCD8+, cruciais no combate às infecções virais, eliminam as células infectadas pelo vírus. [40]

Durante a infeção aguda por SARS-CoV-2, foi observada uma redução em várias células imunitárias, tais como linfócitos T, células assassinas naturais e monócitos. Além disso, tem-se verificado uma diminuição notável das células dendríticas com função comprometida e um aumento do rácio entre células dendríticas convencionais e células dendríticas plasmocitóides em casos agudos graves.

Embora os doentes com linfocitopenia produzam anticorpos neutralizantes abundantes, a resposta dos linfócitos T específicos do RBD e da proteína do nucleocapsídeo (NP) é retardada durante as primeiras três semanas após o início dos sintomas. As respostas agudas dos linfócitos T específicos do RBD e da NP são principalmente conduzidas por linfócitos TCD4+. Estudos indicaram que as células dendríticas com uma função deficiente, a produção precoce de anticorpos e as respostas limitadas dos linfócitos TCD8+ podem contribuir para o desenvolvimento da COVID-19 aguda e ajudar na formulação de vacinas. [41]

Células assassinas naturais

As células assassinas naturais desempenham um papel essencial no sistema imunitário inato, oferecendo respostas rápidas e eficazes a invasores como os agentes patogénicos e as células cancerígenas. Encontram-se nos tecidos mucosos e linfóides e migram rapidamente para as áreas de infeção.

As células NK imaturas, conhecidas como CD56bright, produzem citocinas inflamatórias, enquanto as células NK maduras, denominadas CD56dim CD16high, são responsáveis pela morte das células infectadas. Devido às suas capacidades, estas células são utilizadas em terapias e no desenvolvimento de vacinas. [42]

Por conseguinte, estas células são modificadas para a transmissão adaptativa e o direcionamento de medicamentos em organismos vivos. As células assassinas naturais desempenham um papel crucial nos tratamentos contemporâneos, uma vez que são controladas por um grupo específico de receptores inibitórios e activadores que lhes permitem eliminar as células cancerosas, poupando as células saudáveis. Durante a transferência de células NK adaptativas, as células NK são inicialmente isoladas do sangue de dadores saudáveis e estimuladas com citocinas IL-12 ou IL-15 antes de serem administradas ao doente num ambiente laboratorial[43].

Os doentes com COVID-19 demonstraram níveis reduzidos de CD107a, IFN-γ e TNF-α nas células TCD8+ e NK. Verificou-se que o tratamento melhora a exaustão celular dos doentes, como indicado pelo aumento da expressão do grupo 2 D das células assassinas naturais (NKG2D) nas células T e NK.

A interação entre o antigénio E dos leucócitos humanos (HLA-E) nas células epiteliais do pulmão e a NKG2D leva à exaustão das células NK. Verificou-se que a proteína Spike aumenta a expressão de NKG2D nas células NK. Em laboratório, a co-cultura de células NK do sangue periférico com células epiteliais do pulmão transfectadas com o gene da proteína spike do SARS-CoV-2 resultou num aumento da expressão de NKG2D e numa diminuição da desgranulação das células NK. [44]

As células NK saudáveis em indivíduos de baixo risco são capazes de identificar células infectadas com SARS-CoV-2 através do reconhecimento de proteínas virais na superfície das células infectadas, bem como através da produção de citocinas e quimiocinas após a infeção.

Estas células têm a capacidade de desencadear a apoptose diretamente através da citotoxicidade mediada por anticorpos nas células infectadas, e também indiretamente nas células infectadas pelo vírus, libertando citocinas para regular a resposta imunitária. Estas respostas imunitárias inatas eficientes podem eliminar a infeção por SARS-CoV-2 sem causar danos nos pulmões. No entanto, em indivíduos de alto risco com células NK disfuncionais, estas células são incapazes de detetar e responder eficazmente à infeção, uma vez que o vírus desenvolveu estratégias para escapar ao sistema imunitário.

A acumulação de células epiteliais infectadas, células imunitárias, monócitos/macrófagos e neutrófilos leva à libertação de quimiocinas e citocinas, que estimulam a mobilização de células imunitárias como as células NK para os pulmões em reação ao IFN-γ. Este estado inflamatório pode acelerar o desenvolvimento de lesão pulmonar aguda e SDRA e desempenhar um papel na gravidade e fatalidade da COVID-19. [45]

A investigação em indivíduos com COVID-19 grave demonstrou uma diminuição significativa dos níveis de NK no sangue periférico em comparação com os indivíduos com sintomas ligeiros ou saudáveis. Verificou-se que os doentes com COVID-19 apresentam níveis mais elevados do marcador inibitório NKG2D nas suas células NK, enquanto a percentagem de células NK que expressam marcadores de ativação como CD107a, IFN-γ, IL-2 e TNF-α é inferior em comparação com indivíduos saudáveis. [46]

A expressão de NKG2D nas células NK está associada a uma redução de IFN-γ, IL-2, TNF-α e granzima B. Além disso, a análise de células mononucleares do sangue periférico de doentes com COVID-19 utilizando o RNAseq de célula única indica uma regulação positiva de marcadores de exaustão como LAG3, PD-1 e o recetor celular 2 do vírus da hepatite A, quando comparada com controlos saudáveis. Estes estudos sugerem uma exaustão funcional das células NK no sangue periférico dos doentes com SARS-CoV-2, o que dificulta a eliminação do vírus e conduz a danos graves no tecido pulmonar. [47, 48]

Ao contrário do seu papel nos linfócitos T relacionado com o envelhecimento, o domínio da imunoglobulina e da mucina das células T (Tim-3) é considerado um marcador funcional nas células NK e pode aumentar a expressão de IFN-γ. No entanto, também tem sido associado à inibição da atividade de morte das células NK. Os doentes com COVID-19 apresentam níveis elevados de citocinas e quimiocinas inflamatórias, tais como IL-1 αZβ, IP-10 e proteína quimioatraente de monócitos-1 (MCP-1). Em casos graves, um aumento de TNFα, IL-1, IL-6, IL-8, IL-10, IL-18, MCP-1 e proteína inflamatória de macrófagos (MIP-1α) resulta em danos significativos no tecido pulmonar. Acredita-se que a destruição induzida pelas citocinas envolva células NK. Inicialmente, as quimiocinas MCP-1 e IP-10 atraem as células NK para os locais de inflamação, particularmente os pulmões. O IFN-γ e o TNF-α libertados por estas células podem estar envolvidos em processos como a lise celular e o aumento da expressão da molécula de adesão intercelular 1 pelo NF-κB nas células alvo. Uma diminuição na contagem de células NK, juntamente com níveis reduzidos de IFN-γ e TNF- α, leva à expressão de células assassinas naturais do grupo 2 A (NKG2A), diminuindo a função das células NK em doentes com SARS-CoV-2. A IL-6 e a IL-10 também prejudicam a função citotóxica das células NK. A IL-6 diminui diretamente a expressão de perforina e granzima B, enquanto a IL-10 tem um impacto negativo na citotoxicidade das células NK ao diminuir a expressão de IFN-γ e IL-2. [48]

Mastócitos

Os mastócitos desenvolvem-se a partir de células precursoras da medula óssea conhecidas como células mielóides CD34+ que viajam através da corrente sanguínea e se deslocam para diferentes tecidos do corpo. Nestes tecidos, são influenciados por quimiocinas específicas, citocinas como SCF (fator de células estaminais), IL-4, proteínas da matriz extracelular e moléculas de adesão, e amadurecem em mastócitos maduros. Posicionados estrategicamente perto de vasos sanguíneos, linfa e superfícies mucosas como a pele e o trato gastrointestinal, os mastócitos são cruciais para a interação com o ambiente externo.

Com um papel tanto na imunidade inata como na adaptativa, os mastócitos são vitais para a defesa do organismo contra vírus e bactérias. Têm sido alvo da imunoterapia contra o cancro através de vários métodos, tais como a redução da sua população através da inibição do c-KIT e o ajuste da sua ativação utilizando estabilizadores de células activas, bloqueadores da via de sinalização FcεR1, anticorpos e ligandos anti-inibitórios e agonistas de TLR[49, 50].

Investigações recentes indicam que os Coronavírus activam vários componentes do sistema imunitário inato, incluindo células assassinas naturais, monócitos/macrófagos, neutrófilos e mastócitos, bem como células endoteliais e epiteliais residentes nos tecidos. Nos pulmões, estes vírus resultam em tempestades de citocinas. O vírus SARS-CoV-2 desencadeia especificamente os mastócitos respiratórios no início do processo de infeção.

Estes mastócitos desempenham um papel fundamental no

desenvolvimento de respostas inflamatórias graves e de problemas pulmonares na COVID-19, produzindo moléculas inflamatórias como a IL-1β, CCL2, IL-6, TNF-α, bem como moléculas broncoconstritoras como a histamina, a prostaglandina-D2 e o leucotrieno-C4. Os mastócitos podem reconhecer padrões moleculares associados a danos virais (DAMPs) através de receptores TLR ou induzindo a reticulação IgE-FcεRI, libertando, em última análise, mediadores inflamatórios que contribuem para condições como a pneumonia e a fibrose[51].

A produção anormal de mediadores inflamatórios causada pela infeção por SARS-CoV-2 pode exacerbar a inflamação no sistema respiratório, resultando em complicações pulmonares. Por conseguinte, os estabilizadores de mastócitos como terapias de apoio podem ser benéficos na redução das respostas inflamatórias e das complicações pulmonares. Por outras palavras, ajudam a reduzir as mortes devidas à infeção por COVID-19.

Assim, os estabilizadores endógenos e exógenos dos mastócitos reduzem as respostas inflamatórias e as complicações pulmonares ao suprimir a ativação destas células na infeção por SARS-CoV-2. Os mediadores inflamatórios primários são as citocinas pró-inflamatórias, incluindo IL-1, IL-6, TNF-α e IL-8. As infecções virais levam à libertação de IL-1, que por sua vez leva à inflamação do tecido pulmonar, febre e fibrose[49]

Respostas do sistema imunitário adaptativo contra a COVID-19

O linfócito T é considerado uma célula fundamental na imunidade adaptativa, que desempenha um papel essencial na contenção de uma infeção viral como o SARS-CoV-2. Alguns factores propostos desempenham um pequeno papel na determinação da doença resultante de infecções virais, incluindo caraterísticas disponíveis como as respostas das células T e o número de células T activadas ou efectoras.

Este livro vai analisar o papel de diferentes tipos de células T, como as células T de memória, $TCD8^+$ e linfócitos $TCD4^+$ no controlo da infeção por COVID-19 no ser humano[52]

Subpopulação de linfócitos T na COVID-19

O impacto exato dos linfócitos T na progressão da infeção por COVID-19 e na imunidade contra a reinfeção permanece desconhecido. No entanto, a investigação recente sobre vários aspectos das respostas das células T na COVID-19 esclarece certas incertezas. [53]

Uma caraterística notável da infeção por COVID-19 é a queda dos linfócitos, que acabam por recuperar os níveis normais quando a doença é ultrapassada. Esta diminuição é visível não só nos linfócitos TCD4+ e TCD8+, mas também nos linfócitos B e NK, com a investigação a indicar uma diminuição substancial do número de linfócitos TCD8+. [54, 55]

A linfopenia é uma ocorrência frequente nas infecções do trato respiratório como a gripe, aparecendo normalmente 2 a 4 dias após o início dos sintomas. Embora o número de linfócitos regresse normalmente ao normal à medida que os sintomas desaparecem, tal não parece ser o caso nas infecções por SARS-CoV-2, em que a diminuição dos linfócitos pode persistir durante mais tempo.

Esta linfopenia é evidente nas células T do sangue periférico, possivelmente como resultado do seu movimento em direção às células epiteliais respiratórias inflamadas. No entanto, os exames de lavagem pulmonar e a autópsia não confirmam a presença de linfócitos acumulados. Além disso, os dados da sequenciação do ARN de uma única célula sugerem uma redução mais significativa dos linfócitos TCD8+ nos casos graves de COVID-19 em comparação com os casos mais ligeiros. [56-60]

A linfopenia observada em pacientes com estágios avançados da doença pode estar ligada ao aumento dos níveis de TNF, IL-6 e IL-10. Isto pode afetar diretamente as populações de linfócitos T e indiretamente a contagem de células dendríticas e neutrófilos, que desempenham um papel crucial nos mecanismos de defesa. Os factores que contribuem para o declínio do número de linfócitos T podem incluir a sobreexpressão de moléculas apoptóticas como FAS ou CD95, bem como o ligando indutor de apoptose relacionado com o fator de necrose tumoral ou CASPASE-3. [61-65]

À semelhança de outras infecções virais, acredita-se que a infeção por SARS-CoV-2 pode desencadear respostas semelhantes às dos linfócitos T helper-1. Os níveis de linfócitos TCD8+ tendem a diminuir durante a infeção por COVID-19 e, em casos graves, há uma redução significativa dos linfócitos TCD4+ de memória e dos linfócitos T reguladores (Fig. 2). Estes resultados têm sido associados a níveis mais baixos de linfócitos TCD4+ e TCD8+ nos gânglios linfáticos. Os doentes com infeção grave podem apresentar atrofia do baço e dos gânglios linfáticos, o que indica uma diminuição das populações celulares nestes órgãos. A função dos linfócitos TCD8+ também diminui e a expressão de moléculas como NKG2D, PD1 e Tim1, que são moléculas inibidoras, pode ser vista a aumentar. [66-68]

A diminuição da expressão de NKG2D nos linfócitos dos doentes submetidos a terapêutica antiviral parece ser normal. As contagens de linfócitos são mais baixas nos doentes com COVID-19 ligeira em comparação com os doentes com casos graves. Esta redução da contagem foi observada nos grupos de linfócitos TCD3+ e TDC8+, indicando uma diminuição dos linfócitos TDC8+ nos casos ligeiros e graves de COVID-19 em comparação com indivíduos saudáveis. Além disso, os linfócitos TDC8+ em doentes com COVID-19 demonstram uma capacidade de desgranulação reduzida e produzem níveis mais baixos de IL-2, IFN-γ e granzima em comparação com controlos saudáveis. Nos doentes da UCI, a expressão da molécula PD1 nos linfócitos do sangue periférico é significativamente inferior à dos doentes com sintomas ligeiros e dos indivíduos saudáveis.

Estes resultados sugerem que o SARS-CoV-2 pode suprimir o sistema imunitário adaptativo. À semelhança de outros coronavírus, o SARS-CoV-2 inibe a apresentação de antigénios pelas moléculas MHC I e II, levando a uma diminuição das respostas imunitárias dos linfócitos T. [69]

Linfócitos T de memória

Uma resposta imunitária adequada e atempada requer a utilização e a estimulação de células T CD4+ e CD8+ inexperientes, uma proliferação rápida e a diferenciação no tipo correto de células efectoras. [70]

Foram encontradas células de memória, bem como células TCD4+ e TCD8+, em todos os doentes recuperados com COVID-19, tendo sido observadas respostas de linfócitos T de memória a várias proteínas do SARS-CoV-2 nestes doentes[71, 72].

Para que o sistema imunitário adaptativo possa gerar defesas contra novos antigénios diferentes, tem de gerar uma gama de receptores capazes de reconhecer novos agentes patogénicos, como o SARS-CoV-2. O tamanho e a diversidade dos TCR são essenciais para o reconhecimento dos antigénios. Os TCR podem ser classificados em receptores naïve que não reconhecem antigénios e receptores de memória. [73]

Investigações recentes demonstraram que os indivíduos que não estiveram em contacto com o vírus podem ter linfócitos na sua corrente sanguínea que possuem receptores capazes de identificar o SARS-CoV-2. Isto sugere a possibilidade de uma reação cruzada entre os linfócitos que podem diferenciar entre o vírus corona e o vírus da constipação comum. [74]

Os indivíduos de meia-idade e os indivíduos com doenças crónicas apresentam deficiências no nível e na eficácia das suas respostas imunitárias, caracterizadas por uma inflamação moderada mas consistente. Estas mudanças estão ligadas a alterações nas respostas imunitárias dos linfócitos nos gânglios linfáticos. [68, 75, 76]

Este problema também se manifestou nas células B, com uma capacidade reduzida de combater infecções virais e uma diminuição da eficácia dos anticorpos na ligação aos vírus. Além disso, os linfócitos

TCD4+ sofreram uma disfunção com uma diferenciação elevada em linfócitos TH-1.

Os linfócitos TCD8+ apresentavam uma função deficiente e uma expressão reduzida de CD28, uma molécula de sinalização. Por outro lado, estas alterações coincidiram com um aumento das células B de memória que residem persistentemente nos tecidos, desencadeando reacções inflamatórias que, em última análise, enfraquecem a resposta imunitária em indivíduos mais velhos. [77, 78] Vários elementos têm impacto na eficácia das respostas imunitárias durante as infecções virais, em particular os diferentes tipos de células T, conforme detalhado abaixo.

TCD8$^+$ linfócitos

Investigações iniciais em alguns doentes agudos sugeriram alterações no comportamento e especialização dos linfócitos TCD8+. De acordo com os dados da Tabela 1, os resultados desses estudos demonstram uma redução no número dessas células, juntamente com sua especialização final, e um aumento na expressão de receptores inibitórios como PD1, LAG3, Tim3, CTLA4, NKG2A e CD39. [13, 54, 57, 61, 67, 79]

A investigação demonstrou que, após a inoculação com a vacina viva enfraquecida, se regista um aumento do número de células HLA-DR+ ou Ki67 TCD8+ na corrente sanguínea, o que sugere a existência de linfócitos T específicos durante a infeção por COVID-19. Além disso, estas células não foram observadas em todos os doentes com COVID-19, o que se deve à natureza variada das reacções dos linfócitos TCD8+ nestes indivíduos. [80]

Durante as infecções virais, os linfócitos T-effector são

importantes para eliminar as células infectadas pelo vírus, enquanto os linfócitos TCD4+ apoiam estas células e os linfócitos B. Os linfócitos B produzem anticorpos neutralizantes que são cruciais para eliminar o vírus e criar uma imunidade duradoura. [66] Quadro 1

Enumeração de linfócitos e relatórios de respostas em alguns doentes com COVID-19

Study group	Sample type	Applied Techniques	Lymphocyte count results	Ref.
20 healthy people 20 people recovering from general cold symptoms	Peripheral blood	Flow cytometry	$TCD4^-$ and $TCD8^-$ lymphocytes reacted to COVID-19 antigens, and T lymphocytes cross-reacted with common cold antigens.	[84]
14 people in recovery	Peripheral blood	Flow cytometry	$TCD4^-$ and $TCD8^-$ lymphocytes in these people responded to COVID-19 epitopes.	[85]
16 healthy people	Peripheral blood	Flow cytometry	T lymphocytes in people with mild and severe form of disease reacted with epitopes of COVID-19 during recovery	[86]
8 healthy people	Peripheral blood	Flow cytometry	Lymphopenia in COVID-19 patients compared with healthy group and increased	[84]

8 people with severe symptoms			activated phenotype.	
10 healthy people 21 people without ICU care 12 people with ICU care	Peripheral blood	Flow cytometry	$TCD4^-$ lymphocytes in the patients in ICU, secrete more GM-CSF and IL6 cytokines than the non-ICU group.	[87]
24 5 healthy people 19 people with mild symptoms	Peripheral blood	Flow cytometry	Severe decrease in T lymphocytes in severe form compared whit control group.	[88]

41 people with severe form				
29 healthy men and 29 healthy women 17 men and 21 women with COVID-19	Peripheral blood	High performance Flow cytometry	Both groups had lymphopenia but in the female group lymphocytes was more active. In men with severe form, decrease in lymphocyte activity was obvious compared with the group with constant symptoms.	[89]
8 people with mild form 11 people with	Nasopharyngeal and alveolar fluid	10x Genomics scRNA- seq	Fewer cytotoxic lymphocytes but more active in mild form which reactive with immune and epithelial cells.	[90]

severe form of the disease				
3 healthy people 3 people with mild form 6 people with severe form	Bronchoalveolar lavage	10xGenomics scRNA- seq, 10×Genomics scTCR- seq	Higher clonal proliferation of lymphocyte in mild form of disease were seen that were more persistent in tissues.	[59]
5 healthy people 5 early recovery people 5 late	Peripheral blood	10xGenomics scRNA- seq, 10xGenomics scTCR- seq	Higher colonal proliferation of T lymphocytes in late cured people were seen, Lower number of TCD8+ lymphocytes but with more cytotoxicity in early cured people were seen.	[91]

recovery people				
6 healthy people 3 people need a ventilator 4 people do not need a ventilator	Peripheral blood	Seq-Well-scRNA- seq	Multiple immune responses, Over activated T lymphocytes in patients were seen which they required a ventilator.	[92]
3 healthy people 6 people with mild form 4 people with severe	Peripheral blood	Seq-Well-scRNA- seq	Severe decrease in T lymphocytes, changes in lymphocyte differentiation and over activation of T lymphocytes in the severe form of disease were seen	[69]

form				
15 healthy people 79 people with COVID-19 disease (15 people need a ventilator) 26 people with the flu (7 of that need a ventilator)	Peripheral blood	10x Genomics scRNA- seq (influenza and COVID-19), Flow cytometry	Total and activated lymphocyte counts were identical in both groups	[93]

Os linfócitos TCD4+ e TCD8+ produzem IFN-γ, que apresenta propriedades antivirais. Outro subconjunto de células T reguladoras dentro das populações CD4+ e CD8+ expressa o fator FOXP3 e pode interagir com estas células para suprimir a sua atividade quando necessário. Estas células libertam IL-10, que inibe a resposta imunitária e induz a anergia nos linfócitos. A IL-10 também ajuda a prevenir a inflamação causada pela resposta imune inata, inibindo a produção de IL-6 pelos neutrófilos, que por sua vez aumenta a secreção de IL-10, TGF-β e IDO.

O aumento das Tregs e do TGF-β parece ter um efeito regulador nos danos pulmonares resultantes da inflamação, promovendo a apoptose dos neutrófilos e diminuindo a infiltração de neutrófilos nos tecidos danificados. Isto sugere que as Tregs estão envolvidas na reparação dos tecidos, realçando o papel dos linfócitos T reguladores na regeneração dos tecidos danificados. Algumas informações sobre os níveis e as respostas dos linfócitos nos doentes com COVID-19 foram discutidas no Quadro 1.

TCD4$^+$ linfócitos

Podem ser observadas evidências de disfunção nos linfócitos TCD4+ em doentes com COVID-19, à semelhança das respostas TCD8+. [55, 61] Os resultados sugerem que a atividade dos linfócitos TCD8+ é elevada em comparação com a atividade dos linfócitos TCD4+ devido aos indicadores CD38 e HLA-DR[83, 94, 95].

No entanto, outros estudos de investigação indicam que a atividade dos TCD4+ é elevada em indivíduos com casos mais graves de COVID-19. Em doentes com uma forma menos grave do vírus, verifica-se um maior aumento da secreção de IFN-γ pelos linfócitos TH-1 em comparação com os doentes com uma forma mais grave. Durante a fase aguda da infeção, foram detectados linfócitos TCD4+ que são específicos para a proteína spike COVID-19.

O envolvimento de linfócitos T helper em casos graves de COVID-19 está bem documentado, e a resposta dos linfócitos TH-2 permanece normal nas pessoas com gravidade moderada da doença. Verificou-se que os indivíduos com COVID-19 aguda têm uma presença significativa de linfócitos CCR6+ TCD4+. [14, 84, 94]

Numerosos estudos têm sugerido que os linfócitos TH-17 podem desempenhar um papel crucial na regulação da resposta imunitária. Existem provas que apoiam a ideia de que os doentes com COVID-19 podem registar um aumento dos linfócitos TCD4+ que segregam TGF-β, bem como um subconjunto de linfócitos TCD4+ que segregam GM-CSF. Os doentes com COVID-19 podem apresentar níveis alterados de células ICOS+ CD38+ auxiliares T efectoras activadas e de linfócitos T foliculares circulantes, levando potencialmente a um aumento dos imunoblastos circulantes. Além disso, alguns estudos indicaram que as Tregs poderiam contribuir para a cicatrização dos tecidos, promovendo a libertação de IL-18 e IL-33. [95-97]

A coexistência de TGF-β e IL-6 resulta numa diminuição da expressão de FOXP3 e dos linfócitos T reguladores. É importante notar que o impacto da linfopenia na diminuição da população TCD4+ é mais pronunciado em comparação com os linfócitos TCD8+, sugerindo a necessidade de determinar a associação com a atividade ou disfunção dos linfócitos de memória TCD4+ e TCD8+. Em indivíduos que recuperam da COVID-19, foram observadas células de memória TCD4+, o que possivelmente indica o papel das células de memória no fornecimento de imunidade contra a COVID-19. [54, 98, 99]

Embora a maioria das infecções virais estimule a atividade e a proliferação dos linfócitos TCD4+ e TCD8+, em alguns casos graves de COVID-19, vários factores, como a secreção aumentada de IL-6, CXCL8, CXCL10 e CXCL9, juntamente com a diferenciação incompleta dos linfócitos TH-17, impedem o funcionamento adequado destas células[100, 101].

A resposta imunitária ao SARS-CoV-2 é orquestrada pelo sistema imunitário adaptativo e envolve a apresentação de antigénios virais por células apresentadoras de antigénios a linfócitos TH.

Isto leva à estimulação dos linfócitos B para produzirem anticorpos neutralizantes e células de memória que podem gerar anticorpos quando expostos novamente ao vírus. A ativação dos linfócitos TH-1 desencadeia a ativação dos precursores dos linfócitos citotóxicos através da libertação das citocinas IL-2 e IL-12. Em casos ligeiros de infeção, os linfócitos citotóxicos podem libertar granzima e proteinase para suprimir as células infectadas.

No entanto, em casos graves de infeção, os linfócitos citotóxicos podem expressar receptores inibitórios, como PD1, TIGIT e CTLA4. Isto pode levar a uma diminuição da lise das células infectadas pelo vírus, especialmente em indivíduos com linfócitos T citotóxicos que têm um recetor ativador CD28 reduzido. [102, 103]

A terapia com células T é uma forma de imunoterapia utilizada para o tratamento de determinados tipos de cancro. Existem duas categorias principais de terapia com células T, que são o tratamento com linfócitos infiltrantes de tumores (TIL) e o tratamento com células T que foram geneticamente modificadas (TCRs ou CARs). Os TIL são um grupo diversificado de células que podem ser encontradas em tumores cancerígenos, constituídas principalmente por células T. Algumas destas TILs possuem TCRs que visam antigénios específicos relacionados com o tumor e são capazes de destruir as células cancerígenas.

Estas TILs podem ser extraídas de tumores removidos, selecionadas pela sua eficácia e depois multiplicadas em condições controladas. As células T TCR são células com TCRs concebidas para reconhecer especificamente determinados antigénios tumorais (quer do próprio doente quer de ratinhos humanos imunizados com esses antigénios).

Estas células T reconhecem antigénios de péptidos processados localizados na região do MHC. No entanto, vale a pena mencionar que este método pode ser adequado apenas para doentes cujo perfil de MHC seja compatível. Além disso, é frequente os tumores deixarem de apresentar sinais antigénicos por diminuição do MHC. Para resolver estes problemas, foi desenvolvida a tecnologia CAR.

As células T CAR são criadas através da inserção de um fragmento variável de cadeia simples derivado de um anticorpo (scFv) nas regiões de sinalização intracelular das células T. Estas células T modificadas podem visar antigénios de superfície de uma forma irrestrita ao nível do MHC, sem depender do processamento ou entrega de antigénios.

As versões iniciais dos CAR incorporavam o scFv combinado com o componente de sinalização intracelular CD3x. As gerações posteriores de CAR foram concebidas para aumentar a durabilidade e a expansão das células T administradas, utilizando regiões intracelulares de uma ou mais moléculas estimuladoras como CD28, OX40 e 4-1BB para criar uma segunda via de sinalização. [104]

Com base nos conhecimentos existentes sobre a terapia com células T para diferentes doenças, incluindo infecções virais, a utilização de células T específicas do vírus contra o SARS-CoV-2 parece ser uma opção de tratamento lógica para a COVID-19. As células T específicas do vírus, provenientes do próprio doente ou de um dador, podem ser cultivadas em laboratório e depois administradas para melhorar as defesas antivirais.

As células T que visam especificamente o SARS-CoV-2 podem ser extraídas do sangue de indivíduos recuperados, expandidas através da utilização de substâncias baseadas no SARS-CoV-2 e utilizadas para tratar casos graves de COVID-19.

Apesar destas possibilidades, a eficácia, os efeitos secundários do tratamento e os obstáculos associados à terapia com células T restringiram a sua utilização na COVID-19. É de notar que a utilização de células T de dadores não é viável devido a restrições genéticas e que as células T cultivadas em laboratório apresentam cansaço devido à estimulação prolongada necessária para um funcionamento ótimo. Além disso, as células T modificadas podem potencialmente desencadear uma tempestade de citocinas nocivas, conduzindo a complicações relacionadas com a COVID-19. [105]

Terapia celular para a COVID-19

A terapia celular é uma abordagem de tratamento em que as células vivas alteradas do doente ou as células de um dador são utilizadas para tratar a doença. Muitos ensaios clínicos estão atualmente a explorar vários tipos de terapias baseadas em células, como as células estaminais mesenquimais, as células NK, as células Treg, as células T específicas e o lisado de plaquetas, para o tratamento da COVID-19, tal como discutido neste livro.

Células estaminais mesenquimais

As células estaminais mesenquimais, também conhecidas como células estromais mesenquimais, são um tipo de células estaminais não hematopoiéticas adultas que têm origem na mesoderme. Estas células podem ser obtidas a partir de vários locais, como tecido adiposo, polpa dentária, medula óssea, cordão umbilical, sangue menstrual, fígado fetal, e a sua capacidade de se multiplicarem rapidamente em cultura celular permite a criação e armazenamento de grandes bancos de células para futuras utilizações terapêuticas.

Além disso, as células estaminais mesenquimais são consideradas não imunogénicas devido à sua baixa expressão de MHC I e à ausência de expressão de MHC II, o que as torna um candidato ideal para a terapia celular alogénica. [105, 106]

A eficácia e a segurança das células estaminais mesenquimais foram confirmadas em numerosos ensaios clínicos para o tratamento de doenças imunitárias e não imunitárias[107]. [107] Estas células estaminais têm a capacidade de regular o sistema imunitário, o que as torna promissoras para reparar danos nos tecidos e reduzir a inflamação em doenças relacionadas com o sistema imunitário. (Tabela 2).[108]

As células estaminais mesenquimais (MSCs) têm uma função fundamental no envolvimento com o sistema imunitário inato e adaptativo, reconhecendo locais de inflamação e detectando micróbios através da ativação de TLRs na sua superfície. Ao produzirem sinais pró-inflamatórios como a CXCL10 e a IL-6, as MSC podem ativar as células NK e as células T na ausência de determinados sinais inflamatórios. Por exemplo, a estimulação dos receptores TLR4 por lipopolissacáridos bacterianos permite este processo.

Pelo contrário, quando expostas a um ambiente inflamatório ou estimuladas por RNA viral através do TLR3, as MSC libertam sinais não-inflamatórios como a indoleamin2,3-deoxigenase (IDO1), a prostaglandina E2 (PEG2) e o TGF-β. Isto resulta na geração de células dendríticas reguladoras e células T reguladoras. O equilíbrio delicado entre estes sinais inflamatórios e não inflamatórios é mantido através de uma interação intrincada entre as MSC e os macrófagos residentes nos tecidos para manter a homeostase dos tecidos. **[109]**

Quadro 2

Desempenho da modulação imunitária por células estaminais mesenquimais na COVID-19

Effects of immunomodulation following MSCs injection	**Pathological changes in COVID-19**
Improve lung function and pulmonary fibrosis by lung accumulation and protection of the alveolar epithelium	Inflammatory pulmonary lesions
Promoting endogenous repair in tissue/cellular organization by improving conditions in the microenvironment of the organization	Increased levels of aspartic aminotransferase and creatine kinase in serum enzymes due to multiple organ failure
Rearrange the functions of immune cell subsets	Decreased and hyperactive $TCD4^+$ and $TCD8^+$ cells as a result of depletion of immune cells.
Regulation of inflammatory cytokines and inhibition of B and T lymphocytes	Induction of cytokine storm that leads to increased levels of IL-7, IL-2, IP-10, MCP-1, G-CSF, MIP-1α, TNF-α

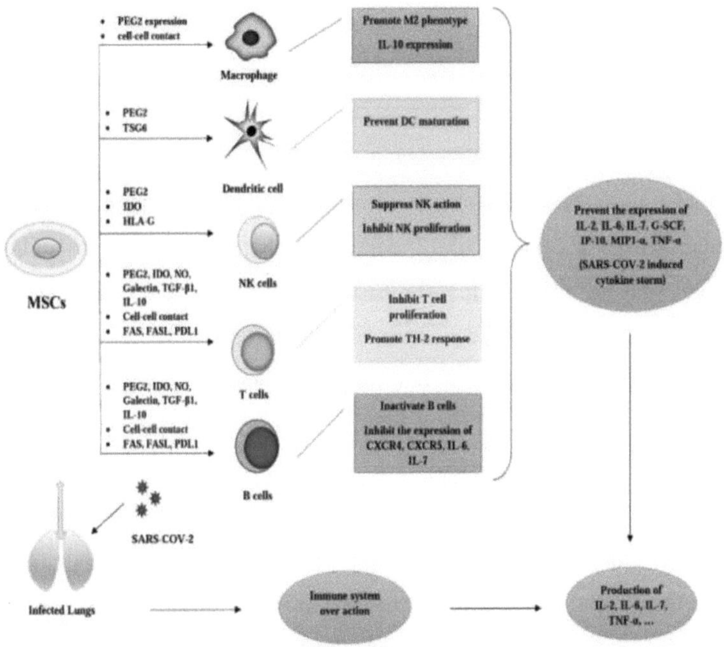

Fig. 2

Propriedades de modulação imunitária das células estaminais mesenquimais activas contra células imunitárias hiperactivas durante a COVID-19.

As MSC suprimem eficazmente a resposta imunitária através da secreção de moléculas solúveis ou do contacto célula a célula. PEG2, prostaglandina E2; IL, interleucina; TSG6, gene-6 estimulado pelo fator de necrose tumoral; IDO, indoleamin2,3-desoxigenase; HLA-G, antigénio leucocitário humano-G; NO, óxido nítrico; TGF-β, fator de crescimento tumoral-β; FASL, ligando FAS; ligando de morte programada 1 (PDL1); G-SCF,G-CSF; IP-10, proteína induzível por interferão 10; MIP-1α, proteína inflamatória de macrófagos-1 α; TNF-α, fator de necrose tumoral- α; recetor de quimiocinas CXC (CXCR), células NK, células assassinas naturais; TH-2, T helper 2; SARS-Cov-2, síndrome respiratória aguda grave do coronavírus 2.

Devido à sua capacidade de produzir níveis elevados de substâncias inflamatórias, tais como citocinas, quimiocinas e células imunitárias, o SARS-CoV-2 desencadeia uma resposta imunitária exagerada no organismo, conduzindo a condições como inchaço, problemas respiratórios, lesões cardíacas, infecções secundárias e, por fim, à morte. Pode especular-se que a terapia com células estaminais mesenquimais pode ajudar a prevenir a tempestade de citocinas causada pelo sistema imunitário hiperativo.

As células estaminais mesenquimais funcionam principalmente através da modulação e diferenciação imunitária. Além disso, o coronavírus infecta as células hospedeiras ligando a proteína spike da sua superfície aos receptores ACE2 da célula hospedeira, um recetor que não está presente nas células estaminais mesenquimais. Atualmente, existem mais de 100 ensaios clínicos que exploram a potencial utilização de MSCs como tratamento para a COVID-19. (Quadro 3).[[10] 6]

Quadro 3

Lista de ensaios clínicos COVID-19 que utilizam células estaminais mesenquimais (www.clinicaltrials.gov).

	NCT Number	Title	Status	Conditions	Interventions	Locations
1	NCT04492501	Investigational Treatments for COVID-19 in Tertiary Care Hospital of Pakistan	Completed	• COVID-19 • Cytokine Release Syndrome • Critical Illness • ARDS	• Procedure: Therapeutic Plasma exchange • Biological: Convalescent Plasma, Mesenchymal stem cell therapy •Drug: Tocilizumab, Remdesivir	Pak Emirates Military Hospital, Rawalpindi, Punjab, Pakistan
2	NCT04288102	Treatment with human umbilical cord-derived	Completed	COVID-19	Biological: UC-MSCs, Saline containing1	• General Hospital of Central Theater

		mesenchymal stem cells for severe coronavirus disease 2019 (COVID-19)			% Human serum Albumin (Solution without UC-MSCs)	Command, Wuhan, Hubei, China • Maternal and Child Hospital of Hubei Province, Wuhan, Hubei, China • Wuhan Huoshenshan Hospital, Wuhan, Hubei, China
3	NCT04573270	Mesenchymal Stem Cells for the Treatment of COVID-19	Completed	• COVID-19 • Prophylaxis	• Biological: PrimePro • Other: Placebo	Southern California Hospital at Culver City / Southern California Hospital at Hollywood, Culver City, California,

						United States
4	NCT04276987	A pilot clinical study on inhalation of mesenchymal stem cells exosomes treating severe novel coronavirus pneumonia	Completed	Coronavirus	Biological: MSCs-derived exosomes	Ruijin Hospital Shanghai Jiao Tong University School of Medicine, Shanghai, Shanghai, China
5	NCT04445454	Mesenchymal Stromal Cell Therapy for Severe COVID-19 Infection	Recruiting	Coronavirus Infection	Biological: Mesenchymal stromal cells	CHU de Liège, Liège, Belgium
6	NCT04400032	Cellular Immuno-Therapy for COVID-19 acute respiratory	Recruiting	• Acute Respiratory Distress Syndrome • COVID-19	Biological: Mesenchymal Stromal Cells	The Ottawa Hospital Ottawa, Ontario, Canada

		distress syndrome - Vanguard				
7	NCT04252118	Mesenchymal Stem Cell Treatment for Pneumonia Patients Infected With COVID-19	Recruiting	COVID-19	Biological: Mesenchymal Stromal Cells	Beijing 302 Military Hospital of China Beijing, China
8	NCT04399889	hCT-MSCs for COVID-19 ARDS	Recruiting	• COVID • Corona Virus Infection • COVID19	Biological: human cord tissue mesenchymal stromal cells	Duke Hospital Durham, North Carolina, United States
9	NCT04313322	Treatment of COVID-19 Patients Using Wharton's Jelly-Mesenchym	Recruiting	Use of Stem Cells for COVID-19 Treatment	Biological: WJ-MSCs	Stem Cells Arabia Amman, Jordan

		al Stem Cells				
10	NCT04525378	MSC-based Therapy in COVID-19-associated acute respiratory distress syndrome	Recruiting	• COVID-19 • ARDS, Human	Other: Mesenchymal stromal cell-based therapy	Hospital São Rafael Salvador, Bahia, Brazil
11	NCT04339660	Clinical Research of Human Mesenchymal Stem Cells in the Treatment of COVID-19 Pneumonia	Recruiting	COVID-19	• Biological: UC-MSCs • Other: Placebo	Puren Hospital Affiliated to Wuhan University of Science and Technology Wuhan, Hubei, China
12	NCT04366063	Mesenchymal Stem Cell Therapy for SARS-CoV-2-related	Recruiting	COVID-19	Biological: Cell therapy protocol 1 Cell	Royan Institute Tehran, Iran

		acute respiratory distress syndrome			therapy protocol 2	
13	NCT04537351	The Mesenchymal COVID-19 Trial: A Pilot Study to Investigate Early Efficacy of MSCs in Adults With COVID-19	Recruiting	• COVID-19 • Acute Respiratory Distress Syndrome	Biological: CYP-001	Nepean Hospital Kingswood, New South Wales, Australia Westmead Hospital Westmead, New South Wales, Australia
14	NCT04457609	Administration of Allogenic UC-MSCs as Adjuvant Therapy for Critically-Ill COVID-19 Patients	Recruiting	• COVID • Pulmonary Infection • SARS-CoV2	• Drug: Oseltamivir Azithromycin • Biological: Umbilical Cord Mesenchy	•Cipto Mangunkusumo General Hospital Jakarta Pusat, DKI Jakarta, Indonesia • Persahabatan

					mal Stem Cells	General Hospital Jakarta, DKI Jakarta, Indonesia • Sulianti Saroso Center for Infectious Disease Jakarta, DKI Jakarta, Indonesia • Universitas Indonesia Hospital Depok, West Java, Indonesia
15	NCT04392778	Clinical Use of Stem Cells for the Treatment of COVID-19	Recruiting	• COVID-19 • Pneumonia • Multiple	Biological: MSC Treatment Saline Control	• Istinye University Istanbul, Turkey • SBÜ Dr. Sadi Konuk

				Organ Failure • Corona Virus Infection		Eğitim ve Araştırma Hastanesi Istanbul, Turkey

Células assassinas naturais

As células NK, um componente-chave do sistema imunitário inato, são cruciais na defesa contra infecções virais, tanto em seres humanos como em modelos animais. A investigação indica que, embora a ativação precoce das células NK e a produção de IFN-γ sejam benéficas para combater as infecções, a sobre-estimulação das células NK pode resultar numa diminuição do seu número e no desenvolvimento de um fenótipo de exaustão. Esta situação está intimamente ligada a uma resposta inflamatória sistémica acrescida, à sépsis e, em última análise, a um aumento da mortalidade. [45]

A investigação em indivíduos infectados com SARS-CoV-2 demonstrou uma diminuição das células NK circulantes que têm níveis elevados de receptores inibitórios, como o NKG2A, e produzem quantidades mínimas de INF-γ. Esta descoberta realçou a importância da utilização de células NK no tratamento da COVID-19. A terapia com células NK pode ser obtida a partir de células mononucleares do sangue periférico, células estaminais hematopoiéticas ou através da criação de linhas de células NK imortais por manipulação genética. [69]

As células NK geneticamente modificadas, conhecidas como células CAR-NK, estão atualmente a ser estudadas quanto à sua potencial eficácia contra a COVID-19. Estas células são concebidas com receptores quiméricos para melhorar a sua capacidade de atingir e destruir células cancerígenas. Embora a utilização de células CAR-NK no tratamento de infecções virais como a COVID-19 ainda esteja em fase experimental e não tenha sido amplamente testada, o registo de segurança da terapia com células CAR-NK em doentes com cancro com sistemas imunitários comprometidos indica que pode ser bem tolerada em doentes com COVID-19 ligeira. [106]

A terapia com células CAR-NK é considerada segura e menos suscetível de causar a síndrome de libertação de citocinas em comparação com a terapia com células CAR-T, que é uma preocupação comum. Apesar da falta de resultados positivos registados, deve ter-se cuidado ao utilizar células CAR-NK, especialmente em casos graves de COVID-19. (Tabela 4).[45]

Quadro 4

Lista de ensaios clínicos da COVID-19 que utilizam células NK

Category	Therapeutic	Trial Identifier	Phase	Location	Mechanism of action
Adaptive NK cells	NK cells	NCT04280224	I	Henan, China	Adaptive NK cell therapy
	CYNK-001	NTC04365101	I/II	New Jersey, USA	From human placental CD34^{+} cells and culture-expanded
CAR-NK cells	NK cells isolate from healthy donor PBMCs	NCT04344548	I/II	Bogota, Colombia	Isolated NK cells *ex vivo* stimulated with IL-2 and IL-15
	NKG2D-ACE2 CAR-NK cell therapy from umbilical cord blood	NCT04324996	I/II	Chongqing, China	IL-15 prolongs NK cell lifespan, GM-CSF neutralizing scFV reduces recruitment of inflammatory cells, NKG2D-ACE2 CAR-NK cells can target virally infected cells, ACE2 CAR-NK can act as decoy cell

Células T reguladoras

A disfunção das células Treg contribui para a perturbação dos processos inflamatórios desencadeados pelo SARS-CoV-2 em doentes com COVID-19 grave, que desempenham um papel vital na supressão da inflamação. A terapia com células T CD4+ tem-se mostrado promissora na abordagem da disfunção das células T CD8+ em infecções crónicas e cancros, sugerindo que a utilização de células Treg poderia ser um método eficaz para gerir a COVID-19 através da modulação da inflamação do tecido pulmonar.

A empresa Cellenkos introduziu uma nova terapia celular alogénica (CK0802) composta por células Treg, com o objetivo de aliviar a disfunção do sistema imunitário através da redução da inflamação crónica. Estas células Treg também possuem um fator de acolhimento pulmonar, que pode potencialmente interromper a tempestade de citocinas induzida pelo SARS-CoV-2. Num ensaio clínico realizado num modelo de lesão pulmonar, os benefícios do transplante de células Treg incluíram uma diminuição das células T inflamatórias, de citocinas como a IL-6 e a IL-17, da hemorragia pulmonar, bem como a regeneração do epitélio pulmonar e dos alvéolos. [111]

Células T específicas do vírus

A transferência de células T específicas de antigénio obtidas de dadores que recuperaram de doenças como cancros, doenças auto-imunes e infecções virais é um método bem estabelecido. Especificamente, em casos de COVID-19 grave, as células T específicas do SARS-CoV-2 são extraídas do sangue de indivíduos recuperados e expandidas in vitro utilizando péptidos do SARS-CoV-2 para tratamento. Apesar dos potenciais benefícios, a utilização da terapia com células T adquiridas na COVID-19 é limitada devido a preocupações com a eficácia, a toxicidade e os desafios.

A utilização de diversas células T alogénicas não é viável devido a restrições genéticas (HLA I), e a estimulação prolongada das células T in vitro para aumentar a sua eficácia pode contribuir para o desenvolvimento de células T exauridas, o que poderia exacerbar a tempestade de citocinas e as complicações da COVID-19. No entanto, estão a decorrer ensaios clínicos para explorar a utilização de células T adquiridas no tratamento da COVID-19. [112]

Verificou-se que as células TCD8+ que são específicas da SRA estão a funcionar normalmente e podem potencialmente ser utilizadas como uma abordagem terapêutica para a infeção por SRA. Durante uma infeção por SRA, verificou-se uma diminuição significativa do número de células TCD8+, resultando num aumento do rácio T CD4+/CD8+.

A gravidade da doença está relacionada com a redução da contagem de células TCD8+. Foi demonstrado que o tratamento aumenta o número de células TCD8+, reduzindo subsequentemente o rácio de células T CD4+/CD8+. Estes resultados sugerem que a utilização de células TCD8+ específicas da COVID-19 pode ser um método de tratamento eficaz para a doença. [113]

Lisados de plaquetas

Está provado que as plaquetas desempenham uma série de funções. Para além do seu papel na manutenção do equilíbrio do organismo, as plaquetas têm também funções imunológicas que lhes permitem participar na interação entre os agentes patogénicos e o sistema de defesa do organismo. As plaquetas possuem um conjunto diversificado de moléculas receptoras que lhes permite detetar agentes patogénicos invasivos e a inflamação desencadeada pelas infecções.

Consequentemente, as plaquetas utilizam mecanismos antimicrobianos; no entanto, também se envolvem em fortes interações com outros componentes do sistema imunitário, tais como neutrófilos, monócitos/macrófagos, células dendríticas, células B e células T. Existe um equilíbrio delicado entre os efeitos antimicrobianos benéficos e as reacções prejudiciais que contribuem para o desenvolvimento de doenças, e muitos agentes patogénicos desenvolveram estratégias para manipular estes dois resultados. [114]

A investigação demonstrou que as plaquetas desempenham um papel significativo no combate às infecções virais através de interações específicas recetor-ligando. As plaquetas interagem diretamente com os agentes patogénicos virais através de PRRs, levando à sua ativação. Uma vez activadas, as plaquetas cheias de vírus são eliminadas da corrente sanguínea pelo sistema reticuloendotelial, ajudando a eliminar a carga viral. A ativação das plaquetas desencadeia a degranulação e a libertação de factores de crescimento e biomoléculas que contribuem para os mecanismos de defesa do hospedeiro.

Uma molécula biológica recentemente descoberta, conhecida

como cinocidina, regula o sistema imunitário, tendo o fator plaquetário 4 (PF-4/CXCL4) sido identificado como uma cinocidina potente. O CXCL4 é produzido em resposta a danos nos tecidos, inflamação, stress oxidativo e exposição a agentes patogénicos devido a interações entre plaquetas e vírus. Outra quimiocina essencial durante as infecções virais é a CCL5, que desempenha um papel na defesa contra infecções pulmonares virais. As plaquetas activas também segregam β-defensina, que é eficaz na neutralização de uma vasta gama de vírus.

No entanto, outros péptidos derivados das plaquetas, como a timosina β4, a CXCL 7 e certos produtos de degradação de péptidos antimicrobianos, como os fibrinopeptídeos A, B e as trombocidinas, não combatem diretamente as infecções virais. [115]

No entanto, têm a capacidade de impedir infecções bacterianas adicionais no hospedeiro. Quando as plaquetas libertam o seu conteúdo, há um aumento da presença de P-selectina, um componente da membrana interna do grânulo α que se liga ao ligando 1 da glicoproteína do recetor da P-selectina na superfície dos glóbulos brancos.

A ligação direta entre as plaquetas e os glóbulos brancos desencadeia a sua ativação, aumenta a sua capacidade de engolir os agentes patogénicos e estimula a produção de mediadores de oxigénio nos neutrófilos. A ligação entre as plaquetas e os monócitos intensifica a ativação e a diferenciação, aumentando também a presença de factores tecidulares. [109, 116]

As plaquetas são submetidas a um processo de transformação complexo para criar duas formas diferentes conhecidas como plasma rico em plaquetas e lisados de plaquetas. O plasma rico em plaquetas é uma concentração de proteínas ricas em plaquetas que são normalmente utilizadas no tratamento de várias doenças.

O lisado de plaquetas, a próxima geração de produtos plaquetários, é produzido através da rutura das membranas das plaquetas e da concentração de biomoléculas activas. À semelhança das plaquetas, os lisados de plaquetas são cruciais no combate aos vírus. Este produto está repleto de factores de crescimento que promovem a regeneração celular através de uma maior proliferação e angiogénese. Estas caraterísticas benéficas justificam uma investigação mais aprofundada sobre a potencial utilização de lisados de plaquetas como suplemento no tratamento de doentes com COVID-19. [117]

COVID-19 e a resposta imunitária

A COVID-19, uma doença infecciosa viral, é causada por uma nova estirpe da família Coronaviridae e do género Betacoronavirus. [118]. Em julho de 2022, registaram-se aproximadamente 573 milhões de casos de COVID-19 e mais de 6,4 milhões de mortes. Muitos indivíduos infectados com a COVID-19 apresentam sintomas ligeiros semelhantes aos da gripe, ou podem ser assintomáticos. [119]. No entanto, cerca de um quinto das pessoas infectadas com a COVID-19 sofrem de doenças graves ou mortais. As condições médicas existentes e a idade avançada são identificadas como factores de risco para a COVID-19 grave. [121].

O SARS-CoV-2 assemelha-se a outros coronavírus na sua estrutura como um vírus esférico envelopado que transporta um genoma de ARN de cadeia simples e sentido positivo. Isto significa que todo o ciclo de vida do vírus ocorre dentro da célula hospedeira infetada. O vírus entra na célula hospedeira utilizando a sua glicoproteína spike (S) para se ligar à enzima conversora da angiotensina 2 (ACE2), uma proteína recetora do hospedeiro[118].

Outra proteína, conhecida como serina protease transmembranar 2 (TMPRSS2), desempenha um papel crucial na facilitação da fusão das membranas das células virais e do hospedeiro, permitindo que o vírus entre no citoplasma do hospedeiro. A seleção de células alvo para o SARS-CoV-2 é influenciada pela presença de ACE2 e TMPRSS2 na membrana plasmática da célula hospedeira, levando a um efeito mais forte em tecidos com elevada coexpressão destas proteínas, como as células epiteliais nasais, pulmões e ramos brônquicos [120, 122, 123].

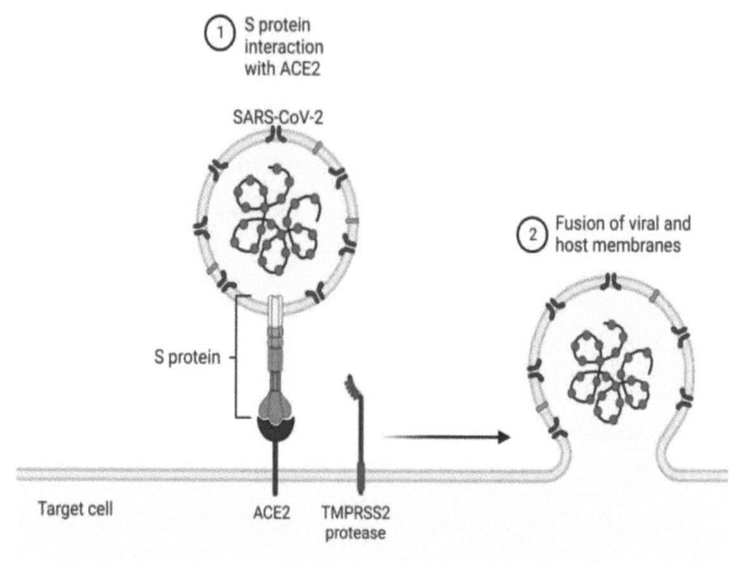

Figura 3

(1) O SARS-CoV-2 utiliza a sua proteína spike (S) para se ligar à enzima de conversão da angiotensina 2 (ACE2) do hospedeiro. (2) A serina protease transmembranar 2 (TMPRSS2), uma segunda proteína da membrana do hospedeiro, cliva a proteína S para iniciar a fusão da membrana viral com a do hospedeiro. Assim, o tropismo viral do SARS-CoV-2 é altamente determinado pela presença tanto da ACE2 como da TMPRSS2 na membrana do hospedeiro.

O tempo que decorre entre a exposição ao SARS-CoV-2 e o aparecimento dos sintomas é, normalmente, de cerca de cinco dias, embora possa variar. [123] A infeção por COVID-19 é complexa e tem várias fases, o que torna o tratamento dos casos graves um desafio, uma vez que são necessárias abordagens diferentes consoante a fase da infeção. Durante a fase inicial da COVID-19, centrada na replicação viral, os medicamentos que inibem este processo são mais eficazes. [124]

No entanto, na fase inflamatória seguinte, em que ocorre uma resposta imunitária excessiva, os medicamentos que suprimem o sistema imunitário são mais benéficos. Por conseguinte, é crucial uma compreensão abrangente da resposta do sistema imunitário à infeção por COVID-19[1125, 126].

A parte inicial da infeção envolve uma fase em que o vírus começa a replicar-se rapidamente no corpo do hospedeiro. Durante esta fase, o SARS-CoV-2 estabelece-se e multiplica-se rapidamente. Nas secções seguintes, discutimos a forma como as respostas imunitárias inata e adaptativa funcionam durante este período. Explicamos como o vírus escapa à imunidade e como a resposta imunitária inicial desencadeia a segunda fase da infeção, caracterizada pela hiperactivação imunitária.

A parte seguinte do documento centra-se nesta segunda fase e no processo de eliminação do vírus, enquanto a secção seguinte se debruça sobre uma condição denominada sequelas pós-agudas da COVID-19, que é considerada uma potencial terceira fase da infeção. Por último, a secção final da nossa análise descreve os actuais métodos de tratamento da COVID-19. O Quadro 5 apresenta uma visão geral das várias fases da infeção e dos respectivos tratamentos. no Quadro 5.

Quadro 1
Fases da infeção por COVID-19 e a abordagem de tratamento correspondente.

Infection Phase	Clinical Presentation	Treatment Approach	Sources
Viral replication	Upper respiratory tract infection, fever, muscle fatigue, pain	Antiviral agents are used to decrease viral load, transmission, and prevent progression to the next phases of the disease	[127-129]
Immune hyperactivation	Dyspnea, pneumonia, vasculopathy, acute cardiac and renal damage, sepsis, secondary infections	Monoclonal antibodies, anti-coagulants, immunosuppressants, oxygen, antiviral drugs	
Post-Acute Sequelae of COVID-19	Fatigue, headache, dyspnea, and anosmia	Immunosuppressants, convalescent plasma therapy	[130-132]

Resposta imune inata

Ativação do complemento

A primeira linha de defesa do organismo é o sistema do complemento, que é essencial para uma resposta imunitária rápida e eficaz. No entanto, no caso dos coronavírus, o sistema do complemento pode, por vezes, ter consequências negativas. A ativação do sistema do complemento nas fases iniciais da infeção por COVID-19 pode ajudar a combater eficazmente o vírus. Mas se a ativação do complemento continuar por um período prolongado, pode criar um ciclo prejudicial de inflamação que pode contribuir para a falência de vários órgãos em casos graves de COVID-19. [133].

Em experiências com ratinhos infectados com o SARS-CoV, os investigadores descobriram que os produtos da ativação do C3, como o C3a, o C3b e o iC3b, estavam presentes nos pulmões apenas um dia após a infeção. Observaram também que os ratinhos sem C3 apresentavam uma lesão pulmonar mais ligeira, tinham um menor número de neutrófilos e monócitos inflamatórios e apresentavam níveis reduzidos de citocinas e quimiocinas.

Além disso, os ratos deficientes em C3, em fator B e em C4 apresentaram uma menor perda de peso durante a infeção, em comparação com os ratos de tipo selvagem. Além disso, os estudos demonstraram que o bloqueio de C3 ou C5 pode levar a uma redução da gravidade da doença, dos problemas respiratórios e da resposta das citocinas. [134, 135].

Não há muito tempo, houve relatos que indicavam que os dímeros da nucleoproteína do SARS-CoV-2 podem desencadear a ativação da serina protease 2 associada à proteína de ligação à manose (MASP-2), que desempenha um papel crucial na ativação da via da lectina do sistema do complemento.

Esta ativação leva à produção de C3 convertase e do complexo de ataque à membrana. Em contraste, a inibição da interação entre a nucleoproteína e a MASP-2 ou a prevenção da ativação do complemento resultou na redução da lesão pulmonar. Portanto, o SARS-CoV-2 ativa o sistema do complemento, causando uma ativação prolongada do complemento e inflamação.136]

Os resultados apoiam a ideia de que os doentes com degenerescência macular, uma doença mediada pelo complemento, correm um maior risco de desenvolver COVID-19 grave, sugerindo uma potencial ligação entre as proteínas do complemento e piores resultados da COVID-19. Verificou-se que os doentes com COVID-19 apresentam níveis elevados de proteínas do complemento no plasma e a deposição de fragmentos do complemento em determinados órgãos.

Também apresentam neutrofilia, um excesso de neutrófilos no sangue, sendo o rácio neutrófilos: leucócitos identificado como um fator de risco independente para a COVID-19 grave. Os neutrófilos activados e as armadilhas extracelulares de neutrófilos (NET) contêm proteínas do complemento necessárias para a C3 convertase alternativa, proporcionando outro mecanismo para a ativação prolongada do complemento induzida pela COVID-19[137-142].

Deteção imunitária do SARS-CoV-2

Verificou-se que a ausência do recetor toll-like 2 (TLR2) ou a sua interrupção reduz a resposta pró-inflamatória ao SARS-CoV-2, indicando que o TLR2 é um recetor de reconhecimento de padrões (PRR) que detecta o vírus. A inibição do TLR2 reduziu especificamente a resposta inflamatória despoletada pela proteína do envelope do SARS-CoV-2, o que implica que o TLR2 pode reconhecer esta proteína no vírus. [143].

Os TLRs, para além do TLR3, não são tão extensivamente investigados em relação ao SARS-CoV-2. Verificou-se que o TLR3, que é responsável pelo reconhecimento de ARN de cadeia dupla (dsRNA), se torna ativo nas primeiras 24 horas da infeção por SARS-CoV-2. Foi sugerido que os TLR1, TLR4 e TLR6 podem interagir com a proteína spike do SARS-CoV-2.

No entanto, devido à tendência da proteína spike para se ligar ao lipopolissacárido, um alvo do TLR4, o potencial de contaminação da proteína spike com lipopolissacárido, causando uma resposta de citocinas induzida pelo TLR4, causou algum ceticismo relativamente a estes resultados. Também se observou que o TLR7 é ativado em resposta ao SARS-CoV-2, e as mutações no gene TLR7 foram associadas à COVID-19 grave. A Tabela 2 descreve os TLRs envolvidos na deteção da presença do SARS-CoV-2. [144-147]

Quadro 6

Deteção de TLR do SARS-CoV-2.

Toll-Like Receptor	**Interaction**	**Source**
TLR1	Binds SARS-CoV-2 spike protein	[145]
TLR2	Interacts with viral envelope protein to induce pro-inflammatory response	[142]
TLR3	Recognizes double-stranded RNA and is activated within 24 h of SARS-CoV-2 infection	[144]
TLR4	Binds SARS-CoV-2 spike protein	[145]
TLR6	Binds SARS-CoV-2 spike protein	[145]
TLR7	Detects single-stranded RNA	[144,146,147]

O SARS-CoV-2 evita a imunidade inata

Vários estudos de investigação demonstraram que o SARS-CoV-2 possui mecanismos para escapar ao sistema imunitário, especificamente através da inibição do sistema de interferão, o que leva a uma diminuição das respostas de interferão de tipo I e II, bem como a uma expressão reduzida de genes estimulados por interferão (ISGs) nas fases iniciais da COVID-19. [148, 149]

As proteínas do SARS-CoV-2 que contribuem para este processo são a NSP1, NSP8, NSP9, NSP13, NSP15, ORF9b e ORF6. Isto permite que o SARS-CoV-2 sobreviva no corpo sem enfrentar um desafio significativo da resposta imunitária inicial. [150-152]

Resposta de IFN e IL

De forma semelhante ao que foi proposto no sistema do complemento, a resposta imune inata induzida à COVID-19 é essencial para suprimir eficazmente a doença, como noutras doenças, mas também pode causar danos graves ao hospedeiro. Os IFNs desempenham um papel vital na eliminação da infeção do hospedeiro, estimulando a produção de compostos antivirais através da transcrição de ISGs e citocinas.

No entanto, em casos graves de COVID-19, os ciclos de feedback positivo que envolvem citocinas e IFN podem resultar numa tempestade de citocinas - a libertação descontrolada de citocinas - levando a uma inflamação excessiva, falência de órgãos e morte.

Quando detectadas por PRRs, as células imunitárias, tais como macrófagos, células dendríticas e células assassinas naturais (células

NK), libertam IFNs e citocinas pró-inflamatórias como IL-1β, IL-6, TNF-α, IL-12 e IFN-γ. [128].

O TNF-α e o IFN-γ, em conjunto, estimulam a PANoptose - uma via de morte celular programada imune inata separada da apoptose, da piroptose (morte celular programada inflamatória) ou da necrose (morte celular programada por necrose) - que, por sua vez, estimula uma maior libertação de citocinas pró-inflamatórias, resultando numa tempestade de citocinas (Figura 4) [153].

A inflamação prolongada e os danos nas células endoteliais podem levar a sintomas graves de COVID-19, incluindo danos nos pulmões, síndrome de dificuldade respiratória aguda, falência de órgãos e potencialmente morte.

Este processo é particularmente prevalente durante a segunda semana da doença, após a diminuição inicial dos níveis de IFN. A regulação adequada do sistema IFN é crucial para os resultados da COVID-19: uma ativação insuficiente nas fases iniciais pode permitir que o vírus não seja detectado, enquanto uma ativação excessiva nas fases posteriores pode causar danos ao hospedeiro. [154]

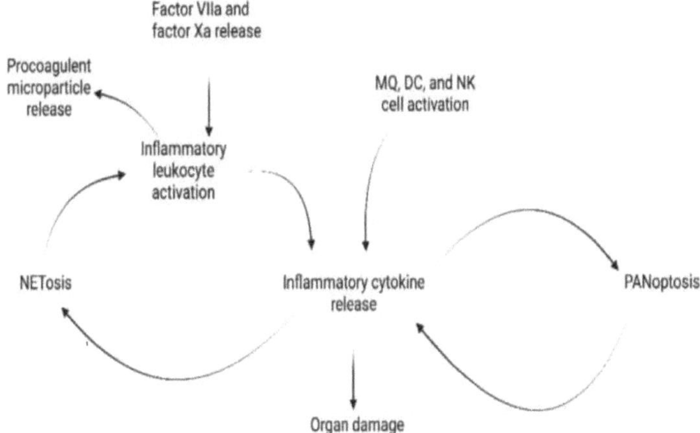

Figura 4

As citocinas inflamatórias encontram-se tanto na tempestade de citocinas como nos circuitos de feedback pró-coagulante. Estas reacções inflamatórias podem causar mais danos ao contribuírem para a tromboinflamação, uma resposta da coagulação à inflamação sistémica através da produção de trombina.

Quando infectados, os monócitos e as células subendoteliais libertam o fator VIIa e o fator Xa. Os leucócitos, as células endoteliais e as plaquetas libertam citocinas pró-inflamatórias e micropartículas pró-coagulantes, o que leva a um aumento da adesão dos leucócitos e a uma redução das moléculas de proteção dos vasos sanguíneos. Isto leva à NETose, que é a ativação e libertação de armadilhas extracelulares de neutrófilos que atraem mais leucócitos inflamatórios e citocinas.

Em última análise, isto pode resultar numa perturbação da homeostase e em danos na microvasculatura, conhecidos como coagulação intravascular disseminada.

Por conseguinte, vários circuitos de feedback positivo promovem a libertação de citocinas pró-inflamatórias e podem causar danos significativos ao hospedeiro. [154]

Resposta imunitária adaptativa durante a COVID

Tempo de resposta imunitária adaptativa à COVID-19

A resposta imunitária que se adapta demora, no mínimo, cinco dias a tornar-se eficaz. No caso da COVID-19, a investigação demonstrou que os anticorpos podem ser identificados cerca de seis dias após o teste RT-PCR detetar a infeção viral. Os doentes com formas mais ligeiras de COVID-19 demoram normalmente mais tempo a desenvolver níveis detectáveis de anticorpos, com alguns indivíduos a apresentarem anticorpos até 28 dias após o teste RT-PCR confirmar a infeção viral. [156]

A tempestade de citocinas, que pode ser fatal em certos casos graves de COVID-19, é normalmente desencadeada cerca de uma semana após a infeção. Além disso, descobriu-se que os anticorpos tendem a persistir durante mais tempo nos doentes que tiveram casos graves de COVID-19, durando pelo menos seis meses, ao passo que os doentes com casos mais ligeiros apresentam níveis de anticorpos que se desvanecem no prazo de 2 a 4 meses após a eliminação do vírus do seu sistema. [156]

Anticorpos para a COVID-19

As respostas dos anticorpos desempenham um papel crucial na eliminação do vírus da COVID-19. A maturação dos anticorpos aumenta a capacidade de defesa do organismo contra as infecções causadas pelo SARS-CoV-2. Os testes realizados meses após a infeção revelaram níveis baixos de anticorpos específicos para variantes individuais do SARS-CoV-2 no soro, mas níveis elevados de anticorpos capazes de reconhecer um epítopo comum a várias variantes. Além disso, a exposição repetida a variantes ligeiramente diferentes do coronavírus levou a um aumento da diversidade de anticorpos.

Um estudo que envolveu amostras de plasma colhidas 1-10 meses após a infeção por SARS-CoV-2 demonstrou que, inicialmente, os anticorpos forneciam uma proteção eficaz contra a variante original, mas que, com o passar do tempo, ofereciam uma melhor proteção contra as variantes preocupantes. Isto sugere que, embora os níveis globais de anticorpos no soro possam diminuir, a proteção contra as várias variantes do SARS-CoV-2 pode permanecer estável ou apenas ligeiramente reduzida. [157-159]

No entanto, um outro estudo indicou que a eficácia das vacinas na proteção contra várias estirpes do SARS-CoV-2 não estava garantida. Este estudo revelou que algumas mutações poderiam potencialmente tornar o vírus resistente à neutralização imunitária.

É essencial notar que este estudo foi realizado pouco tempo depois da vacinação, o que significa que os anticorpos não tiveram tempo suficiente para se desenvolverem completamente. Além disso, nem todos os participantes receberam a série completa de doses de vacina recomendadas e apenas metade das variantes de preocupação (VOC) testadas conseguiram escapar parcialmente à neutralização pela imunidade humoral induzida pela vacina.

A defesa contra as variantes preocupantes do SARS-CoV-2 é reforçada durante os meses após a infeção, uma vez que a maturidade dos anticorpos permite uma resposta imunitária mais abrangente contra uma gama mais vasta de variantes do vírus. Este conceito é exemplificado na Tabela 7, que demonstra que a resposta imunitária após uma infeção por SARS-CoV-2 é aumentada nos meses subsequentes, particularmente após uma infeção inicial grave. Por favor, forneça o texto que gostaria que eu parafraseasse. [160]

Quadro 7

Proteção contra as variantes de preocupação (VOCs) do SARS-CoV-2 a partir da imunidade natural.

Severity of Infection	Time Post Infection	Protection Level Against VOCs *	Sources
Severe	1–3 months	Low to high	[157-159]
	4–6 months	Medium to high	
	6+ months	High	
Mild	1–3 months	Low to medium	
	4–6 months	Medium to high	
	6+ months	Medium to high	

* As measured in affinity assay by Muecksch et al. and neutralization assay by Moriyama et al. [158,159].

Existem duas diferenças principais na resposta imunitária entre as vacinas e a infeção natural. Em primeiro lugar, a resposta imunitária à infeção natural é geralmente mais ampla, uma vez que a infeção pode envolver diversas variantes. Este facto pode também contribuir para a maturação dos anticorpos nos meses que se seguem à infeção. A segunda variação reside na força da imunidade natural ao longo do tempo, em comparação com a resposta das vacinas quando se trata de novas variantes[157-159].

É mais provável que os anticorpos de uma infeção natural amadureçam e se adaptem a sítios de ligação ligeiramente diferentes, proporcionando potencialmente uma melhor defesa contra novas variantes. Esta diferença é particularmente evidente no período de 3-6 meses após a recuperação de uma doença moderada. (Quadro 7).

Um estudo trouxe esperança ao revelar que a administração de uma terceira dose da vacina contra a COVID-19 com o ARNm BNT162b2 reduziu significativamente as probabilidades de resultados graves das diferentes variantes da COVID-19.

É fundamental compreender que nem todos os grupos de doentes apresentam o mesmo nível de resposta de anticorpos à vacina. Os doentes imunodeprimidos, incluindo os que sofrem de doenças imunológicas crónicas, os submetidos a diálise, os receptores de transplantes de órgãos e os indivíduos com doenças hematológicas malignas, têm uma taxa de seroconversão mais baixa após a vacinação. [161-163]

Resposta das células T $CD8^+$ e $CD4^+$ à COVID-19

Um estudo investigou a forma como uma infeção anterior por COVID-19 afecta as respostas das células T CD4+ e CD8+ à vacinação contra a COVID-19. Independentemente do facto de alguém ter sido infetado anteriormente, as células T CD4+ aumentaram imediatamente após a vacinação.

No entanto, os níveis de células T citotóxicas só aumentaram significativamente após uma única dose para indivíduos com infeção anterior por SARS-CoV-2, enquanto aqueles que não foram infectados anteriormente viram um aumento nas células T citotóxicas após uma segunda dose várias semanas depois. Este facto sugere a presença de células T de memória fortes e imunidade prolongada mesmo depois de os anticorpos séricos para a COVID-19 terem diminuído[164, 165].

A importância das células B e T de memória na imunidade de

longa duração contra a COVID foi ainda demonstrada num estudo realizado por Cox et al. De acordo com as suas conclusões, os anticorpos gerados em resposta a infecções ligeiras por COVID-19 têm uma semi-vida de apenas 21 dias, ao passo que as células T e B de memória mantêm as suas capacidades de proteção contra estirpes relacionadas de SARS-CoV-2 durante períodos muito mais longos.

A investigação sobre outros coronavírus humanos indicou que as respostas das células T e B de memória podem persistir durante vários anos após a infeção, desempenhando as células T de memória um papel crucial na facilitação da rápida produção de anticorpos pelas células B e no desenvolvimento de células T citotóxicas. [166]

Resposta das células assassinas naturais à COVID-19

As células NK são cruciais na defesa do organismo contra a COVID-19. Funcionam visando e destruindo as células infectadas que contêm o ARN viral da COVID-19, o que permite que outros componentes do sistema imunitário adaptativo detectem os antigénios na corrente sanguínea. Esta resposta direcionada centra-se no ARN viral, na proteína spike e noutros antigénios relacionados com a COVID-19. Um estudo de investigação recente concluiu que o número de células NK no sistema imunitário estava fortemente ligado à taxa de sobrevivência e inversamente relacionado com a gravidade da doença. [167]

Eliminação imunitária da COVID-19

Células imunitárias através de infeção

A eficácia da eliminação do vírus da COVID-19 é fortemente afetada pelas células T CD4+ e CD8+. As células T CD8+ que visam o vírus têm sido associadas a melhores resultados nos casos de COVID-19, uma vez que eliminam as células infectadas utilizando citotoxinas. As células T CD8+ desempenham um papel fundamental na eliminação de várias infecções virais.

A eliminação do vírus da COVID-19 exige uma combinação de respostas imunitárias adaptativas e inatas, mas os macrófagos na imunidade inata podem potencialmente agravar a doença. Foi observado que os macrófagos produzem uma quantidade significativa da citocina IL-6 durante as infecções por COVID-19, o que indica o seu possível envolvimento numa inflamação excessiva[168, 169].

A resposta inicial aos vírus é controlada principalmente pelo sistema imunitário inato. Vários tipos de glóbulos brancos estão envolvidos nesta resposta inicial, incluindo neutrófilos, monócitos, células dendríticas plasmocitóides (pDCs) e células NK. Quando a resposta imunitária adaptativa é activada, as células T e B desempenham um papel crucial na eliminação do vírus, um processo que pode demorar dias a semanas[170].

A diminuição das células NK circulantes, das células T CD4+ Th1, das pDCs, dos neutrófilos fagocíticos e dos monócitos, bem como os efeitos imunomoduladores da progesterona (que é elevada durante a gravidez), podem dificultar a eliminação da COVID-19. Os factores que podem agravar os sintomas da COVID-19 através de respostas hiperinflamatórias incluem o aumento da atividade do sistema do complemento, a regulação positiva dos TLR-1 e TLR-7 e níveis elevados de citocinas pró-inflamatórias como a IL-6 e o TNFα. [171]

Uma maior atividade do sistema do complemento tem sido associada a lesões pulmonares mais graves. Está bem estabelecido que a redução da reatividade Th1 durante as infecções virais pode levar a uma eliminação menos eficaz das células infectadas. No entanto, uma resposta Th1 e Th2 exagerada à COVID-19 tem sido implicada no desenvolvimento de casos graves da doença. [172]

Infeção precoce vs. Infeção tardia

Um aspeto que permanece incerto em relação à eliminação do vírus da COVID-19 é a ACE2. A ACE2 é um elemento crucial do sistema renina-angiotensina, que decompõe a angiotensina II para produzir angl-7. A acumulação de angiotensina II nos pulmões tem sido associada ao aumento da permeabilidade vascular e à infiltração de células imunitárias, resultando em edema pulmonar, enquanto uma diminuição da expressão da ACE2 tem sido associada à insuficiência pulmonar aguda através da modulação do sistema renina-angiotensina [173].

A investigação demonstrou que os níveis de expressão da ACE2 desempenham um papel significativo na determinação dos resultados das infecções por COVID-19. Níveis mais baixos de ACE2 nos pulmões durante as fases iniciais da infeção são vantajosos para o hospedeiro na limitação da transmissão e replicação viral. No entanto, se houver um período prolongado de presença insuficiente de ACE2, a conversão reduzida de angiotensina II em angl-7 pode levar à acumulação de angiotensina II, resultando numa maior atividade imunitária e, em última análise, numa doença pulmonar [173].

Para eliminar eficazmente uma infeção, os doentes necessitam de células T efectoras CD8+ que possam eliminar as células infectadas pelo vírus, juntamente com células T CD4+ que possam estimular as reacções das células CD8+ e B. No entanto, a libertação de citocinas pelas células T também pode levar a uma inflamação grave dos tecidos e a toxicidade, que pode resultar em morte[174].

Embora as citocinas desempenhem um papel crucial na resposta imunitária inata e na erradicação bem sucedida de infecções virais, a sua libertação deve ser regulada para evitar uma tempestade sistémica de citocinas e uma inflamação prejudicial durante a infeção por COVID-19. Os pontos de controlo imunitário são importantes porque ajudam a controlar as respostas das células T efectoras. Após a eliminação viral a curto prazo, a maioria das células T específicas do vírus sofre apoptose, mas, para conseguir uma eliminação viral a longo prazo, é essencial manter a população de células T de memória específicas do vírus. [175]

Factores necessários para a eliminação do vírus

A investigação demonstrou que, se houver um número suficiente de células T CD8+ presentes, a imunidade humoral não é essencial para eliminar a COVID-19 aguda. As células T CD4+ funcionam principalmente na orientação da imunidade humoral, desempenhando um papel menor no reforço da imunidade celular [176].

Em experiências que envolveram ratinhos sem células B, os anticorpos por si só foram capazes de eliminar a COVID-19, embora a um ritmo mais lento do que quando apoiados por uma resposta imunitária adaptativa totalmente funcional. No entanto, a eliminação do vírus não foi possível na ausência de células T CD4+ e CD8+. Uma análise das células T CD4+ específicas de antigénios em doentes com COVID-19 durante as fases aguda e de recuperação revelou a importância das células T auxiliares foliculares circulantes na redução da gravidade da doença, salientando a importância dos anticorpos na promoção da eliminação das células CD4+ [176].

Além disso, a investigação em doentes com COVID-19 indicou que as células T CD4+ específicas do antigénio podiam ser identificadas no prazo de 2 a 4 dias após o início dos sintomas, e esta deteção precoce estava correlacionada com resultados positivos.

Tanto a imunidade humoral como a imunidade celular parecem

desempenhar um papel na eliminação da COVID-19 durante a infeção inicial, o que é consistente com estudos realizados em doentes que demonstraram uma correlação entre os resultados clínicos e uma resposta adaptativa bem coordenada que envolve células T CD4+, células T CD8+ e anticorpos [176].

Os indivíduos com COVID-19 moderada apresentaram sinais de imunidade inata e adaptativa eficaz, marcados por aumentos iniciais de curta duração nos monócitos e nas células NK, seguidos de aumentos sustentados nas células T e B de memória. As pessoas com doença grave mostraram sinais de disfunção do sistema imunitário devido a aumentos tardios e prolongados das células Tfh, dos monócitos HLA-DRlo e das células T CD8+ activadas. [170]

A manutenção do equilíbrio dos níveis de células T é crucial para a eliminação bem sucedida do vírus e para a melhoria do estado clínico. Os tratamentos que visam a redução da exaustão ou morte das células T têm sido bem sucedidos na eliminação das infecções virais crónicas. A investigação indica que a IL-7, que aumenta a renovação das células T, e a inibição das interações inibidoras dos imunorreceptores, como a PD-1/PD-L1, podem melhorar a imunidade antiviral.

Os doentes com COVID-19 aguda desenvolveram rapidamente células T CD4+ específicas para o vírus, o que levou a uma eliminação acelerada da infeção. [177]

O papel dos leucomonócitos na eliminação do vírus da COVID-19 ainda não está claramente definido, embora estudos anteriores tenham apontado que as respostas subóptimas das células T e das células B podem atrasar a eliminação do vírus em doentes infectados com MERS-CoV e SARS-CoV. A linfopenia era comum em 25 doentes com COVID-19, mas após 2 semanas, os doentes que recuperaram as suas infecções apresentaram números restaurados de células T $CD3^+$, $CD4^+$, $CD8^+$ e células B. Os doentes recuperados tinham uma contagem mais elevada de leucomonócitos [178].

Para além da homeostase das células T, os efeitos citolíticos da função das células NK desempenham um papel importante na eliminação da COVID-19. As células NK que expressam o recetor DNAM1 têm sido associadas a uma recuperação mais rápida [179]. Dado que as células NK desempenham um papel fundamental na eliminação do vírus pelo sistema imunitário inato, uma diminuição das suas populações pode levar a uma redução da eliminação do vírus da COVID-19 [178].

Eliminação viral de diferentes estirpes de SARS-CoV-2

O vírus SARS-CoV-2 deu origem a diversas variantes como Alpha, Beta, Gamma, Delta e Omicron, que se espalharam amplamente entre a população mundial nos últimos dois anos. As mutações presentes nas diferentes variantes do SARS-CoV-2 determinam a preferência da variante por determinados tecidos[180].

Por exemplo, a variante Omicron tem uma maior atração pelos receptores ACE2 humanos em comparação com as versões anteriores devido a numerosas mutações no domínio de ligação ao recetor (RBD) do vírus. Estas mutações na variante Omicron que contribuem para o aumento da sua afinidade de ligação ao ACE2 humano incluem Q493R, N501Y, S371L, S373P, S375F, Q498R e T478K. Como resultado destas mutações, a proteína spike e o RBD da variante Omicron contêm uma maior proporção de aminoácidos hidrofóbicos, como a leucina e a fenilalanina. [180, 181]

Estes aminoácidos estão situados no centro da proteína e melhoram a sua integridade estrutural. Isto aumenta a ligação da Omicron à ACE2 e explica as elevadas taxas de transmissão da Omicron. A caraterística distinta da Omicron pode indicar que deve ser dada uma maior atenção à fase inicial da doença, quando o vírus se está a replicar rapidamente. No entanto, são necessários mais estudos para explorar melhor este aspeto[181, 182].

A importância de compreender o tropismo de várias estirpes é crucial quando se discute a variante Delta. A variante Delta tem um tropismo que a torna particularmente perigosa para o trato respiratório inferior, em contraste com outras variantes que afectam principalmente o trato respiratório superior.

A inflamação causada pela variante Delta no trato respiratório inferior pode ter consequências graves na função pulmonar e ser potencialmente fatal. Por conseguinte, deve ser dada especial atenção ao controlo da resposta hiperinflamatória nos doentes infectados com a variante Delta. [183- 187]

Exaustão imunitária

A hipercitocinemia é uma resposta imune inata grave desencadeada pela infeção por COVID-19 e leva à exaustão imunitária durante a resposta imune adaptativa. A doença grave ocorre quando a produção excessiva de citocinas causa a exaustão dos linfócitos, aumentando potencialmente o risco de infecções oportunistas. [188]

A investigação demonstrou que a COVID-19 pode infetar os linfócitos T independentemente da ACE2, contribuindo para a linfocitopenia e a exaustão das células T. A linfocitopenia em fase tardia está fortemente associada a casos mais graves de COVID-19, com aproximadamente 83% dos doentes hospitalizados a apresentarem esta condição aquando da admissão. [189-191]

A capacidade da COVID-19 para infetar as células T e perturbar a sua função pode permitir que o vírus evite os pontos de controlo imunitário, levando à sobreutilização e exaustão das células T. Esta situação é semelhante à forma como as células cancerígenas e os vírus como o VIH causam a mortalidade, estimulando excessivamente e desgastando o sistema imunitário do hospedeiro. Os pontos de controlo imunitário são pontos-chave no ciclo de regulação imunitária que podem ser influenciados por reguladores da superfície celular. [192]

A deficiência da molécula de adesão ligando a glicoproteína P-selectina-1 (PSGL-1) foi associada a uma maior sobrevivência das células T e a uma melhor eliminação do vírus em ratinhos [193]. Certas células de melanoma com níveis elevados de ligandos de superfície celular semelhantes podem induzir a exaustão das células T.

A relação entre a infeção por COVID-19 e os pontos de controlo imunitário levou os investigadores a explorar a terapia com inibidores dos pontos de controlo imunitário (ICI) como uma potencial opção de tratamento para a infeção por COVID-19 [194]. A terapia com ICI é habitualmente utilizada no tratamento do cancro. As provas actuais sugerem que a terapia ICI pode ser continuada com segurança durante a infeção por COVID-19. No entanto, a eficácia da terapia ICI na melhoria dos resultados dos doentes com COVID-19 depende do momento da diferenciação das células T durante a infeção.

Por exemplo, a utilização precoce do tratamento com ICI na infeção por COVID-19 pode ativar funções de células T efectoras que melhoram a resposta imunitária anti-COVID-19. Por outro lado, a administração do tratamento com ICI mais tarde pode contribuir para respostas hiperinflamatórias. Por conseguinte, os investigadores recomendam o rastreio regular e específico dos linfócitos para determinar o momento adequado para o tratamento com ICI [195].

Respostas dependentes dos tecidos à COVID-19

A fisiopatologia da COVID-19 varia consoante o tecido, levando a diferenças nas respostas de anticorpos e citocinas entre amostras de plasma e de nasofaringe. Um estudo de investigação descobriu que, apesar de a maioria dos doentes com COVID-19 ter sofrido seroconversão, a presença de anticorpos específicos para o pico nas secreções nasofaríngeas não era tão comum. Além disso, a relação entre a resposta local e sistémica de anticorpos específicos para espículas e a atividade de neutralização era fraca, o que indica um controlo específico destes processos nos tecidos.

Além disso, registaram-se variações na resposta das citocinas entre as amostras de plasma e de nasofaringe. As amostras de plasma dos doentes com COVID-19 apresentaram

As amostras de sangue nasofaríngeo mostraram variações notáveis na presença de 13 citocinas em comparação com indivíduos saudáveis, enquanto as amostras nasofaríngeas mostraram variações em sete citocinas, sendo cinco diferentes das identificadas no grupo do plasma. A resposta das citocinas parece também ser influenciada pela gravidade da doença. Em amostras sistémicas, 10 citocinas circulantes apresentaram diferenças significativas entre doentes com COVID-19 críticos e não críticos, enquanto 13 citocinas, a maioria das quais não se sobrepôs às dez identificadas, apresentaram variações entre doentes críticos e não críticos em amostras nasofaríngeas[196].

Os resultados desta investigação indicam que, à semelhança da resposta de anticorpos específicos para o pico, a resposta das citocinas varia consoante os tecidos envolvidos. Foi observada uma variação na carga viral entre as respostas sistémica e local. Um aumento da carga viral em amostras de plasma foi associado a resultados mais graves da doença, enquanto a carga viral nasofaríngea não mostrou a mesma correlação com a gravidade da doença.

As disparidades nas respostas locais e sistémicas à COVID-19 podem sugerir a possibilidade de desenvolver tratamentos específicos para cada região, adaptados às diferentes partes do corpo afectadas pelo vírus. No entanto, são necessários mais estudos para avaliar plenamente a eficácia desta abordagem. [196]

Investigação futura

De acordo com numerosos estudos, o desempenho das células T desempenha um papel crucial na eliminação da COVID-19. A transfusão de células T CD4+ e CD8+ pode ser altamente benéfica para a eliminação do vírus. [170, 174, 176] É também crucial gerir os níveis de Th1 num contexto clínico para prevenir a patogénese da COVID-19 causada por desequilíbrios nos níveis de Th1. A monitorização e, possivelmente, a inibição de factores como o aumento da expressão de TLR-1 e TLR-7 e de citocinas pró-inflamatórias como a IL-6 e o TNFα podem ajudar a reduzir a morbilidade devida a estados hiperinflamatórios.

Há ainda muitos factores desconhecidos no que respeita à COVID-19, e mais investigação sobre respostas imunitárias específicas poderá conduzir a tratamentos mais eficazes para eliminar o vírus. Além disso, são necessários mais estudos para compreender as diferenças entre as várias variantes do SARS-CoV-2 em relação à imunoterapia e às diferentes fases da COVID-19.

Sequelas pós-agudas da COVID-19

De acordo com numerosos estudos, o desempenho das células T desempenha um papel crucial na eliminação da COVID-19. A transfusão de células T CD4+ e CD8+ pode ser altamente benéfica para a eliminação do vírus. [196]

É também crucial gerir os níveis de Th1 num contexto clínico para prevenir a patogénese da COVID-19 causada por desequilíbrios nos níveis de Th1. A monitorização e a possível inibição de factores como o aumento da expressão de TLR-1 e TLR-7 e de citocinas pró-inflamatórias, como a IL-6 e o TNF α, podem ajudar a reduzir a morbilidade devida a estados hiperinflamatórios. [198]

Existem ainda muitos factores desconhecidos no que respeita à COVID-19, e mais investigação sobre respostas imunitárias específicas poderá conduzir a tratamentos mais eficazes para eliminar o vírus. Para além disso, são necessários mais estudos para compreender as diferenças entre as várias variantes do SARS-CoV-2 em relação à imunoterapia e às diferentes fases da COVID-19. (Tabela 8).

Quadro 8

Estudos que comunicam dados Iong-COVID e a percentagem de doentes em ambulatório com sintomas persistentes.

Date	Study Size	Mean Population Age (Standard Deviation, When Provided)	Gender	Percent of Outpatients with Persisting Symptoms	Source
May 2020	350	Median: 43 *	F: 53% M: 47%	36% (14–21 days)	[198]
March 2021	177	48	F: 57.1% M: 42.9%	32% (median: 169 days)	[197]
April 2021	4182	45.97 (15.8)	F: 71.5% M: 28.5%	13.3% (28+ days)	[130]
July 2020	143	56.5 (14.6)	F: 37% M: 63%	87.4% (Mean 60.3 days [SD: 13.6])	[199]
Sep 2021	106,578	39.4 (18.4)	F: 58.4% M: 41.6%	36.55% (90–180 days)	[200]
Feb	5,080,312	See source **	F:	35% (31–150	[201]

Date	Study Size	Mean Population Age (Standard Deviation, When Provided)	Gender	Percent of Outpatients with Persisting Symptoms	Source
2022			61.2% M: 38.8%	days)	

* Only the median age is provided in this study; ** Mean age of study participants was not provided in this study. However, study participants were categorized as older or younger than 20 years of age.

Causas potenciais

De acordo com numerosos estudos, o desempenho das células T desempenha um papel crucial na eliminação da COVID-19. A transfusão de células T CD4+ e CD8+ pode ser altamente benéfica para a eliminação do vírus. É também crucial gerir os níveis de Th1 num contexto clínico para prevenir a patogénese da COVID-19 causada por desequilíbrios nos níveis de Th1. A monitorização e, possivelmente, a inibição de factores como o aumento da expressão de TLR-1 e TLR-7 e de citocinas pró-inflamatórias como a IL-6 e o TNFα podem ajudar a reduzir a morbilidade devida a estados hiperinflamatórios. [202]

Existem ainda muitos factores desconhecidos no que respeita à COVID-19, e mais investigação sobre respostas imunitárias específicas poderá conduzir a tratamentos mais eficazes para eliminar o vírus. Além disso, são necessários mais estudos para compreender as diferenças entre as várias variantes do SARS-CoV-2 em relação à imunoterapia e às diferentes fases da COVID-19. [203]

A tempestade de citocinas e a hiperinflamação

O fenómeno da tempestade de citocinas, ou hipercitocinemia, não é exclusivo das infecções por COVID-19, embora seja uma causa comummente citada de mortalidade relacionada com a COVID [204,205]. Na sua essência, a hipercitocinémia é caracterizada por três marcadores [206]:

1. Ativação perpetuada de linfócitos e macrófagos causando desregulação imunitária;
2. Grandes secreções de citocinas causadas por esta ativação perpetuada;

3. Inflamação sistémica avassaladora e falência de múltiplos órgãos com elevada mortalidade.

No início da pandemia, foram observados níveis elevados de citocinas inflamatórias em doentes com maus resultados. A regulação positiva da IL-6, em particular, foi correlacionada com um mau prognóstico da COVID-19 num grande estudo de 1 473 doentes [207]. De facto, as concentrações séricas de IL-6 acima de um limiar de 35 a 80 pg/mL foram correlacionadas com uma probabilidade substancialmente mais elevada de mortalidade [208,209]. Verificou-se também que os doentes internados em unidades de cuidados intensivos (UCI) apresentavam concentrações plasmáticas mais elevadas das citocinas pró-inflamatórias IL-2, IL-7, IL-10, GSCF, IP-10, MCP1, MIP1A e TNFα, em comparação com os doentes não internados em UCI [128].

Este facto, associado a um pico de outros marcadores inflamatórios, como o aumento das concentrações de proteína C-reactiva, levou muitos investigadores a concluir que a mortalidade por COVID-19 está fortemente correlacionada com a hiperinflamação [210].

Além disso, muitos dos sintomas da PASC são consistentes com lesões inflamatórias de órgãos. Por exemplo, um estudo do CDC analisou mais de 900 hospitais e concluiu que o risco de miocardite para os doentes com COVID-19 era, em média, 15,7 vezes superior ao dos doentes sem COVID-19 [211].

Outro estudo realizado na Alemanha em 100 indivíduos em recuperação da COVID-19 (mediana de 71 dias após o diagnóstico) concluiu que 71% destes doentes apresentavam níveis elevados de troponina no tecido cardíaco [212]. O mesmo estudo constatou que 78% dos doentes apresentavam resultados anormais na ressonância magnética cardiovascular.

A identificação da hipercitocinémia como a causa próxima da PASC explica a miríade de sintomas associados à COVID-19 longa. Uma vez que as citocinas são predominantes na circulação, podem aceder a muitos sistemas de órgãos diferentes. Por conseguinte, um prognóstico relacionado com a hipercitocinémia pode resultar numa variedade de sintomas, dependendo da fisiologia do próprio doente. A apoiar este facto está uma complicação relativamente rara da infeção por COVID-19: a síndrome inflamatória multissistémica (MIS). A MIS relacionada com a COVID é caracterizada por uma tempestade de citocinas secundária à exposição à COVID-19 [213].

Encefalomielite mialgica

Um conjunto crescente de provas sugere que o fenómeno da COVID-19 de longa duração pode estar intimamente relacionado com outra doença chamada encefalomielite miálgica (EM). Conhecida também como síndrome da fadiga crónica (SFC), a EM é uma doença debilitante que, segundo está bem documentado, afecta milhões de pessoas em todo o mundo. As infecções virais são uma das principais causas conhecidas de EM [214].

Embora a patologia exacta da EM seja mal compreendida, foi proposto que o mecanismo envolve muitos sistemas corporais diferentes em resposta ao stress da infeção grave [215]. Particularmente bem documentados estão os efeitos interligados no sistema vascular, nos intestinos, nos eixos endócrinos e na função da hormona da tiroide (Figura 5).

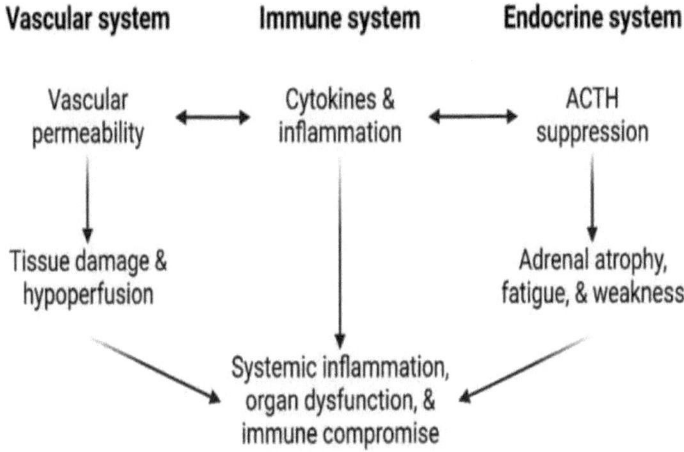

Figura 5

"Ciclos viciosos" vasculares e endócrinos associados à encefalomielite mialgica.

A investigação que tem sido feita sobre estas ligações enfatiza a importância das citocinas e da inflamação na formação de "ciclos viciosos" que poderiam esclarecer a natureza persistente da EM. Um exemplo disto é o impacto da IL-6 na permeabilidade vascular, que leva a um ciclo de feedback positivo observado na hipoperfusão séptica. [216].

Da mesma forma, a atividade das citocinas suprime a função hipofisária. Um dos efeitos das citocinas é a supressão da libertação da hormona adrenocorticotrópica (ACTH) da glândula pituitária. Esta supressão prolongada pode levar a uma inflamação excessiva devido à diminuição da estimulação adrenal pela ACTH. [218]

Essencialmente, a encefalomielite miálgica é uma doença que afecta múltiplos sistemas de órgãos e é sustentada por ciclos de feedback que envolvem inflamação induzida por citocinas. [219]

Esta descrição tem semelhanças com a síndrome inflamatória multissistémica (MIS) pós-COVID. As semelhanças entre a PASC e a EM são dignas de nota, uma vez que partilham muitos sintomas, como fadiga persistente, perturbações do sono e dificuldades cognitivas. Também foi observado que os indivíduos podem desenvolver condições arrítmicas durante ou após a contração do SARS-CoV-2. A apoiar esta comparação está uma carta publicada no British Medical Journal em agosto de 2021, que salientou que cerca de um quarto dos doentes com COVID apresentam sintomas contínuos que se alinham com os critérios de diagnóstico de EM. [220]

Outras explicações para PASC

Outra teoria sugere que a hipercitocinémia pode não ser a principal causa da PASC, uma vez que pode ser necessária uma tempestade de citocinas para eliminar o vírus. A investigação demonstrou que os níveis de IL-6 são, de facto, mais baixos em doentes com COVID em comparação com doentes com outras doenças inflamatórias, como a síndrome de dificuldade respiratória aguda ou a sépsis bacteriana. Níveis elevados de IFN-γ, IL-6, IL-1 e TNF-α, que indicam hipercitocinemia, foram observados noutras doenças virais, como a gripe H1N1[221, 222].

A tempestade de citocinas observada na gripe H1N1 foi associada à inflamação dos pulmões e à morte, à semelhança do que se observa nos doentes com COVID-19. No entanto, uma diferença fundamental é o facto de os indivíduos que recuperaram do H1N1 não terem frequentemente relatado sintomas persistentes em comparação com os que recuperaram da COVID-19. [223].

Outra hipótese contesta a designação da PASC como uma doença. Um artigo atribuiu o fenómeno da COVID-19 longa aos efeitos "biopsicossociais" da COVID-19 [202].

Esta investigação descobriu que, apesar de 86% dos 134 doentes com pneumonia por COVID-19 que tiveram alta hospitalar terem relatado sintomas persistentes durante o acompanhamento, nenhum deles apresentava qualquer anomalia nos testes radiográficos efectuados nessa altura. Em suma, os investigadores concluíram que a COVID-19 de longa duração pode ser uma doença psicossomática. Estas interpretações têm as suas limitações.

A conclusão do estudo, que atribui os sintomas de PASC aos efeitos biopsicossociais da pandemia de COVID-19, foi feita apesar de ter incluído apenas doentes com pneumonia por COVID-19 no estudo. Por conseguinte, a ausência de anomalias radiográficas não exclui a possibilidade de os sintomas da PASC poderem resultar de anomalias noutros sistemas orgânicos. A crença de que a hipercitocinémia é essencial para a eliminação do vírus baseia-se no pressuposto de que as tempestades de citocinas podem não só ser necessárias para a eliminação, mas também potencialmente prejudiciais para os resultados dos doentes.

É necessária mais investigação neste domínio para compreender plenamente a causa da PASC. A maioria das evidências sugere que a hipercitocinémia desempenha um papel significativo numa resposta inflamatória que conduz a lesões em vários órgãos e que está associada à COVID-19 prolongada. A EM e os ERM relacionados com a COVID apresentam semelhanças notáveis, indicando que a PASC resultante de lesões em múltiplos órgãos é desencadeada por mecanismos semelhantes aos da EM. A correlação é suficientemente forte para propor que a PASC seja classificada como um subconjunto particularmente grave de sintomas de EM específicos da patologia COVID-19.

Tratamentos da COVID-19 aguda e fases iniciais da doença

Existem várias opções de tratamento diferentes para a COVID-19, que se enquadram em quatro categorias principais: reaproveitamento de medicamentos, tratamento com anticorpos monoclonais, desenvolvimento de novos medicamentos e gestão dos sintomas [121].

A reorientação de medicamentos, também designada reposicionamento, é a utilização de medicamentos aprovados para tratar uma doença com o objetivo de tratar outra [224]. Uma vez que a reorientação de medicamentos utiliza substâncias que foram exaustivamente estudadas, com perfis pré-clínicos, farmacocinéticos e farmacodinâmicos bem conhecidos, o medicamento pode ser rapidamente encaminhado para a fase 3 dos ensaios clínicos em seres humanos [225].

Isto torna o processo de descoberta e aprovação de medicamentos mais rápido, mais barato e, em grande medida, mais fiável. O remdesivir é um desses medicamentos que foi reorientado para o tratamento da COVID-19 [226]. O remdesivir é um medicamento antivírico originalmente desenvolvido como tratamento da doença provocada pelo vírus Ébola e que funciona interferindo com a atividade da polimerase do ARN dependente do ARN viral [227].

Os ensaios clínicos demonstraram que o remdesivir é eficaz no tratamento da COVID-19 e, embora a eficácia total deste tratamento ainda esteja a ser investigada, a FDA concedeu uma autorização de utilização de emergência do remdesivir para doentes com COVID-19 grave e, mais recentemente, alargou a utilização do tratamento com remdesivir a doentes ambulatórios com COVID-19 ligeira a moderada [228].

Está em curso uma investigação mais aprofundada sobre a utilização do remdesivir, bem como de outros medicamentos reposicionados, como a ivermectina, o lopinavir/ritonavir e a cloroquina (hidroxicloroquina) para o tratamento da COVID-19 [121,229,230].

Outro tipo de tratamento promissor para a COVID-19 envolve a utilização de anticorpos monoclonais. Já foram desenvolvidos vários anticorpos monoclonais, incluindo os que têm como alvo a proteína spike do vírus e o RBD, que é utilizado pelo vírus para se ligar à ACE2 do hospedeiro e entrar na célula hospedeira [118,231].

Estes incluem o sotrovimab, o bamlanivimab, o etesevimab, o asiriviamb e o imdevimab, entre muitos outros [231]. Os anticorpos monoclonais também podem ser utilizados para controlar a tempestade de citocinas, e estes incluem clazakizumab, siltuximab, levilimab e adalimumab, entre muitos outros [231].

A eficácia total do tratamento com anticorpos monoclonais ainda não foi totalmente elucidada, uma vez que esta modalidade de tratamento suscita várias preocupações. Estas incluem as limitações de produção e a suscetibilidade do tratamento à mutação do vírus [121]. No entanto, com a investigação em curso e a afinação contínua dos critérios ou indicações de tratamento, há muitas promessas de que esta continuará a ser uma opção de tratamento bem sucedida.

O desenvolvimento de um medicamento oral que os doentes possam tomar em casa é outra via muito promissora. A possibilidade de tomar um medicamento em casa permitiria aos doentes receber tratamento nas fases iniciais da infeção, reduzindo assim o número de hospitalizações e a mortalidade subsequente [121]. De facto, estes são os resultados exactos observados num ensaio clínico de fase 3 com molnupiravir (EIDD-2801), um medicamento oral produzido pela Merck que funciona de forma semelhante ao remdesivir, perturbando a atividade da RNA polimerase viral [232,233].

A Pfizer desenvolveu um novo medicamento oral para o tratamento da COVID-19 chamado paxlovid (nirmatrelvir-ritonavir), que actua como um inibidor da protease para interromper a replicação do vírus[234]. Este medicamento está a ser amplamente investigado, juntamente com outro medicamento oral, o molnupiravir, que funciona de forma diferente.

Os doentes com COVID-19 aguda são também tratados com medicamentos anti-inflamatórios, como esteróides e imunossupressores, para reduzir a hiperinflamação e a sobreactivação imunitária. [235, 236]

A oxigenoterapia é utilizada para aliviar a hipóxia em doentes com inflamação das vias respiratórias. Além disso, são utilizados anticoagulantes como a enoxaparina, a heparina e o apixabano para contrariar o aumento da degradação da fibrina, o consumo de factores de coagulação e a trombocitopenia observados durante a infeção. [237]

Tratamento das sequelas pós-agudas da COVID-19 e das fases tardias da doença

A provável implicação da hipercitocinémia na COVID-19 longa levou os médicos a tentar tratar estas condições com agentes imunossupressores. Em particular, o Tocilizumab tem sido utilizado no tratamento devido aos seus efeitos como antagonista da IL-6 [208]. Os tratamentos com tocilizumab provaram melhorar os resultados clínicos dos doentes com COVID-19 grave [131,207].

O sucesso da terapia com tocilizumab deve ser moderado pelo reconhecimento dos perigos associados aos tratamentos imunossupressores. Ao enfraquecer a resposta imunitária à COVID-19, os tratamentos imunossupressores podem abrir a porta a novas infecções. Por conseguinte, este tratamento só está atualmente aprovado para doentes com casos graves de COVID-19 em que a recuperação é improvável sem intervenções extremas.

A terapia com plasma convalescente (CPT) é outro tratamento que provou ser bem sucedido na gestão de casos graves de COVID-19 [132]. Em combinação com a terapia com tocilizumab, verificou-se que a CPT reduz os níveis plasmáticos de IL-6 muito mais rapidamente do que qualquer uma das terapias por si só.

As opções de tratamento disponíveis para a EM e a PASC são limitadas devido à semelhança da patologia, centrando-se mais no controlo dos sintomas do que na procura de uma cura. Em casos de doença grave, recomenda-se a utilização de terapias imunossupressoras preventivas, como o tocilizumab, para os doentes com COVID-19 gravemente doentes, enquanto que tratamentos menos invasivos, como o CPT, podem ser utilizados quando apropriado.

É lamentável que muitos doentes não internados em UCI que apresentam sintomas de PASC possam não ser elegíveis para o tratamento com tocilizumab

A resposta imunitária ao SARS-CoV-2 e a imunopatologia da COVID-19

Os coronavírus (CoV) são um grupo diversificado de vírus de ARN de cadeia simples que infectam vários vertebrados[238]. [Foram detectados pela primeira vez em seres humanos na década de 19601 e causam principalmente doenças respiratórias superiores ligeiras. No entanto, no início do século XXI, começaram a surgir novas infecções causadas pela transmissão de estirpes altamente patogénicas de beta coronavírus de animais para seres humanos.

Tal inclui o aparecimento do primeiro vírus da síndrome respiratória aguda grave (SARS-CoV-1) em 2002 e do coronavírus da síndrome respiratória do Médio Oriente (MERS-CoV) em 2012, ambos resultando em elevadas taxas de mortalidade por doenças respiratórias (10% e 34%, respetivamente)[239]. [239] O SARS-CoV-2 é um novo coronavírus beta, semelhante ao SARS-CoV-1, que foi identificado pela primeira vez no final de 2019 na província de Hubei, na China. É o vírus responsável por causar a doença do coronavírus 2019 (COVID-19). [239, 240]

Em 11 de março de 2020, mais de 100 000 indivíduos de mais de 100 países tinham sido infectados com o SARS-CoV-2, resultando em 4000 mortes. A Organização Mundial de Saúde classificou oficialmente a situação como uma pandemia, marcando a primeira pandemia causada por um coronavírus. A propagação da infeção tem sido rápida a nível mundial, impulsionada pelo aumento da globalização e pela facilidade das viagens internacionais. [242]

Vários factores têm impedido a capacidade de controlar rapidamente a pandemia, tais como o conhecimento limitado da biologia do SARS-CoV-2 e das respostas imunitárias do hospedeiro, atrasos no diagnóstico e na identificação de casos, e a ausência de tratamentos eficazes. Há uma necessidade urgente de compreender melhor a forma como o vírus interage com o seu hospedeiro para desenvolver métodos de diagnóstico fiáveis, medidas de controlo e tratamentos para travar a propagação do vírus. Apesar destes desafios, tem-se verificado um nível sem precedentes de colaboração e partilha de informações no seio da comunidade médica e científica através de várias plataformas de publicação. [243, 244]

A resposta imunitária ao SARS-CoV - história natural da COVID-19

Os resultados clínicos da infeção por SARS-CoV-2 têm mostrado uma grande variedade, desde sintomas ligeiros a doença grave, resultando em morte dentro de 2-3 semanas após o início dos sintomas. [245, 246]

Muitos indivíduos infectados não apresentam sintomas ou apresentam apenas sintomas ligeiros do trato respiratório superior, enquanto outros desenvolvem pneumonia intersticial que pode progredir rapidamente para insuficiência respiratória e SDRA, necessitando de ventilação mecânica e de internamento em UCI, e conduzindo potencialmente à falência de múltiplos órgãos. Os doentes assintomáticos também libertam o vírus durante mais tempo, o que tem impacto na transmissão da doença[247-249].

Os doentes com COVID-19 grave podem deteriorar-se rapidamente. A progressão para a insuficiência respiratória pode ocorrer rapidamente, com relatórios que indicam um período de aproximadamente 1-2 semanas desde o início dos sintomas até à necessidade de ventilação na UCI para a SDRA, 8 dias para a dispneia, 9 dias para a SDRA e 10,5-14,5 dias para a admissão na UCI e entubação. A principal causa de mortalidade foi a insuficiência respiratória, responsável por 85% dos casos, frequentemente associada a choque numa parte dos casos[250- 252].

As taxas de mortalidade diferem significativamente de um país para outro devido a uma série de factores, incluindo factores gerais como os sistemas de saúde e a disponibilidade de testes, bem como factores específicos como os elementos de risco ou de proteção e a diversidade genética que pode afetar a suscetibilidade, juntamente com as respostas imunitárias individuais. [244, 253, 254]

Uma vez que o SARS-CoV-2 é um novo agente patogénico para os humanos, acredita-se que uma resposta imunitária adaptativa eficaz, capaz de neutralizar novos antigénios, se pode desenvolver aproximadamente 2-3 semanas após a exposição ao vírus. Em casos de doença assintomática ou ligeira, o controlo da infeção é provavelmente atribuído à resposta imunitária inata em vez da resposta imunitária adaptativa, uma vez que a ativação da resposta imunitária inata não depende de anticorpos ou células T.

No entanto, podem ocorrer casos graves da doença devido à falha dos mecanismos de defesa iniciais e/ou ao desenvolvimento de uma resposta imunitária adquirida, que, se exacerbada, pode prejudicar o hospedeiro, especialmente se este tiver doenças subjacentes. **[255]**

A resposta imunitária inata ao SARS-CoV-2

A imunidade antiviral inata consiste em vários elementos humorais, incluindo os encontrados nos sistemas de complemento e de coagulação-fibrinólise, proteínas solúveis que identificam glicanos nas superfícies celulares, como a lectina de ligação à manose (MBL), interferões (IFN), quimiocinas e anticorpos naturais, como IgM, IgA e IgG. Inclui também elementos celulares como as células assassinas naturais (NK), as células linfóides inatas (ILC) e as células T gama delta, que trabalham para limitar a infeção viral, visando as células, produzindo citocinas e desencadeando uma resposta adaptativa.

As secções seguintes irão explorar alguns mecanismos que estão a ser reconhecidos como potencialmente desempenhando um papel na imunopatogénese da COVID-19, concentrando-se particularmente nos componentes solúveis e na produção de interferão após a entrada do vírus nas células das mucosas do sistema respiratório.

O SARS-CoV-2 apresenta uma glicosilação significativa na proteína spike (S) da sua superfície, que interage com o recetor da célula hospedeira, a enzima conversora de angiotensina 2 (ACE-2). A glicosilação da superfície viral pode ter impacto em vários aspectos do comportamento do vírus, como a estabilidade da proteína, o tropismo celular, o reconhecimento pelo sistema imunitário e o mascaramento de antigénios reconhecidos por anticorpos neutralizantes[256].

Estudos recentes sugerem que mutações em regiões distais ao

domínio de ligação ao recetor (RBD) podem afetar a afinidade de ligação entre o RBD do SARS-CoV-2 e a ACE-2, tornando o local de clivagem polibásico um alvo potencial para neutralizar a ligação do vírus ao seu recetor. [257]

Os anticorpos naturais, especificamente os anticorpos anti-glicanos, estão naturalmente presentes no soro sem necessidade de imunização prévia, à semelhança dos anticorpos ABO que ocorrem naturalmente. Estes anticorpos, tal como os anticorpos ABO, são principalmente da classe IgM. Os níveis de IgM natural parecem estar correlacionados com a gravidade da COVID-19, uma vez que diminuem com a idade (mais de 40 anos) e são mais baixos nos homens e nas pessoas com o tipo de sangue A. Níveis elevados de anticorpos anti-A têm sido associados a um papel protetor contra o SARS-CoV-1 e podem também ser benéficos para o SARS-CoV-2. No entanto, existem relatórios contraditórios sobre este assunto. [258-260]

Latz et al.[261] não encontraram nenhuma ligação entre o tipo de sangue e o risco de doença grave ou morte num grande grupo de doentes, mas descobriram que aqueles com tipo de sangue O tinham a menor taxa de casos positivos de SARS-CoV-2. Outro estudo realizado por Zietz e Tatonettti[262] mostrou uma ligação protetora entre o tipo sanguíneo O e um aumento do tipo sanguíneo B entre os doentes positivos para o SARS-CoV-2, apesar da presença de anticorpos anti-A em ambos os tipos sanguíneos B e O. São necessários estudos mais extensos para compreender plenamente estas associações, uma vez que apenas uma pequena percentagem dos doentes com COVID-19 apresenta doença grave.

O sistema do complemento é uma parte crucial da resposta imunitária inata do organismo aos vírus, com a capacidade de desencadear também reacções inflamatórias. Um dos componentes do sistema do complemento, o MBL, reconhece os resíduos de manose nas membranas de vários microrganismos e actua como um recetor solúvel de reconhecimento de padrões (PRR). Este reconhecimento leva à ativação do sistema do complemento, que por sua vez inicia a inflamação e aumenta a fagocitose. A investigação indica que a MBL pode ligar-se ao SARS-CoV, resultando na deposição de C4 no vírus e reduzindo potencialmente a sua infecciosidade em modelos experimentais[263].

Foi levantada a hipótese de que a presença de glicanos ricos em manose na região S1 do SARS-CoV-2 pode inibir a interação Sl-ACE devido ao reconhecimento dos glicanos e à ligação à MBL[256]. Foi observado que certos polimorfismos genéticos da MBL associados a níveis séricos mais baixos estão ligados à suscetibilidade ao SARS-CoV. Os níveis séricos de MBL também tendem a diminuir à medida que os indivíduos envelhecem. [[264, 265]

A resposta IFN actua como um mecanismo de defesa primário contra os vírus. Pensa-se que os tipos I e III de IFN limitam a infeção, estabelecendo um estado de resistência viral nas células e activando respostas imunitárias adaptativas, particularmente contra vírus respiratórios como o SARS-CoV-1. Estes tipos de IFN são produzidos temporariamente nas células após a interação entre componentes microbianos e PRRs celulares, levando à ativação de cascatas de sinalização intracelular que resultam na transcrição e ativação de NF-kB e de factores reguladores do interferão. [266]

Como resultado, são produzidas citocinas pró-inflamatórias e IFNs de tipo I e III, que induzem a expressão de genes estimulados por IFN através da via de sinalização JAK-STAT. Estes processos criam duas vias de defesa: uma via celular para a resistência antiviral e uma via para o recrutamento de células através da produção de várias quimiocinas[267].

Os mecanismos de escape viral que envolvem a aquisição de caraterísticas de resistência genética são conhecidos por contrariar estes mecanismos de defesa.[268, 269] Os IFN do tipo I (IFN- α/β) desempenham um papel crucial na resposta imunitária inata inicial às infecções virais, promovendo a resistência viral tanto nas células infectadas (efeito autócrino) como nas células vizinhas (efeito parácrino), inibindo assim a replicação viral e celular.

As infecções causadas pelo SARS-CoV-1 e pelo MERS-CoV, que conduzem à doença respiratória aguda, estão associadas a uma resposta inflamatória desequilibrada em que a produção retardada de IFN de tipo I resulta na acumulação de monócitos-macrófagos inflamatórios. [270]

Descobertas recentes sugerem também uma possível perturbação na regulação do IFN dos tipos I e III em resposta ao SARS-CoV-2. Blanco-Melo et al. descobriram que as infecções por SARS-CoV-2 desencadeiam uma baixa expressão de IFN I e IFN III, bem como uma resposta limitada de genes estimulados por IFN, enquanto é induzida a expressão normal de quimiocinas e genes de citocinas pró-inflamatórias. [271]

Outro estudo revelou uma resposta deficiente de IFN de tipo I em doentes com COVID-19 com doença grave ou crítica, juntamente com uma carga viral elevada no sangue e uma reação inflamatória exagerada induzida por NF-kB, levando a níveis elevados de fator de necrose tumoral (TNF)-α e interleucina (IL)-6. [272]

Recentemente, Bastard et al. [273] propuseram que os auto-anticorpos neutralizantes que visam os IFN de tipo I, especificamente o IFN-α2 e o IFN-ω, poderiam ser a causa de 10% dos casos graves de pneumonia por COVID-19. A dinâmica dos IFN de tipo I durante a infeção por SARS-CoV-2 permanece pouco clara e é necessária mais investigação para determinar se a produção de IFN diminui no início da infeção ou se é retardada ou se esgota após um pico inicial [272]

O IFN lambda de tipo III (IFN-λ) (IL-28/IL-29), que pertence à mesma família imunitária dos IFNs de tipo I e da IL-10, tem semelhanças com o IFN de tipo I. A expressão do IFN de tipo III é mais limitada do que a dos IFN de tipo I e ocorre principalmente nas barreiras mucosas, como os sistemas respiratório e gastrointestinal. A principal distinção entre os IFN de tipo I e de tipo III reside nos seus receptores: os receptores de tipo I encontram-se em quase todas as células, ao passo que os receptores de tipo III (o complexo IFNLR1/IL10RB) estão presentes apenas nas células epiteliais, nos neutrófilos e em determinadas células imunitárias, como as células dendríticas, os macrófagos e as células B.

Isto implica que os IFN de tipo III têm uma função única na resposta imunitária em locais da mucosa e no controlo da resposta adaptativa. Nas respostas imunitárias pulmonares, os IFN de tipo III são desencadeados mais cedo e a níveis mais baixos de cargas virais do que os IFN de tipo I. Também ajudam a restringir a disseminação inicial do vírus e o seu movimento do trato respiratório superior para os pulmões.

Ao contrário dos IFN de tipo I, os IFN de tipo III não têm caraterísticas pró-inflamatórias e podem, de facto, ter propriedades anti-inflamatórias e de proteção dos tecidos. Investigações recentes utilizando modelos animais de infeção por SARS-CoV-2 indicam que tanto os interferões de tipo I como os de tipo III desempenham um papel na restrição da propagação do vírus a nível local (tipo III) e sistémico (tipo I).

No entanto, também foi sugerido que os interferões do tipo I podem levar a uma resposta inflamatória acrescida no corpo e nos pulmões. Blanco-Melo e colegas [271] efectuaram recentemente um estudo comparando as respostas transcricionais ao SARS-CoV-2 com outros vírus respiratórios como o influenza A e o SARS-CoV-1. Os seus resultados sugerem que a resposta do hospedeiro ao SARS-CoV-2 é desregulada, uma vez que o vírus não provocou uma forte resposta de interferão I/III (especialmente com cargas virais mais baixas), mas desencadeou a produção de quimiocinas que atraem células inflamatórias[273-275].

Nas suas experiências utilizando linhas celulares pulmonares, modelos animais e amostras de tecido pulmonar de doentes com COVID-19, observaram um aumento significativo das quimiocinas associadas a monócitos e neutrófilos (como CCL2, CCL8, CXCL2 e CXCL8)[240]. Estes resultados estão em consonância com os dados de doentes com COVID-19 que apresentam níveis elevados de neutrófilos periféricos, um marcador de prognóstico e, em casos graves, uma abundância de macrófagos pulmonares derivados da periferia. [277-279]

Tal como a forma como a supressão viral intrínseca das respostas de IFN afecta o sistema imunitário, a idade do hospedeiro também desempenha um papel na determinação dos perfis de citocinas. Isto sugere que o desequilíbrio entre as citocinas pró-inflamatórias e a produção de IFN observado em indivíduos em envelhecimento pode ter implicações importantes no desenvolvimento da COVID-19. A idade está fortemente correlacionada com a gravidade e os resultados da COVID-19, sendo que os adultos com mais de 65 anos representam 80% dos internamentos e têm um risco de morte 23 vezes superior ao dos indivíduos mais jovens. [280]

Embora as comorbilidades como as doenças cardiovasculares, a diabetes e a obesidade aumentem o risco de mortalidade devido à COVID-19, não explicam inteiramente por que razão a idade é um fator de risco independente. [281]

À semelhança de outros órgãos e tecidos, o sistema imunitário sofre alterações à medida que os indivíduos envelhecem, principalmente através da imunosenescência e da inflamação. A imunosenescência refere-se ao declínio gradual da função imunitária, que conduz a uma capacidade enfraquecida de reconhecer e combater os agentes patogénicos, tornando os indivíduos mais susceptíveis a infecções e a doenças crónicas relacionadas com o sistema imunitário, como as doenças auto-imunes e o cancro. [282]

A inflamação, por outro lado, é caracterizada por um aumento da inflamação sistémica resultante de um sistema de alerta hiperativo mas ineficaz no organismo. Esta diminuição dos mecanismos de reparação celular leva à acumulação de danos no genoma e no proteoma, provocando alterações sistémicas no sistema imunitário e uma maior produção de citocinas pró-inflamatórias. [283]

A IL-1 é outra citocina importante relacionada com a inflamação e a imunidade inata. Produzida principalmente por fagócitos mononucleares activados, a IL-1 pode desencadear a produção de outras citocinas pró-inflamatórias como a IL-6 e o TNF. Enquanto que doses baixas de IL-1 podem ser protectoras, níveis elevados produzidos durante uma infeção podem ser prejudiciais. A ativação da IL-1 pelo SARS-CoV-2 leva à secreção de IL-6 e TNF, formando um complexo pró-inflamatório que pode iniciar uma tempestade de citocinas com consequências pulmonares e sistémicas graves. [284]

Além disso, é agora evidente que citocinas como a IL-1, a IL-33 e a IL-18, para além de estarem envolvidas na inflamação tradicional, também desempenham um papel na regulação da imunidade inata e da inflamação quando o corpo enfrenta ameaças microbianas ou ambientais. [285]

A IL-1 é responsável pela diferenciação e ativação de células linfóides inatas (ILC-3/Th17). Os neutrófilos podem também desempenhar um papel no desenvolvimento da COVID-19, uma vez que a infeção pelo SARS-CoV-2 desencadeia a libertação de quimiocinas como a CXCL2 (GROβ) e a CXCL8 (IL-8) que recrutam neutrófilos. Este facto alinha-se com a observação de um aumento da contagem de neutrófilos no sangue dos doentes com COVID-19, o que é indicativo de um mau prognóstico[286, 287].

Alguns investigadores propuseram que os neutrófilos contribuem para a resposta inflamatória na COVID-19, causando danos nos órgãos e promovendo a formação de coágulos sanguíneos através de um processo denominado NETose[288, 289]. As NETs são redes de ADN, histonas, proteínas antimicrobianas e enzimas que os neutrófilos libertam quando são activados por PPRs ou quimiocinas[290]. [290]

Há um número crescente de provas que indicam que as NETs podem ter um efeito duplo. Embora as NETs tenham a capacidade de matar micróbios, a sua formação contínua pode também contribuir para vários processos de doença, desencadeando reacções inflamatórias que danificam os tecidos próximos, promovem a microtrombose e conduzem a lesões permanentes nos pulmões, no coração e nos rins. [291, 292]

Num estudo de autópsia realizado por Veras et al., verificou-se que havia uma presença elevada de NETs no sangue, no aspirado traqueal e nas amostras de tecido pulmonar de doentes com COVID-19. Além disso, o estudo mostrou que os neutrófilos circulantes estavam infectados com SARS-CoV-2 e libertavam níveis elevados de NETs. Estas descobertas sugerem que os neutrófilos desempenham um papel na resposta imunitária inicial do organismo à infeção por SARS-CoV-2, sendo a inflamação relacionada com as NETs provavelmente um fator-chave no desenvolvimento da tempestade de citocinas na COVID-19, na sépsis e na falência multiorgânica. [293]

Dinâmica da resposta dos anticorpos

Uma vez que o SARS-CoV-2 é novo para os humanos, os anticorpos específicos para a sua glicoproteína S não são detectáveis durante a fase inicial da infeção, antes do início da resposta imunitária adaptativa. Muitos estudos serológicos centraram-se nas fases agudas da infeção, revelando que os anticorpos IgM surgem tipicamente entre os dias 8 e 12, mas desaparecem até à 12ª semana. Em contraste, os anticorpos IgG tendem a aparecer mais tarde (por volta do dia 14) e persistem durante um período de tempo mais longo. A força da resposta IgG parece estar ligada tanto à carga viral como à gravidade da doença. Um estudo efectuado por Long et al. revelou que os indivíduos assintomáticos tinham níveis mais baixos de IgG específica do vírus em comparação com os indivíduos com sintomas. [294, 295]

Para além disso, durante a fase inicial de convalescença, 40% dos indivíduos assintomáticos e 13% dos indivíduos sintomáticos tiveram resultados negativos para a IgG. A duração e a eficácia da proteção fornecida por esta resposta são ainda desconhecidas, mas descobertas recentes têm suscitado preocupações relativamente à natureza potencialmente de curta duração da imunidade humoral contra o SRA-CoV-2 em indivíduos com doença ligeira[296].

Alguns resultados iniciais sugerem que o tratamento com plasma convalescente contendo anticorpos pode ser eficaz, mas um estudo recente indicou que os níveis de anticorpos estavam apenas moderadamente ligados à capacidade de neutralizar o vírus[297].

Um exame do plasma de 175 doentes que apresentavam sintomas moderados de COVID-19 e que recuperaram mais tarde revelou que a resposta imunitária ao SARS-CoV-2 ocorre normalmente entre o 10º e o 15º dia após a infeção. No entanto, quase metade destes doentes apresentava níveis baixos ou muito baixos de anticorpos neutralizantes durante duas semanas após a alta hospitalar. Os autores propõem que outros componentes da resposta imunitária adquirida, como as células T, podem ser responsáveis pela recuperação destes doentes com baixos níveis de anticorpos. [298]

Estudos de caso envolvendo indivíduos com imunodeficiências humorais primárias também indicam que os anticorpos podem não ser cruciais na defesa contra o SRA-CoV-2. Por exemplo, quatro doentes com agamaglobulinemia primária recuperaram bem apesar de terem desenvolvido pneumonia, enquanto cinco doentes com imunodeficiência comum variável tiveram formas mais graves da doença. [299]

Apesar de todos os doentes terem recebido tratamento com imunoglobulina intravenosa, o plasma do dador não tinha anticorpos específicos para o SARS-CoV-2 e só teria proporcionado proteção contra infecções secundárias.

Estes doentes não tinham capacidade para montar uma nova resposta de anticorpos e, em vez disso, dependiam do seu compartimento de imunidade não específica, como os fagócitos, as células NK e o IFN. Os autores também sugeriram que as complicações da COVID-19 poderiam estar ligadas a células B disfuncionais (que não estão presentes na agamaglobulinemia) ou a uma resposta imunitária celular adquirida envolvendo células T.

Estes resultados reforçam ainda mais a ideia de que a imunidade inata desempenha um papel crucial na defesa inicial contra as infecções virais, precedendo uma resposta imunitária específica que depende das células B e dos seus anticorpos, e das células T e das suas citocinas. Se o sistema imunitário inato falhar, pode levar a uma replicação viral descontrolada no sistema respiratório e ao desenvolvimento subsequente da imunidade adaptativa, potencialmente exacerbada por reacções inflamatórias. **[258]**

Células B e plasmablastos

A IL-6 e o TNF-α colaboram de diferentes formas para controlar o tempo de vida e a função das células B e desempenham um papel sequencial na resposta imunitária mediada pelas células B. Foram observadas alterações nos diferentes subgrupos de células B que circulam no sangue em doentes com COVID-19[300, 301].

Os estudos indicaram que os casos graves de COVID-19 são marcados por um aumento dos plasmablastos (PB) altamente activos e em proliferação, juntamente com uma redução das células B de memória, estando estas alterações associadas à gravidade da inflamação e desaparecendo durante a recuperação. Em alguns casos, os PBs constituíam mais de 30% da população total de células B no sangue, um nível semelhante ao observado em casos de infecções agudas por dengue e Ébola[302, 303].

A investigação demonstrou uma associação direta entre a frequência elevada de plasmablastos e a expansão de clones de anticorpos oligoclonais dentro da gama geral de células B, indicando que muitas destas expansões clonais extensas se encontram no pool de plasmablastos. [303]

Contudo, os aumentos temporários de PBs e os declínios nas células B de memória não corresponderam a níveis de anticorpos específicos. A ausência de uma ligação entre a expansão das PBs e os anticorpos neutralizantes sugere que uma parte destas respostas PB significativas pode ser gerada em resposta a antigénios do SARS-CoV-2 que não a proteína S. [304]

Em última análise, a atividade metabólica significativa observada indica que os PBs funcionam como uma fonte de nutrientes, potencialmente levando à exaustão celular e a alterações nos padrões de glicosilação de anticorpos, ambos associados a casos graves de COVID-19[303]

A resposta das células T

A resposta das células T desempenha um papel crucial na resposta imunitária adaptativa contra as infecções virais, com as células T CD8+ a visarem as células infectadas e as células T CD4+ a activarem outras células imunitárias e a produzirem citocinas para ajudar no recrutamento de células[305]. Um estudo recente encontrou células T activadas específicas para o SARS-CoV-2 num doente com sintomas moderados de COVID-19 que recuperou totalmente 7 dias após o início dos sintomas[306]. [306]

Grifoni et al. também observaram respostas de células T CD4+ e CD8+ específicas do SARS-CoV-2 em doentes com COVID-19, com respostas de células T CD4+ e anticorpos observadas em todos os doentes e respostas de células T CD8+ na maioria. As respostas das células T CD4+ foram mesmo detectadas em 40% a 60% dos indivíduos não expostos ao vírus.

Sekine et al. demonstraram que o SARS-CoV-2 pode induzir respostas robustas de células T de memória, com as respostas mais fortes observadas em sobreviventes graves da COVID-19, mas também presentes em casos ligeiros e membros da família expostos, por vezes sem anticorpos específicos. As células T específicas do SARS-CoV-2 em fase aguda foram altamente activadas e citotóxicas, enquanto as células em fase de convalescença mostraram um fenótipo de memória e eram polifuncionais.

Foi sugerido que as células T específicas para o SARS-CoV-2 em indivíduos que não foram expostos a este vírus, podem ser provenientes de células T de memória desenvolvidas a partir de coronavírus da constipação comum, que são comuns em humanos e causam sintomas respiratórios ligeiros. O significado desta imunidade em afetar os resultados clínicos é incerto, mas pode ser útil na imunidade de grupo e na criação de vacinas.

A imunopatologia da COVID-19

A fisiopatologia da doença pulmonar resultante do SARS-CoV-2 é semelhante à observada no SARS-CoV-1 e no MERS-CoV, uma vez que a lesão pulmonar está associada a uma resposta inflamatória intensa.

A principal causa parece ser a lesão das células pulmonares infectadas, especificamente os pneumócitos de tipo II e as células endoteliais capilares, o que resulta numa diminuição das trocas gasosas pulmonares (hipoxemia) e num exsudado plasmático significativo nos espaços alveolares. Os estudos demonstraram danos alveolares generalizados, incluindo o desenvolvimento de membranas hialinas, a infiltração dos espaços aéreos por mononucleares e macrófagos e o espessamento difuso das paredes alveolares. [310-311]

A gravidade da COVID-19 parece ser influenciada tanto pela infeção viral como por reacções imunitárias e inflamatórias anormais no organismo. Novas informações indicam que esta disfunção imunitária pode levar a uma fase de resposta imunitária enfraquecida após a fase pró-inflamatória inicial, resultando numa redução dos linfócitos periféricos e numa maior suscetibilidade a infecções bacterianas secundárias[312, 313].

Um desequilíbrio no sistema imunitário inato pode ser um fator de propagação de vírus e problemas imunitários, com a resposta imunitária adquirida a desempenhar um papel na perpetuação deste desequilíbrio. As próximas secções examinarão alguns dos mecanismos imunopatológicos sugeridos para a COVID-19

Imunidade inata e vias inflamatórias

A produção excessiva de citocinas ocorre quando certos vírus, como o SARS-CoV, são citopáticos, levando a danos e morte celular nos tecidos infectados através de um processo denominado piroptose. Níveis elevados de IL-1β, uma citocina pró-inflamatória normalmente libertada durante a piroptose, foram observados em doentes com infeção por SARS-CoV-2.

Os componentes libertados pela degradação das células epiteliais respiratórias, como o ATP e o ADN, são reconhecidos como DAMPs (padrões moleculares associados aos danos) pelos PRRs de outras células epiteliais e macrófagos alveolares, levando à sua ativação[305].

Num estado fisiológico normal, esta reação na parte inferior dos pulmões ajudaria a remover os microrganismos devido à atividade de limpeza dos macrófagos alveolares. No entanto, certos doentes, possivelmente devido a uma quantidade elevada de vírus e/ou a factores de risco genéticos específicos, podem sofrer uma resposta imunitária ineficaz, causando uma inflamação generalizada no corpo ou nos pulmões devido à produção excessiva de citocinas (síndrome da tempestade de citocinas) ou à ativação de macrófagos (MAS). [314, 315]

Num estado fisiológico normal, esta reação na parte inferior dos pulmões ajudaria a remover os microrganismos devido à atividade de limpeza dos macrófagos alveolares.

No entanto, alguns doentes, possivelmente devido a uma quantidade elevada de vírus e/ou a factores de risco genéticos específicos, podem sofrer uma resposta imunitária ineficaz, causando uma inflamação generalizada no corpo ou nos pulmões devido à produção excessiva de citocinas (síndrome da tempestade de citocinas) ou à ativação de macrófagos (MAS)[316, 317].

A tempestade de citocinas tem sido associada à SDRA, que é a principal causa de morte em doentes com COVID-19. Alguns doentes com doença grave podem apresentar um perfil clínico semelhante ao da MAS. Alguns especialistas sugerem que a COVID-19 pode ser considerada uma síndrome hiperferritinémica.

No entanto, nem todos os doentes com COVID-19 apresentam níveis suficientemente elevados de ferritina para serem diagnosticados com esta síndrome, sendo os pulmões afectados principalmente nos casos graves. O papel da ferritina na COVID-19 é ainda incerto, uma vez que não é claro se se trata apenas de uma proteína de fase aguda ou de um fator que contribui para a patogénese da doença. [317-319]

Foram observados níveis elevados de várias citocinas em doentes críticos com COVID-19. Os níveis de IL-6 circulante parecem estar associados ao prognóstico destes doentes, juntamente com a presença de marcadores celulares que indicam a ativação de monócitos pró-inflamatórios.

Estudos experimentais demonstraram que o SARS-CoV-2 induz a produção de quimiocinas, tais como CCL2 (MCP-1), CCL8 (MCP-2) e CXLC10 (IP10), que desempenham um papel na atração e ativação de monócitos-macrófagos. Estes resultados sugerem que estas quimiocinas podem estar envolvidas no desenvolvimento da síndrome de libertação de citocinas/MAS. [319-321]

Silvin et al. [322] descobriram que um aumento da calprotectina circulante estava especificamente ligado a casos graves de COVID-19, ocorrendo antes do início da síndrome de libertação de citocinas.

Também observaram baixos níveis de monócitos não clássicos no sangue periférico e mielopoiese de emergência, resultando na libertação de células mieloides imaturas e displásicas com um fenótipo imunossupressor.

Num estudo conduzido por Grant et al, [323] foram recolhidas amostras de líquido de lavagem broncoalveolar de 88 doentes com insuficiência respiratória devido ao SARS-CoV-2. Os investigadores descobriram que a maioria dos doentes apresentava níveis elevados de células T e monócitos no espaço alveolar, indicando que os macrófagos alveolares estavam a ser infectados pelo SARS-CoV-2 e a responder através da libertação de quimioatraentes de células T. Estas células T produziram então IFN-γ, que desencadeou a libertação de citocinas inflamatórias dos macrófagos alveolares, levando à ativação das células T e à inflamação alveolar persistente num ciclo de feedback positivo.

A resposta hiperinflamatória pode levar a efeitos sistémicos e pulmonares na síndrome de libertação de citocinas. Níveis elevados de citocinas pró-inflamatórias, como a IL-1, o TNF e a IL-6, têm sido associados à falência de vários órgãos, incluindo condições como lesão do miocárdio, hipotensão e choque, o que é referido como "síndrome de sépsis viral" e é comum em doentes graves com COVID-19.

Em doentes com COVID-19 grave, o SARS-CoV-2 pode afetar outros órgãos para além dos pulmões, especialmente se estes expressarem ACE-2 e proteases associadas. O papel exato do vírus e da resposta das citocinas do doente no desenvolvimento da falência multiorgânica em alguns doentes ainda não é claro. [324, 325]

Surgiram recentemente vários relatos de uma síndrome inflamatória pediátrica multissistémica associada ao SARS-CoV-2, com caraterísticas semelhantes à doença de Kawasaki e à síndrome do choque tóxico.

Estudos realizados em Itália, no Reino Unido, nos Estados Unidos e em França revelaram um intervalo de tempo de 30 a 45 dias entre os sintomas de uma doença semelhante à COVID-19 (ou a exposição a um caso de COVID-19) e o início da síndrome inflamatória. Este facto sugere que poderá tratar-se de uma resposta imunitária retardada à COVID-19. [326-329]

A ativação do sistema do complemento é crucial na defesa do organismo contra as infecções, recrutando eficazmente os fagócitos e facilitando a absorção de agentes patogénicos e detritos celulares através da opsonização mediada por C3b ou C5. Na via da lectina, a lectina de ligação à manose (MBL) liga-se a açúcares específicos na superfície dos vírus ou das células infectadas, levando à ativação da serina protease-2 associada à MBL (MASP-2). Estudos demonstraram que o SARS-CoV-2, o MERS-CoV e o SARS-CoV-1 têm um mecanismo semelhante que envolve as proteínas N virais que desencadeiam a ativação da MASP-2 dependente de MBL, resultando na ativação descontrolada da cascata do complemento[330-332].

A inflamação descontrolada e a doença pulmonar aguda resultam da ativação persistente do complemento. Os doentes com COVID-19 grave que morreram apresentam provas de deposição de C3a em amostras de biopsia pulmonar e níveis séricos de C5a aumentados[334].

A ativação do sistema do complemento tem de ser regulada para evitar a coagulação intravascular disseminada, a inflamação, a morte celular, a falência de vários órgãos e, por fim, a morte. Os doentes com doenças sistémicas caracterizadas pela hiperactivação do sistema do complemento, como o lúpus eritematoso sistémico e o angioedema hereditário, têm relatado uma deficiência olfactiva[335].

Foi sugerido que a desregulação do complemento, juntamente com danos nas vias olfactivas através da expressão dos receptores ACE-2, pode desempenhar um papel na disosmia na COVID-19. [336]

Em resumo, a ativação do sistema do complemento pode desempenhar um papel tanto na fase inicial como na fase final da COVID-19. Durante a fase inicial, pode contribuir para a resposta imunitária inicial crucial para eliminar o agente patogénico, ao passo que, na fase posterior, pode estar envolvida na causa de danos inflamatórios[336].

Os medicamentos que têm como alvo a cascata do complemento para imunomodulação podem ser benéficos na gestão da inflamação associada à COVID-19. [337]

O exame post-mortem do tecido pulmonar de doentes com COVID-19 revelou sinais de congestão pulmonar, trombose e oclusão microvascular, indicando coagulação intravascular e lesão endotelial. Os D-dímeros elevados e os parâmetros de coagulação alterados estão também associados a um pior prognóstico nos casos de COVID-19[338].

Os resultados anormais dos testes de coagulação observados em indivíduos infectados são provavelmente uma consequência da intensa resposta inflamatória desencadeada pelos sistemas de defesa do hospedeiro, em vez de quaisquer efeitos pró-coagulantes intrínsecos do SARS-CoV-2. A ativação da cascata de coagulação através de várias vias pró-coagulantes em resposta à ativação do sistema de defesa do hospedeiro é referida como "tromboinflamação": [339]

A ativação dos factores de coagulação através de produtos do complemento, os mecanismos moleculares relacionados com os agentes patogénicos, a formação de NETs e a lesão endotelial induzida por citocinas desempenham um papel no desenvolvimento da hipercoagulabilidade. As células mononucleares respondem às citocinas pró-inflamatórias, em particular à IL-6, expressando o fator tecidular (CD142), que, em última análise, leva à conversão da protrombina em trombina[343,344].

Quando não existe lesão vascular, o início da cascata de coagulação depende fortemente das células endoteliais que recrutam monócitos inflamatórios que expressam o fator tecidular. Devido ao risco acrescido de trombose em doentes graves com COVID-19, Chow et al. [345] efectuaram um estudo com 412 doentes hospitalizados, que revelou que a utilização de aspirina estava associada a uma menor probabilidade de necessitar de ventilação mecânica, de ser admitido na UCI e de sofrer mortalidade intra-hospitalar, em comparação com a não utilização de aspirina.

Investigações recentes identificaram endoteliopatia em indivíduos com COVID-19, indicando uma potencial ligação à doença grave e à mortalidade. Um estudo de Tan et al. encontrou uma correlação entre a utilização de estatinas e a melhoria dos resultados em doentes com COVID-19.

Os autores propuseram vários mecanismos para explicar esta associação, incluindo a capacidade das estatinas para inibir a HMG-CoA redutase, reduzindo assim a entrada e a transmissão do vírus através da redução dos níveis de colesterol celular.

Além disso, as estatinas podem bloquear vias moleculares como a sinalização NF-kB e TLR que contribuem para a tempestade de citocinas em casos graves da doença. Além disso, as estatinas podem oferecer proteção ao endotélio em doentes com COVID-19. [346-349]

O sistema Renina-angiotensina e a ACE-2 desempenham um papel crucial na entrada do SARS-CoV-2 nas células, à semelhança do SARS-CoV-1. O recetor ACE-2 está presente no epitélio pulmonar, nos macrófagos e no endotélio vascular.

Os doentes com COVID-19 que apresentam comorbilidades, como hipertensão, diabetes e doença pulmonar obstrutiva crónica, têm frequentemente uma expressão aumentada de ACE-2 no tecido pulmonar. [349]

Em contrapartida, a infeção por SARS-CoV leva a uma diminuição dos níveis de ACE-2 no pulmão. Esta redução dos níveis de ACE-2 após a infeção pode perturbar o sistema renina-angiotensina, afectando a pressão arterial e o equilíbrio hidroelectrolítico, bem como agravar a permeabilidade vascular pulmonar e a inflamação. [350]

Imunidade adaptativa e vias de amplificação

Produção de anticorpos e formação de complexos imunitários. Não se compreende totalmente como a SDRA progride e a IL-6 é sistematicamente produzida na COVID-19.

Clínicos e investigadores notaram uma correlação entre os sintomas de insuficiência respiratória, SDRA, e o início de uma resposta imunitária adaptativa. Os doentes com maus resultados clínicos parecem ter níveis mais elevados de IgA, IgM e IgG específicos numa fase inicial. Embora isto possa dever-se a uma carga viral e a uma replicação elevadas, também implica que uma resposta imunitária adaptativa pode desempenhar um papel no desenvolvimento e na gravidade da pneumonia. [351]

Os potenciais mecanismos envolvidos são variados e podem estar ligados à formação de complexos imunes nocivos (CI). Os doentes com COVID-19 produzem rapidamente anticorpos IgA específicos que podem causar inflamação e microtrombose através da criação de CI locais. Os CIs IgM e IgG também podem resultar em inflamação e coagulação do sangue através da ativação do complemento[352, 353].

A ligação dos ICs vírus-anticorpo aos receptores Fc dos macrófagos alveolares pode induzir a produção de CXCL8 (IL-8) e CCL2 (MCP-1), contribuindo para a inflamação localizada. Além disso, os anticorpos IgG não neutralizantes para o SARS-CoV-2 podem promover a infeção, ajudando na fusão das partículas virais com a membrana celular num mecanismo de "reforço dependente de anticorpos". [354-357]

Outra descoberta interessante, observada também noutros vírus, é que certas sequências do SARS-CoV-2 podem ter semelhanças com componentes humanos, levando possivelmente a uma reatividade imunológica cruzada e, consequentemente, a uma resposta autoimune. Estas descobertas podem ser significativas para o desenvolvimento e segurança de futuras vacinas. [358]

Verificou-se que a resposta das células T em doentes com COVID-19 com ARDS apresentava níveis significativamente reduzidos de células T CD4+ e CD8+ circulantes, demonstrando fenótipos de hiperactivação como Th17 e citotoxicidade.

Investigações recentes destacaram uma forte assinatura de células T CCR6+CD4+ em casos graves de COVID-19, sugerindo um papel potencial para a imunopatologia mediada por células Th17, incluindo a libertação de citocinas-chave como IL-17 e GM-CSF. Foi demonstrado que os neutrófilos influenciam a polarização das células T no sentido da promoção Th17 e da supressão Th1 em doentes com COVID-19, conduzindo a uma desregulação da resposta imunitária contra o SARS-CoV-2. Um aumento da assinatura Th17 pode também estar associado a níveis elevados de IL-6, uma citocina crucial para a geração de células Th17. [359- 361]

Além disso, a IL-17 libertada pelas células Th17 desencadeia a ativação de monócitos/macrófagos, células dendríticas e neutrófilos, bem como aumenta a produção de citocinas como a IL-1, IL-6, IL-8, IL-21, TNF-α e MCP-1 por estas células, contribuindo assim para a tempestade de citocinas. [362]

Outros estudos importantes sobre a COVID-19 demonstraram que a maioria dos doentes com doença grave regista uma diminuição significativa e duradoura das células T circulantes (especialmente CD8+) e um aumento dos neutrófilos, com o rácio de neutrófilos para

CD8+ a funcionar como um indicador de gravidade.

A linfopenia persistente no sangue periférico também aumenta o risco de infecções bacterianas secundárias durante a fase de imunossupressão após a fase hiperinflamatória[362, 363].

As razões exactas para esta linfopenia não são completamente compreendidas, uma vez que é improvável um efeito citopático do vírus, dado que as células T não possuem receptores ACE-2. As causas possíveis incluem a migração de linfócitos para os órgãos infectados, mecanismos de apoptose envolvendo Fas/Fas Ligand ou TNF e a utilização de corticosteróides para reduzir a inflamação. Estudos recentes sugerem que o CD147 pode desempenhar um papel na infeção por SARS-CoV-2, servindo como uma via alternativa para o vírus, levando à invasão direta das células T e subsequente linfopenia. [364]

Abordagens imunoterapêuticas da COVID-19

Atualmente, não se conhece nenhum tratamento eficaz para a COVID-19. Foram sugeridas ou estão a ser investigadas várias opções potenciais baseadas numa melhor compreensão da resposta imunitária ao SARS-CoV-2, mas estas são consideradas experimentais e devem ser submetidas a aprovação ética e incluídas num ensaio clínico. [365]

Até à data, as estratégias imunoterapêuticas têm-se centrado em dois alvos principais: o próprio vírus, em que o objetivo é impedir a sua interação com os receptores celulares e/ou a sua replicação intracelular, e as consequências da infeção, em que o objetivo é controlar uma resposta imunitária excessivamente exuberante.

As principais intervenções baseadas na imunopatologia proposta para a COVID-19 estão resumidas na Tabela 9.

Tabela 9.

Intervenções imunoterapêuticas para a COVID-19.

Intervention	**Mechanism/Actions**	**References**
Cytokines		
Type I IFN (α or β)Type III IFN (peg-IFN-λ1)	Inhibition of viral replication; used alone or in combination with antivirals	Zhou et al.[384]Prokunina-Olsson et al.[385]Tay et al.[305]Hung et al.[386]Monk PD et al.[387]
Recombinant IL-7	Proliferation of naïve and memory T cells ($CD4^+$ and $CD8^+$); recovery from lymphopenia (?). No studies	Francois et al.[388]Thiébaut et al.[389]

Intervention	Mechanism/Actions	References
	in COVID-19	
Anticytokines		
IL-6 receptor antagonist (*tocilizumab/sarilumab*)IL-6 inhibitors (*siltuximab/clazakinumab/sirukumab*)	Inhibition of IL-6 or its receptor (one of the main mediators of the cytokine storm)	Xu et al.[390]Luo et al.[391] Gritti et al.[392] Michot et al.[393]Roumier et al.[394]
IL-1 inhibitors*Anakinra* (recombinant IL-1 receptor)*Canakinumab* (MoAb anti IL-1beta)	Inhibition of the proinflammatory cytokine IL-1β (macrophage activation	Muskardin T[395]Shakoory et al.[396]

Intervention	Mechanism/Actions	References
	syndrome)	
IL-18 Inhibitors*Tadekinig alfa* (recombinant IL-18 binding protein)	Inhibition of IL-18 (macrophage activation syndrome, auto-inflammatory disease)	Weiss et al.[397]
IFN γ inhibitors*Emapalumab* (MoAb anti IFN γ)	IFN γ inhibition (macrophage activation syndrome)	Vallurupalli et al.[398]Lagunas-Rangel et al.[399]
TNFα inhibitors*Etanercept* (chimeric TNF receptor	TNFα inhibition with consequen	Feldmann et al.[400]McDermott et al.[401]

Intervention	Mechanism/Actions	References
protein)*Adalimumab* (MoAb anti TNF)	t decrease in IL-1, IL6, adhesion molecules and leukocyte traffic	
JAK/STAT inhibitors		
TofacitinibBaricitinibRuxolitinib	Inhibition of signaling for multiple pathways of cytokine activation. Increased risk of thromboembolism and	Jamilloux et al.[402]Favalli et al.[403]

Intervention	Mechanism/Actions	References
	decreased IL-7 and type I IFN	
Immunoglobulins/monoclonal antibodies (passive immunotherapy)		
Intravenous immunoglobulinConvalescent plasma and hyperimmune immunoglobulin	Immunomodulation (macrophage activation syndrome; sepsis)Virus neutralization; hypercoagulability control; uncontrolled cytokine release modulatio	Cao et al.[404]Duan et al.[378]Shen et al.[379]Li et al.[380]Rubin[297]

Intervention	Mechanism/Actions	References
	n	
Antiviral monoclonal antibodies	Virus neutralization	Collins et al.[381]
Others		
Bevacizumab (MoAb anti VEGF)*Eculizumab* (MoAb anti C5)*RavulizumabAMY-101Recombinant human C1 Esterase inhibitorDexamethasone*	Anti-VEGFInhibitor of terminal complement activation C5 inhibitorC3 inhibitorInhibitor of the complement system and the kinin-kallikrein	Sanders et al.[405]Matricardi et al.[258]RCT(NCT04390464)[406]RCT(NCT04395456)[407]RCT(NCT04414631)[408]Recovery Collaborative Group[409]

Intervention	Mechanism/Actions	References
	systemSuppression of multiple inflammatory genes	

C5 – complement factor 5; IFN – interferon; IL – interleukin; MoAb – monoclonal antibody; RCT – randomized clinical trial; VEGF – vascular endothelial growth factor.

O IFN de tipo III, que tem propriedades protectoras dos tecidos e limitadoras dos danos inflamatórios, está a ser investigado em quatro ensaios clínicos[366-369]. No entanto, o equilíbrio entre os benefícios e os riscos deste tratamento continua por determinar, tal como a melhor janela para uma administração eficaz. Verificou-se que a administração precoce de IFN-λ confere proteção num modelo animal de COVID-19.[370] Dados recentes de Broggi et al.[371] sugerem que o IFN tipo III aumenta o risco de superinfecções bacterianas potencialmente fatais em pulmões cronicamente inflamados. Compreender a localização e o momento da produção de IFN é provavelmente a chave para a utilização desta citocina como tratamento para a COVID-19.

A identificação do momento certo para administrar anti-citocinas, como os antagonistas dos receptores da IL-6, como o tocilizumab, é crucial, uma vez que foram comunicados dados contraditórios. Os estudos iniciais sem aleatorização indicaram potenciais benefícios e reduções significativas da mortalidade[372,

373].

No entanto, ensaios clínicos aleatórios recentes não demonstraram uma melhoria significativa na progressão da doença ou na prevenção da intubação ou morte com a administração precoce em doentes com COVID-19 moderadamente doentes. Espera-se que os resultados contrastantes relativos ao tratamento com tocilizumab para a COVID-19 sejam esclarecidos com a publicação dos resultados dos ensaios em curso. [374]

A utilização de tratamentos com plasma convalescente/hiperimune também resultou em resultados controversos, sugerindo um papel potencial na neutralização viral, no controlo da hipercoagulabilidade e na modulação da libertação de citocinas. A investigação tem discutido extensivamente a utilização de anticorpos monoclonais neutralizantes, isoladamente ou em combinação[375- 379].

Descobertas recentes do National Institutes of Health realçam a importância da potência dos anticorpos e os potenciais benefícios da utilização de cocktails de anticorpos para prevenir a resistência, apesar de enfrentarem desafios logísticos e regulamentares.

No meio de uma nova doença infecciosa durante uma pandemia, as estratégias de tratamento da COVID-19 estão a evoluir rapidamente e os ensaios controlados aleatórios em curso podem levar a ajustamentos nas abordagens actuais. Os estudos e ensaios observacionais a longo prazo podem revelar tanto resultados positivos como novos acontecimentos adversos associados aos tratamentos da COVID-19. [380]

Uma abordagem fiável neste cenário consiste em monitorizar

cuidadosamente os resultados da investigação atual e reavaliar a utilização de qualquer tratamento com base nos resultados de um ensaio controlado aleatório. É aconselhável verificar regularmente as diretrizes de tratamento actualizadas dos especialistas e as bases de dados da literatura para conhecer os desenvolvimentos importantes nas estratégias de tratamento da COVID-19. [383]

Papel da imunidade inata na infeção por SARS-CoV-2

O sistema imunitário é um dos sistemas fisiológicos mais críticos e serve para proteger o corpo de agentes patogénicos causadores de doenças. A capacidade de responder a invasores estranhos é fundamental para a sobrevivência humana. O sistema imunitário inato funciona como a primeira linha de defesa contra a infeção viral e é evolutivamente conservado em todos os taxa. Impede que os vírus entrem, se traduzam, se repliquem e se agreguem. Também ajuda a identificar e a remover as células infectadas. Coordena e acelera o desenvolvimento da imunidade adaptativa [412].

A imunidade inata contra os vírus envolve vários componentes, tais como receptores de reconhecimento de padrões como os receptores do tipo Toll (TLRs), receptores do tipo NOD e receptores do tipo RIG-I, bem como factores de coagulação, componentes do complemento, interferões, citocinas e quimiocinas. As células assassinas naturais (N.K.), as células progenitoras linfóides inatas e as células γδT são componentes celulares que desempenham um papel crucial na prevenção da propagação do vírus. [412].

O sistema imunitário inato utiliza sensores inflamatórios do corpo, juntamente com a GMP-AMP sintase cíclica (cGAS) e o estimulador dos genes de interferão (STING), para detetar vírus e componentes virais. Os padrões moleculares associados aos agentes patogénicos (PAMPs) desencadeiam respostas inflamatórias e morte celular através de receptores de reconhecimento de padrões (PRRs) localizados na superfície celular, nos endossomas e no citoplasma, ajudando a prevenir infecções virais e a melhorar a eliminação viral.

A infeção com a doença do coronavírus 2019 (COVID-19), também conhecida como síndrome respiratória aguda grave do coronavírus 2 (SARS-CoV-2), pode levar a doenças respiratórias de gravidade variável. Estudos anteriores salientaram a interligação entre a COVID-19 e o sistema imunitário inato, incluindo os papéis desempenhados pelas células imunitárias efectoras[413-418].

Os macrófagos activados actuam como a primeira linha de defesa contra os agentes patogénicos e materiais heterólogos quando estes invadem o pulmão [418].

O aumento da expressão das citocinas inflamatórias IL-1β e IL-6 e da quimiocina CXCL10 durante a infeção inicial pelo SARS-CoV-2 demonstrou que a atividade pró-inflamatória dos macrófagos foi aumentada [419]. Este aumento da atividade dos macrófagos limitou a replicação e propagação viral [420], além disso, as partículas semelhantes ao vírus SARS-CoV-2 (VLPs) induziram a maturação das células dendríticas (D.C.) aumentando a expressão de moléculas de superfície celular como CD80, CD86 e MHC-II, bem como a produção de citocinas inflamatórias como o fator de necrose tumoral-a (TNFα), IL-1β, IL-6 e IL-12p70.

Esta expressão aumentada de citocinas e de moléculas de superfície celular ocorre através das vias de sinalização do fator nuclear-κB (NF-κB) e da proteína quinase activada por mitogénio (MAPK) [10]. O aumento da contagem de C.D. maduras após lavagem broncoalveolar indica a presença destas células no pulmão e pode ajudar a prever a sua resposta à infeção por SARS-CoV-2 [421]. Os neutrófilos, os leucócitos mais abundantes, libertam armadilhas extracelulares de neutrófilos (NETs).

A alça NETs-IL-1 é formada e ativa o inflamassoma NLRP3 nos macrófagos pulmonares. Durante a infeção aguda por SARS-CoV-2, o inflamassoma acima mencionado ativa a potente alça NET-IL-1. Os macrófagos produzem armadilhas extracelulares de macrófagos (METs), semelhantes às NETs, na medida em que extrudem o seu conteúdo [423, 424]. As células N.K. são cruciais para controlar a COVID-19 porque exibem atividade anti-SARS-CoV-2 e anti-fibrótica. As células N.K. desempenham um papel importante na imunidade inata anti-viral.

No sangue periférico dos doentes com COVID-19, as células N.K. são altamente activadas e atingiram o fim do seu repertório. Os doentes com COVID-19 grave apresentam contagens circulatórias mais elevadas de células N.K. adaptativas, células N.K. armadas com ^{CD56} e precursores inflamatórios provenientes da medula óssea [425].

A gravidade da doença e a resposta do interferão (IFN) durante a infeção por COVID-19 variam significativamente entre os doentes. No entanto, os dados indicam que a resposta do IFN pode ser protetora durante a infeção aguda e que os doentes com um gene de sinalização ou com uma produção retardada de IFN têm maior probabilidade de sofrer de COVID-19 grave [426-428].

"Além disso, um estudo concluiu que os doentes com COVID-19 grave têm uma probabilidade 10% superior de ter auto-anticorpos anti-IFN-I em comparação com os doentes com casos ligeiros ou assintomáticos [429].

"É importante compreender como funciona a resposta do IFN em doentes com diferentes níveis de gravidade da COVID-19.

"A ativação excessiva da resposta imunitária inata do organismo está frequentemente associada à morte celular, a tempestades de citocinas, a doenças graves e à morte."

"O reconhecimento do sinal IFN a jusante e a tempestade de citocinas são componentes cruciais da resposta imunitária inata que podem ajudar a diminuir a replicação viral e a eliminar as células infectadas para evitar a propagação do vírus.

Além disso, os títulos virais elevados, o aumento dos monócitos/macrófagos inflamatórios, a infiltração de neutrófilos, a resposta retardada ao IFN e a falência de vários órgãos do sistema são indicadores da gravidade da doença em doentes adultos com COVID-19 [430-434].

O sistema imunitário inato não consegue controlar a inflamação e parar as tempestades de citocinas em doentes de alto risco com COVID-19 [434]. Curiosamente, os morcegos apresentam uma resposta anti-inflamatória sem paralelo à proteína de choque térmico (HSP). As células imunitárias efectoras dos morcegos podem continuar a inibir a ativação de corpos inflamatórios NLRP3 de estimulação viral/bacteriana e estéril [435].

Os morcegos têm respostas imunitárias únicas a vírus, como o SARS-CoV-2, que não conduzem a sintomas de doença ou a inflamação excessiva. A interação entre a resposta imunitária do hospedeiro e a replicação viral pode ser um alvo potencial para intervenções terapêuticas em infecções virais. [436-438]

Existem vários factores de risco associados a uma maior suscetibilidade à infeção por SARS-CoV-2 e a resultados graves, incluindo a idade avançada, condições de saúde subjacentes como a hipertensão, a diabetes, a obesidade e a doença pulmonar crónica, bem como factores como o estado nutricional, a atividade física e as perturbações da saúde mental. Estes factores de risco podem afetar a imunidade inata do organismo e desempenhar um papel na progressão da COVID-19.

A interação recíproca entre a imunidade inata e a imunidade adaptativa

O sistema imunitário é constituído por dois componentes interligados, o sistema imunitário inato e o sistema imunitário adaptativo. O sistema imunitário inato é a defesa inicial contra agentes patogénicos como o SARS-CoV-2 e também regula o início da resposta imunitária adaptativa. [439]

Infiltração mieloide significativa, especialmente por monócitos, macrófagos M1 e neutrófilos, foi encontrada em biópsias pulmonares de COVID-19 após pontuação imunológica [440], enfatizando sua dominância na COVID-19 grave. No entanto, pontuações linfóides não significativas em tais amostras sugerem uma população de células efectoras da imunidade adaptativa silenciada na COVID-19 grave [441].

In vivo, as D.C.s desempenham um papel crítico na imunidade inata e específica. São também APCs altamente eficazes a tempo inteiro. Podem gerir a resposta inflamatória, produzir citocinas para controlar a imunidade e promover a ativação e a proliferação de células T imaturas [442, 443]

Alguns estudos mostraram que as D.C.s estão significativamente reduzidas e a sua atividade é prejudicada durante a infeção por SRA-CoV-2. A resposta das células T do doente foi significativamente atrasada, mesmo quando foram encontrados numerosos anticorpos neutralizantes contra o RBD, devido ao número reduzido e disfunção das D.C.s [444]. Outras provas sugerem que a resposta anti-viral se resolve mais rapidamente nas crianças do que nos adultos. Os monócitos e as D.C.s são activados de forma mais transitória e os genes associados à ativação das células B aparecem mais cedo nas crianças[112] . À luz destes dados, as DCs desempenham um papel crítico na defesa imune inata do hospedeiro e na ativação da imunidade adaptativa em resposta à infeção por SARS-CoV-2 [445].

Outras células do sistema imunitário inato do organismo também desempenham um papel no reforço da imunidade adaptativa contra a COVID-19. Um estudo recente demonstrou, através de co-culturas autólogas, que os macrófagos estimulam a ativação de células T de memória efectoras após a preparação com a vacinação de ARNm do SARS-CoV-2, sendo o processo regulado pela tirosina quinase do baço e pelo inflamassoma NLRP3 [445].

Outro aspeto da resposta imunitária inata ao SARS-CoV-2 envolve o sistema do complemento, um mecanismo rápido de vigilância imunitária que faz a ponte entre as reacções imunitárias inatas e adaptativas [447]. Além disso, a infeção por SARS-CoV-2 pode potencialmente desencadear, a longo prazo, reacções imunitárias específicas com viés Th2, como a inflamação mediada por eosinófilos e a patologia pulmonar, factores que podem contribuir para a gravidade da COVID-19 nos doentes [448, 449]

Envelhecimento

Devido ao impacto significativo do envelhecimento no sistema imunitário, os indivíduos mais velhos sofrem frequentemente de inflamação persistente de baixo grau e de uma maior suscetibilidade a infecções[450].

Esta inflamação imune relacionada com a idade, juntamente com outras doenças crónicas, bem como a evidência que sugere um declínio na expressão da ACE2 com o envelhecimento, pode contribuir para respostas inflamatórias acrescidas em populações mais velhas. As alterações na expressão da proteína TLR relacionadas com o envelhecimento podem levar à produção de citocinas inflamatórias nas células imunitárias inatas. [451-453]

A falha da resposta imune inata pode ser atribuída a uma atividade elevada de citocinas inflamatórias, indicando uma ativação elevada dos TLR que não pode ser mais estimulada quando exposta a agentes patogénicos.

Consequentemente, embora o SARS-CoV-2 possa afetar indivíduos de todos os grupos etários, a presença de comorbilidades e o processo de envelhecimento estão fortemente ligados a taxas mais elevadas de morbilidade e mortalidade. [454]

Nutrição e alimentação

A produção elevada de espécies reactivas de oxigénio, o stress oxidativo, os níveis excessivos de insulina, a resistência à insulina, a inflamação de baixo nível e as perturbações no sistema nervoso simpático e nos sistemas renina-angiotensina são factores-chave relacionados com a alimentação no desenvolvimento de doenças humanas. [455]

A adaptação das escolhas de estilo de vida, como o consumo de uma dieta nutritiva e a prática regular de atividade física, pode potencialmente prevenir ou retardar o aparecimento destes sintomas. [4456-4458]

Verificou-se que vários suplementos alimentares, incluindo ginseng, cogumelos, clorela e probióticos contendo Lactobacillus plantarum, têm um certo impacto nas respostas imunitárias[459, 460].

Uma dieta com muitos alimentos processados pode aumentar as hipóteses e a gravidade de problemas auto-imunes e doenças crónicas, enquanto que uma dieta rica em alimentos frescos e integrais é vital para um sistema imunitário forte. Existem muitas plantas como a pimenta, o alho, a curcuma e a cebola que podem ter benefícios para regular o sistema imunitário e combater os vírus. [461-471],

Além disso, os nutrientes vitais, como a vitamina C [472], a vitamina A [473], a vitamina E [474], a vitamina D [475], o ferro [476], o zinco [477], o ácido fólico [478], os probióticos e os prebióticos [479], são essenciais para a ativação das respostas imunitárias inatas.

Verificou-se que a concentração de vitamina D no soro está inversamente relacionada com o risco e a gravidade das infecções agudas do trato respiratório. Por cada diminuição de 10 nmol/L nos níveis de vitamina D, as probabilidades de desenvolver uma infeção aguda do trato respiratório aumentaram 1,02 (0,97-1,07) [480]. Esta descoberta reforça que a suplementação consistente de vitamina D3 em bolus como medida preventiva ou escolha de estilo de vida antes da infeção por SARS-CoV-2 está associada a melhores resultados e taxas de sobrevivência entre indivíduos idosos frágeis [481, 482]

Num estudo piloto com uma população de 700 empregados bancários em Itália, foi administrada uma suplementação de vitamina D durante a pandemia de COVID-19 em 2021. Após a intervenção, 80% dos indivíduos apresentaram valores óptimos >30 ng/ml de níveis séricos de vitamina D sem efeitos tóxicos. A incidência final de infeção por SARS-CoV-2 observada na população inscrita foi de aproximadamente 0,7%, em comparação com um intervalo de 7,0% a 9,0% na população em geral [483].

Isto valida que a suplementação com vitamina D é uma abordagem preventiva prática e bem tolerada contra a COVID-19. A vitamina D e as células do sistema imunitário inato interagem através de

ativação dos TLR [484]. Estudos demonstraram que a ligação do recetor de vitamina D (VDR) à forma ativada da vitamina D, 1,25(O.H.) D_{23} , pode aumentar a ligação do heterodímero TLR2/1 em macrófagos, regulando positivamente o CYP27B1 através das vias de sinalização JAK-STAT, C/EBPβ e p38 MAPK [485, 486]. A vitamina D regula positivamente TLR2 e TLR4, que modulam a imunidade inata nos estágios iniciais da infeção por COVID-19 [486-488].

Além disso, a vitamina D modula a produção de IL-6 mediada por TLR9 e aumenta a expressão de TLR7, bem como de NE/PAD4/COX-3/GAPDH [489]. Nos macrófagos humanos, a vitamina D ativa a imunidade inata através da regulação positiva dos níveis de catelicidinas e β-defensinas, que são péptidos antimicrobianos, em resposta à estimulação de TLR2/1 [490]. Os resultados indicam fortemente que os indivíduos com níveis suficientes de vitamina D podem ativar os TLR e os peptídeos antimicrobianos (AMP) subsequentes, mantendo simultaneamente uma produção adequada de citocinas [490].

A presença do VDR nas células mononucleares circulantes sugere o papel crítico da vitamina D no desencadeamento de respostas imunitárias contra agentes patogénicos invasores [491, 492].

Vários nutrientes têm um impacto no sistema imunitário, activando as células, produzindo moléculas de sinalização, libertando diferentes citocinas e provocando alterações na expressão genética, que desempenham um papel no combate às infecções. As vitaminas e os minerais são essenciais para as respostas imunitárias inatas e adaptativas, pelo que manter um equilíbrio adequado de micronutrientes é crucial para um sistema imunitário saudável. [493-497]

A eficácia dos micronutrientes no combate às infecções depende de vários factores, como a quantidade ingerida, o método e o momento da administração, o tipo de agente patogénico, os factores genéticos, a idade, o estilo de vida, a dieta e o estado imunitário geral do indivíduo. [498, 499]

Este facto realça a ligação significativa entre a dieta, a imunidade e a suscetibilidade a doenças. Além disso, um estudo indicou que dois ácidos gordos ómega 3 específicos, o EPA e o DHA, podem ajudar a regular os níveis de lípidos para reduzir a replicação do vírus SARS-CoV-2. O EPA e o DHA também têm efeitos anti-inflamatórios ao inibir a COX-2, o que reduz a inflamação dos tecidos. [500]

Obesidade

Como resultado das regras de quarentena e distanciamento social, houve mudanças no estilo de vida das pessoas, levando a um aumento do comportamento sedentário. A falta de atividade física tem sido associada a hábitos alimentares pouco saudáveis e ao aumento de peso, que têm desempenhado um papel importante nos graves impactos da COVID-19. O declínio da saúde devido à obesidade e à má nutrição tem sido associado a taxas mais elevadas de hospitalizações entre os indivíduos com COVID-19.

As alterações no tabagismo e nos padrões de sono afectam ainda mais os esforços de distanciamento social durante a epidemia, que é exacerbada pela obesidade. Numerosos estudos encontraram uma relação entre os problemas de sono e a obesidade devido ao aumento da libertação de citocinas pró-inflamatórias com uma maior adiposidade global, o que provoca ciclos irregulares de sono-vigília [[501-503].

Além disso, o exercício pode reduzir o pavor da COVID-19 entre os estudantes universitários, o que pode ser benéfico porque as emoções deprimidas podem prejudicar negativamente o sistema imunitário inato [504]. Ao reduzir a imunosenescência, o exercício físico de alta intensidade pode também prevenir doenças [505]. Um desses estudos relatou que homens sedentários treinaram a 15% O_2 durante 30 min/dia, aumentando efetivamente a capacidade bactericida dos neutrófilos [506].

A obesidade e as comorbilidades associadas estão fortemente associadas a piores resultados clínicos na COVID-19. O excesso de calorias está associado a uma inflamação crónica de baixo grau em todo o corpo [507] e pensa-se que contribui para a gravidade da infeção por

COVID-19 e para o aumento da morbilidade e da mortalidade [508]. Investigações recentes em indivíduos com excesso de peso ou obesos que restringem as calorias mostraram uma diminuição das citocinas pró-inflamatórias no sangue [509, 510]

Outros estudos demonstraram que uma dieta cetogénica é eficaz para uma rápida perda de gordura, ajudando assim a promover a massa corporal magra e a fornecer uma nutrição adequada, que é crucial no combate à doença. Mais especificamente, um aumento fisiológico dos níveis de corpos cetónicos no plasma demonstrou ter propriedades anti-inflamatórias e imunomoduladoras significativas para prevenir a infeção e os potenciais efeitos adversos da infeção por SARS-CoV-2 [511].

Além disso, pesquisas anteriores demonstraram que indivíduos que praticam jejum religioso ou intermitente têm níveis mais baixos de citocinas pró-inflamatórias circulantes, como TNFα, IL-6 e IL-1β [512, 513]

Além disso, alguns estudos indicam que o jejum reduziu o número de monócitos circulantes em seres humanos e ratinhos saudáveis e com peso normal, salientando assim os potenciais efeitos adversos da obesidade na progressão da doença COVID-19.

A relação entre os padrões alimentares de alto teor calórico e os resultados das doenças inflamatórias nestes doentes é realçada pelo facto de a ingestão de energia na dieta também regular a qualidade e a quantidade de monócitos no sangue e nos tecidos [514].

Medicina tradicional chinesa

Há mais de 2.000 anos, a medicina tradicional chinesa (MTC) era praticada na China. A MTC foi crucial na redução da mortalidade dos doentes e da gravidade dos sintomas durante o pico da pandemia de SARS-CoV-2 [516].

De acordo com notícias locais, 90% dos doentes com COVID-19 na China foram tratados com MTC, com uma alegada taxa de eficácia de mais de 80%, e nenhum doente piorou. Os três aspectos seguintes demonstram principalmente as vantagens da MTC [516]:

retardar a progressão da doença das fases ligeira e moderada para a fase grave e crítica, reduzir eficazmente os sintomas dos doentes suspeitos e confirmados de COVID-19 e reduzir a mortalidade por todas as causas dos doentes gravemente afectados são todos resultados possíveis.

A nível mecanicista, a MTC atenua a tempestade de citocinas e a imunodeficiência provocadas pela infeção viral, bloqueando a replicação e a transcrição do SARS-CoV-2 e impedindo que o SARS-CoV-2 se ligue ao seu recetor.

A MTC pode prevenir e tratar a COVID-19. Um estudo clínico aleatório, prospetivo, controlado em paralelo e de grande coorte mostrou que Huo-xiang Zhengqi Oral Liquid e Jinhao Jiere Granules para administração preventiva com uma taxa de proteção de 91,8% no grupo de intervenção. Os resultados demonstraram que a medicina tradicional chinesa pode prevenir eficazmente os residentes da comunidade de contraírem doenças respiratórias, como a COVID-19 e as constipações [517].

Para os pacientes com COVID-19 que estão

imunocomprometidos, a MTC regula direta ou indiretamente o sistema imunitário e melhora a resposta imunitária, afectando a produção de citocinas. O ácido glicirrízico e o Huashi Baidu Branules têm propriedades de reforço do sistema imunitário no tratamento da COVID-19 [518].

Vários ensaios clínicos preliminares aleatórios demonstraram que a MTC pode ajudar os doentes com COVID-19 a sofrerem menos inflamação nos pulmões e noutros órgãos. A fórmula Pneumonia No. 1 [519], as cápsulas Shufengjiedu [520], a decocção Qingfei Paidu [521] e a decocção Yidu Zhufei [522] podem reduzir os níveis de indicadores inflamatórios como a proteína C-reactiva e melhorar significativamente os indicadores de imagem pulmonar.

A decocção de Ma Xing Shi Gan (MXSGD) [523] pode reduzir a febre, proteger a barreira alvéolo-capilar pulmonar, aliviar o edema pulmonar, suprimir as tempestades de citocinas e reduzir a inflamação. Foi demonstrado que as cápsulas de Lianhua Qingwen diminuem a tempestade de citocinas e a coagulação sanguínea anormal ou aberrante após a infeção por SARS-CoV-2, impedindo a replicação do SARS-CoV-2 e reduzindo as citocinas pró-inflamatórias libertadas pelas células hospedeiras, como o TNFα, a IL-6 e a IL-1β [524, 525]

A quercetina e o kaempferol podem prevenir a coagulação intravascular disseminada (CID), o que reduziria a probabilidade de tempestades de citocinas fatais [526] e diminuiria os níveis de TNF-α e IL-1β através da via MAPK [527-530]

Além disso, o ácido glicirrízico reduz significativamente a libertação de IL-6 dos macrófagos mediada por TLR [531].

As pílulas Breathing Jiedu contêm principalmente luteolina,

isoflavona B de alcaçuz, xitina, quercetina, glicasperina F, isoflavonóis e semiisoflavona B, que podem reduzir a migração de leucócitos e a resposta inflamatória através do NF-κB [532].

Neuroimune

Os sistemas nervoso e imunitário estão intrinsecamente ligados e o sistema neuroimune está intimamente relacionado com a imunidade inata [533]. O stress psicológico tem um efeito aparente na função imunitária. Estudos demonstraram que os sentimentos de ansiedade e depressão afectam negativamente a imunidade natural do organismo. Comparado com o grupo hedónico, o grupo anedónico tem o menor número de células do sistema imunitário inato [534].

O principal componente do sistema imunitário inato, o complemento, é crucial para a inflamação e a defesa do hospedeiro. A ansiedade e a depressão regulam as vias de sinalização do complemento através da ação de neurotransmissores [535]. As alterações dos neurotransmissores afectam o sistema do complemento e a atividade dos linfócitos. Além disso, as alterações no complemento estão intimamente relacionadas com a transferência de linfócitos e a força da imunidade inata.

No que diz respeito ao efeito do sofrimento emocional na resposta à COVID-19, o stress pode induzir alterações nos leucócitos em toda a população, que estão associadas à suscetibilidade a doenças [533]. O mau humor pode diminuir a imunidade inata através de alterações dos neurotransmissores e causar uma transferência de leucócitos e um recrutamento de neutrófilos deficientes. O sistema nervoso influencia o sistema imunitário através de vias complexas, como a via AVP-AHI1-Tyk2, que reduz a imunidade inata à doença viral em doentes deprimidos [536].

Como resultado, os indivíduos deprimidos têm maior probabilidade de contrair o vírus. O stress agudo pode também alterar a imunidade inata, reactivando os neutrófilos e direcionando o seu recrutamento para os locais de lesão, alterando a resposta do organismo às infecções virais. Os doentes com doenças mentais têm maior probabilidade de adoecer devido a vírus, especialmente as estirpes da gripe e do SARS-CoV-2, em parte devido às alterações acima mencionadas nas células imunitárias efectoras. O estado mental desempenha um papel crucial nas respostas imunitárias inatas, em particular na infeção por SARS-CoV-2.

Um estudo transversal destinado a avaliar o efeito da COVID-19 no domínio psicossocial, tanto no público em geral como nos profissionais de saúde, concluiu que os doentes com má saúde emocional ou doença mental estão em risco de infeção por COVID-19 e, consequentemente, necessitam de uma intervenção atempada e adequada [537]. O stress crónico pode induzir danos imunitários através da modulação prejudicial da atividade do eixo intestino-cérebro, afectando assim a capacidade do sistema imunitário inato para combater a COVID-19 [538]. Por conseguinte, os cuidados de saúde mental e o tratamento adequados são fundamentais para evitar a propagação da COVID-19.

Proteínas de choque térmico

As proteínas de choque térmico (HSPs) são essenciais para a imunidade inata, o que as torna críticas para a prevenção da infeção por SARS-CoV-2. Nas fases tardias da infeção, também servem como marcadores da gravidade da doença à medida que esta progride [539]. Antes ou durante a infeção precoce pelo SARS-CoV-2, as HSPs são reguladas positivamente, actuando como DAMPs, que são libertadas no espaço extracelular para sinalizar danos celulares periféricos significativos às células do sistema imunitário inato, especialmente às células apresentadoras de antigénios (APCs).

Por conseguinte, as HSPs têm um significado fisiológico importante na ativação das APCs. As HSPs interagem com os receptores CD14, CD91, TLR2 e TLR4 para mediar a produção de citocinas por macrófagos e células dendríticas, tais como TNF-α, IFN-α, IL-1β, IL-6, IL-12 e GM-CSF [540-542]

Além disso, as HSP podem estimular a maturação e a migração das células dendríticas, abrir a via de sinalização Toll/IL-1 e induzir um fluxo rápido de cálcio, a fosforilação de I-κBα e a ativação de NF-κB [129]. As HSPs desempenham um papel vital na ativação da imunidade inata [543, 544]

Efeito desadaptativo da imunidade inata na COVID-19 grave

As células imunes inatas e as citocinas desempenham um papel crucial no combate ao SARS-CoV-2, especialmente na fase inicial da infeção, e contribuem para o desenvolvimento de uma tempestade de citocinas em casos graves de COVID-19 na fase tardia. Foi observada uma correlação significativa entre a gravidade da COVID-19 e as concentrações séricas de citocinas e quimiocinas pró-inflamatórias, incluindo IL-1, IL-2, IL-6, IL-7, IL-10, TNF-α, G-CSF, CCL2, CCL3, CXCL8 e CXCL10, etc. [515, 545- 548]

Os doentes com COVID-19 grave exibiram níveis significativamente mais elevados de IL-6, IL-10 e TNF-α no seu plasma do que nos casos ligeiros, tendo havido uma correlação negativa entre a concentração plasmática destas citocinas e a fase de recuperação [549]. Um aspeto essencial da imunopatogénese da COVID-19 foi revelado num estudo complementar de doentes com doença moderada e grave, que mostrou perfis de expressão semelhantes de citocinas inflamatórias até 10 dias após o início da doença. No entanto, em momentos posteriores, os níveis de TNF-α, IL-6 e IL-10 diminuíram de forma constante nos doentes com doença moderada, enquanto se elevaram nos doentes com COVID-19 grave [550].

Especificamente, os fluidos de lavagem broncoalveolar (BALFs) obtidos de doentes com COVID-19 grave ou ligeira revelaram um aumento da expressão de IL-6, IL-1β e várias quimiocinas, incluindo CXCL17, CCL2 e CCL7, que são essenciais para o recrutamento de monócitos; bem como CXCL8, CXCL1 e CXCL2, que desempenham um papel crucial no recrutamento de neutrófilos para o pulmão inflamado [551]. O elevado recrutamento de neutrófilos leva à produção de NETs, resultando num estado de NETose nos alvéolos e na ativação do inflamassoma [552].

As pDC e os macrófagos apresentam uma resposta completa ao SARS-CoV-2, desencadeando uma resposta retardada mas robusta de IFN tipo I e libertando outras citocinas inflamatórias contra o vírus [553, 554]

Após estimulação pelo SARS-CoV-2, tanto os IFNs tipo I como tipo III foram altamente induzidos nas pDCs [555, 556]. Os macrófagos exibem um fenótipo de polarização mista M1/M2 com expressão de FABP4+, que está associado a um perfil hiperinflamatório persistente na hiperactivação [557].

Por conseguinte, o recrutamento de células imunitárias pró-inflamatórias, particularmente macrófagos e neutrófilos, para os pulmões pode contribuir para uma inflamação excessiva, resultando em manifestações sistémicas e disfunções de vários órgãos, especialmente em doentes com COVID-19 com sintomas graves [554].

Determinantes imunitários da apresentação e gravidade da doença COVID-19

O vírus SARS-CoV-2 infecta os humanos através de gotículas e, em certa medida, de aerossóis[559] . Em adultos sintomáticos, a doença apresenta-se tipicamente após 2-14 dias de incubação, como uma doença respiratória com febre, tosse, cefaleias, mialgias e, nalguns casos, sintomas intestinais[560]. Um número crescente de estudos aponta para uma infeção assintomática numa fração significativa de indivíduos[561], e cerca de metade de todos os eventos de transmissão ocorrem a partir de indivíduos pré-sintomáticos e assintomáticos[562].

Nesta Perspetiva, discuto o que sabemos sobre a resposta imunitária à infeção por SARS-CoV-2 e como esta pode explicar as diferentes apresentações da doença e a sua gravidade, considerando as diferenças imunológicas conhecidas entre os grupos mais frequentemente afectados.

Cursos da doença COVID-19

COVID-19 aguda ligeira e grave

É evidente que o resultado da infeção com o coronavírus 2 da síndrome respiratória aguda grave (SARS-CoV-2) varia amplamente, com a maioria dos indivíduos jovens a sofrer de doença ligeira[563]. Além disso, o sexo é importante; os homens estão sobre-representados entre os doentes com doença grave, presumivelmente devido a diferenças nas respostas imunitárias provocadas[564].

As comorbilidades como a obesidade, a doença hipertensiva, a doença pulmonar obstrutiva crónica e a doença cardiovascular estão todas associadas à COVID-19 grave[560]. Foram registados números de cópias do SARS-CoV-2 mais elevados no momento do diagnóstico em doentes com COVID-19 grave do que naqueles com COVID-19 ligeira (ref. [565]). O tabagismo é ainda outro fator de risco: o fumo do cigarro induz a expressão da enzima conversora da angiotensina [560] (ACE2), que permite que o SARS-CoV-2 entre nas células, e pode possivelmente influenciar a invasão viral8 para além dos seus efeitos negativos na função pulmonar geral.

Apesar do risco acrescido de doença grave com o aumento da idade, um subconjunto menor de indivíduos jovens e de meia-idade apresenta doença grave de COVID-19 caracterizada por uma saturação de oxigénio deficiente e respostas inflamatórias maciças no pulmão. Estes casos necessitam de tratamento urgente e de cuidados intensivos, e vários estudos tentaram desvendar os mediadores desta apresentação hiperinflamatória da doença[567-571]

COVID longo

Para além das diferenças de gravidade entre os doentes com COVID-19 aguda, é agora claro que uma série de outros resultados são possíveis após uma infeção inicial com SARS-CoV-2. Após um longo período de cuidados intensivos e ventilação mecânica, anestesia geral e doença grave, não é surpreendente que sejam necessários longos períodos de reabilitação [572].

No entanto, é agora também claro que alguns indivíduos com sintomas iniciais mais ligeiros de COVID-19 podem sofrer de sintomas variáveis e debilitantes durante muitos meses após a infeção inicial[573, 574]. Esta condição é popularmente designada por COVID longa. Não existe uma definição exacta, mas, normalmente, os sintomas com uma duração superior a 2 meses são considerados COVID-19 longa. A doença envolve uma série de sintomas, como fadiga persistente, mialgia, desregulação autonómica manifestada como síndrome de taquicardia postural ortostática, termorregulação anormal, distúrbios intestinais e manifestações cutâneas[575].

Esta síndrome pós-COVID tem semelhanças com as síndromes pós-infecciosas que se seguiram aos surtos de chikungunya[576] e de Ébola[577], por exemplo, e alguns sintomas sobrepõem-se à encefalomielite miálgica, uma doença que também é frequentemente desencadeada por infeção e ativação imunitária[578] e que se manifesta como um sistema nervoso autónomo desregulado e parâmetros imunitários perturbados [579]. É necessária mais investigação para compreender a patogénese de todas estas condições pós-infecciosas, e a COVID-19 de longa duração oferece uma oportunidade única para realizar esses estudos num maior número de indivíduos, todos infectados pelo mesmo vírus durante um período de tempo limitado.

Síndrome inflamatória multissistémica associada à COVID-19

Outra condição pós-infecciosa rara e grave que pode ocorrer 2-6 semanas após a infeção por SARS-CoV-2 é a síndrome inflamatória multissistémica associada à COVID-19, descrita pela primeira vez em crianças (MIS-C)[580-583], e mais recentemente em adultos jovens (MIS-A)25. Esta síndrome hiperinflamatória partilha caraterísticas clínicas com a doença de Kawasaki[584], mas afecta crianças mais velhas do que o doente típico com a doença de Kawasaki e que apresentam mais frequentemente envolvimento intestinal e insuficiência miocárdica e choque.

Existe também uma sobreposição clínica significativa na apresentação com a síndrome do choque tóxico[580] ou choque sético. Estão a ser descritos subgrupos de crianças afectadas por MIS-C[585], e o tratamento ideal está a ser elaborado por redes de colaboração de pediatras. A maioria dos doentes com MIS-C é tratada com regimes imunomoduladores fortes, tais como esteróides em doses elevadas, imunoglobulinas intravenosas e terapias anti-citocinas, juntamente com anti-coagulação para contrariar a microangiopatia e a ativação das cascatas do complemento e da coagulação durante a fase hiperinflamatória da doença[586, 587]. A patogénese da MIS-C é desconhecida, mas um atraso de 2-6 semanas desde a infeção inicial por SARS-CoV-2 indica um papel para as respostas imunitárias adaptativas e foram propostos auto-anticorpos específicos[588, 589].

Reconhecimento viral e respostas imunitárias inatas

Entrada viral

O SARs-CoV-2 infecta as células ligando-se ao principal recetor de entrada viral, o ACE2 [590]. A expressão deste recetor foi registada em dados de sequenciação do ARN-mensageiro de uma única célula em células epiteliais da mucosa oral[591], do fígado, dos rins, do intestino e do coração[592], e a nível proteico em células epiteliais alveolares[593], embora a distribuição tecidular da expressão proteica difira em certa medida[594]. Vários relatórios mostraram uma expressão abundante de ACE2 no epitélio intestinal, o que leva à libertação do vírus através das fezes[595], enquanto a ACE2 não parece ser expressa por células do sistema imunitário[596].

Respostas imunitárias inatas

O SARS-CoV-2, tal como o SARS-CoV e o coronavírus da síndrome respiratória do Médio Oriente (MERS-CoV), é um vírus ARN de cadeia simples. Depois de entrar numa célula alvo, o vírus é reconhecido por receptores de reconhecimento de padrões, tais como os receptores Toll-like 3, 7, 8 e 9 e os sensores de infeção viral RIG-I e MDA5 [597] e o reconhecimento viral induz o programa de resposta ao interferão (IFN) tipo I e os genes estimulados pelo IFN40 (Fig. 7a).

A resposta TLR3 desencadeia a transcrição do gene NLR3 *(NLRP3)*, que, juntamente com outras respostas celulares à infeção viral - como a formação de espécies oxidantes reactivas, o fluxo de cálcio dos depósitos citoplasmáticos, a agregação de proteínas e a libertação de padrões associados ao perigo - contribui para a ativação do inflamassoma NLRP3[599] e, provavelmente, de outros complexos

inflamassoma. O inflamassoma NLRP3 induz a clivagem dependente da caspase-1 e a libertação de citocinas pró-inflamatórias essenciais, a interleucina-1β (IL-1β) e a IL-18, e desencadeia a morte celular piroptótica mediada pela gasdermina D. A
a extensão da ativação do NLRP3 está correlacionada com a doença COVID-19
severidade42 (Fig. 7b).

Em resultado da morte celular piroptótica, é libertada a enzima lactato desidrogenase (LDH). Foram observados níveis elevados de LDH no sangue de doentes com COVID-19, e os níveis desta enzima estão correlacionados com a gravidade da doença[560]. Em conjunto, estes dados sugerem que a ativação do inflamassoma é uma caraterística importante da COVID-19 [601] (Fig. 7b). Esta via também desencadeia a cascata de coagulação, por exemplo, através da libertação extracelular de gasdermina D44, e a coagulopatia e os eventos trombóticos graves são comuns em doentes com COVID-19 grave [603]. Uma ativação semelhante da cascata de coagulação e níveis elevados de LDH são também observados em doentes com MIS-C22, mas não em doentes com COVID longa [604], indicando diferenças na patogénese subjacente.

Uma caraterística dos vírus SARS-CoV e MERS-CoV é a sua capacidade de inibir e atrasar a indução de IFN de tipo I pelas células infectadas, o que contribui para a imunopatologia associada a essas infecções[605, 606]. Além disso, o SARS-CoV-2 é capaz de inibir as respostas de IFN de tipo I nas células infectadas, conduzindo a respostas de IFN de tipo I atrasadas ou globalmente suprimidas [607, 608]

Isto permite que o vírus se replique e induza mais danos nos tecidos, desencadeando uma resposta imunitária mais exuberante à medida que o sistema imunitário se esforça por limitar a replicação viral e por gerir as células moribundas e mortas. A patologia imunitária continua à medida que as células inflamatórias fluem para o pulmão e produzem grandes quantidades de citocinas pró-inflamatórias, agravando ainda mais a situação (Fig. 7c). Estas respostas imunitárias desequilibradas, causadas em parte pela deficiência das respostas iniciais de IFN de tipo I, são o fator determinante mais provável da gravidade global da COVID-19 aguda [608-611]

Este facto é ainda mais enfatizado pelos resultados recentes do COVID Human Genetic Effort[612] (https://www.covidhge.com/), que concluiu que os erros inatos na via do IFN tipo I[613], ou a presença de auto-anticorpos neutralizantes para IFNs tipo I[614], estavam fortemente sobre-representados entre os indivíduos que desenvolveram COVID-19 com risco de vida. Ainda está por determinar se as respostas inatas desequilibradas ou deficientes também contribuem para o desenvolvimento de outras manifestações da doença, como a MIS-C e a COVID-19 longa.

Respostas imunitárias adaptativas

Os testes serológicos para o SARS-CoV-2 têm sido objeto de muita discussão e resultados contraditórios durante o curso desta pandemia até agora. No entanto, com o tempo, tornou-se evidente que as respostas imunitárias adaptativas induzidas pela infeção por SARS-CoV-2 seguem largamente os padrões esperados com base no que é conhecido de outras infecções virais comparáveis, com >90% dos indivíduos infectados a seroconverterem algumas semanas após a infeção inicial[615, 616]

A presença de anticorpos IgG anti-spike foi associada à proteção contra a reinfeção numa coorte britânica de profissionais de saúde com elevado risco de exposição[617].

As respostas das células T à proteína spike do SARS-CoV-2 estão correlacionadas com as respostas das células B à mesma proteína e são detectáveis em quase todos os doentes convalescentes com COVID-[618].

A reatividade das células T ao SARS-CoV-2 também pode ser detectada em indivíduos não expostos, presumivelmente devido à imunidade de reação cruzada a coronavírus60 de resfriado comum ou a outros antigénios, como foi demonstrado para outras células T específicas de vírus[619].

Outro estudo relatou a existência de células T reactivas ao SARS-CoV-2 em doentes que sobreviveram à epidemia de SARS em 2003, mas também em indivíduos não expostos; curiosamente, essas respostas visavam preferencialmente epítopos diferentes dos que se verificam em doentes convalescentes com COVID-19, e não eram homólogas aos coronavírus do resfriado comum, mas conservadas entre os coronavírus animais[620]. O reforço dependente de anticorpos (ADE), um fenómeno que foi descrito para infecções com vírus como o da dengue[621], foi proposto como um possível mecanismo da COVID-19 grave.

O ADE ocorre quando os anticorpos têm como alvo um vírus sem o neutralizar, por exemplo, se o anticorpo for criado contra um serótipo diferente do vírus ou se o anticorpo não conseguir bloquear a entrada do vírus. Nesse caso, o anticorpo pode facilitar a endocitose do vírus mediada pelo recetor Fc e aumentar a replicação viral, bem como respostas inflamatórias maciças. Esta situação foi descrita no caso do MERS[622], mas não foi comunicada nenhuma evidência clara de EDA como causa de infeção grave pelo SARS-CoV-2. Foram relatadas re-infecções e, em alguns casos, a segunda infeção foi mais grave do que a primeira, mas as respostas serológicas sugerem que os doentes nunca seroconverteram após a infeção inicial e a ADE é uma causa menos provável de uma segunda infeção mais grave[623].

O papel da imunidade pré-existente aos coronavírus do resfriado comum é outro possível fator determinante da gravidade da doença COVID-19 [624]. A reatividade das células T é encontrada em indivíduos não expostos e tem sido associada a exposições anteriores a coronavírus do resfriado comum [625].

Além disso, foi encontrada IgG específica para a proteína spike do SARS-CoV-2 em indivíduos não expostos, particularmente em crianças e adultos jovens, e alguns destes tinham atividade neutralizante contra o SARS-CoV-2, indicando um efeito potencialmente protetor contra a COVID-19 grave [626]. Outro estudo também identificou esses anticorpos, mas não encontrou provas de um efeito protetor contra a

COVID-19 [627]

. Os anticorpos de reação cruzada são também mais frequentemente encontrados em amostras de soro recolhidas na África subsariana antes da pandemia de COVID-19[628], indicando uma possível explicação para o número surpreendentemente baixo de casos graves de COVID-19 observados neste continente. Resta saber se existe um papel para os anticorpos de reação cruzada ou para as células T, ou a ausência de tais caraterísticas, na determinação de outras manifestações da doença, tais como a COVID-19 longa ou MIS-C.

As crianças que desenvolvem CIM-C têm respostas IgG detectáveis sem diferenças óbvias em relação às crianças convalescentes sem CIM-C[587, 629, 630], embora um estudo tenha indicado subclasses de IgG e diferenças funcionais entre crianças com CIM-C e sem CIM-C[631].

Diferenças imunológicas conhecidas entre indivíduos de alto e baixo risco

O risco de desenvolver COVID-19 grave aumenta acentuadamente acima dos 70 anos e também com a gravidade da obesidade e outros factores de risco. Os homens têm um risco muito maior de contrair COVID-19 aguda grave do que as mulheres, ao passo que as mulheres estão sobre-representadas entre os doentes que desenvolvem COVID-19 prolongada[573]. A infeção difere de muitas outras infecções respiratórias na medida em que as crianças são aparentemente capazes de lidar com a doença, mesmo nos primeiros anos de vida, sem desenvolver doença respiratória grave, exceto em alguns casos raros.

As diferenças imunológicas conhecidas entre jovens e idosos e entre homens e mulheres devem ajudar-nos a desvendar melhor os mecanismos imunológicos subjacentes à apresentação e à gravidade da doença.

Diferenças entre os sexos

Como já foi referido, as respostas de IFN de tipo I são determinantes para a gravidade da doença durante a infeção aguda pelo SARS-CoV-2 e o vírus desenvolveu métodos para subverter estas respostas. As mulheres desencadeiam respostas mais fortes de IFN de tipo I após estimulação com ligandos TLR7[632] e desenvolvem respostas vacinais mais fortes[633], mas também mais efeitos secundários, e têm melhores taxas de sobrevivência para uma série de infecções agudas do que os homens76.

Estas diferenças entre os sexos são observadas mesmo em rapazes e raparigas antes da puberdade, o que aponta para diferenças genéticas e não hormonais. Vale a pena notar que um sensor comum de vírus, o TLR7, é expresso no cromossoma X, proporcionando uma possível diferença no efeito de dosagem genética entre homens e mulheres[635]. É interessante notar que os auto-anticorpos neutralizantes do IFN de tipo I encontrados em doentes com COVID-19 grave eram muito mais abundantes nos homens do que nas mulheres, mas as razões para este facto são elusivas[614].

Também foram comunicadas diferenças de resposta imunitária entre doentes do sexo masculino e feminino com COVID-19 [564] e, coletivamente, estas diferenças de sexo poderiam explicar a suscetibilidade geral dos doentes do sexo masculino para desenvolverem COVID-19 aguda grave. A MIS-C está distribuída de forma bastante uniforme entre rapazes e raparigas[580], enquanto a COVID longa é mais prevalente em doentes do sexo feminino[573, 574]. É igualmente importante considerar se os factores sociais e as diferentes exposições desempenham um papel nas diferenças entre os sexos.

Diferenças de idade

Se as respostas de IFN de tipo I fossem o único fator determinante da gravidade da COVID-19, seria de esperar que as crianças pequenas fossem altamente susceptíveis, porque tanto os recém-nascidos como as crianças pequenas produzem quantidades mais baixas de IFN de tipo I após estimulação através de várias vias de deteção do vírus[636].

O baixo risco de doença grave por SARS-CoV-2 em crianças pequenas também difere do de outras infecções virais respiratórias como a gripe[637], e aponta para outros mecanismos de proteção em crianças pequenas. Os sistemas imunitários das crianças pequenas estão habituados a enfrentar novos desafios, enquanto os indivíduos mais velhos dependem mais das respostas de memória.

O timo diminui a sua produção de células T naive e involui a uma taxa de cerca de 3% por ano, e alguns dados indicam uma involução mais rápida nos rapazes do que nas raparigas80. Os anticorpos de reação cruzada aos coronavírus do resfriado comum são uma explicação possível; outra possibilidade é que as diferenças constitutivas nos estados do sistema imunitário entre os jovens e os idosos sejam importantes.

Um exemplo poderia ser a inclinação das células T de T helper tipo 1 (T_H 1) para mais T_H 2 em crianças pequenas81 (Fig.6).

Fig. 6: Parâmetros do sistema imunitário associados à obesidade, ao envelhecimento e à COVID-19 grave.

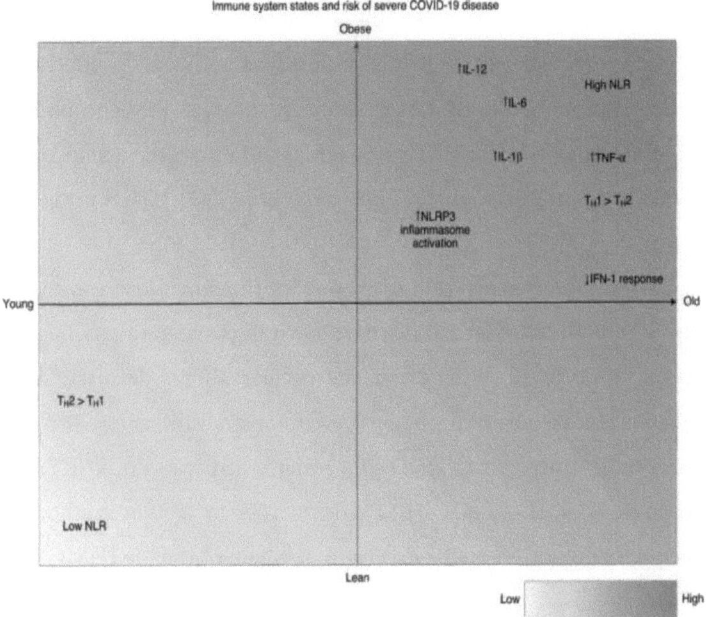

O gradiente ilustra o risco de desenvolver COVID-19 grave em relação às alterações conhecidas do sistema imunitário com a idade *(*eixo *x*) e a obesidade *(*eixo *y*).

A gravidade da doença na COVID-19 também se correlaciona com o rácio neutrófilos/linfócitos (NLR)82, uma métrica que reflecte a composição das células imunitárias e que é frequentemente estudada em populações e condições de doença como um marcador substituto da inflamação sistémica. O rácio NLR está positivamente correlacionado com o avanço da idade83 e com o grau de obesidade, especialmente no contexto de síndromes metabólicas e diabetes de tipo 2[642].

Como tal, o rácio NLR é indicativo de inflamação de baixo grau, "inflamação" e inflamação associada à obesidade, e é um fator de mau prognóstico na COVID-19 (Fig. 8). Esta observação indica que os indivíduos com estas condições subjacentes do sistema imunitário não conseguem desenvolver respostas imunitárias antivirais produtivas ou são mais propensos a desenvolver respostas descontroladas e exuberantes após a infeção, levando à hiperinflamação e à síndrome de dificuldade respiratória aguda, caraterística da COVID-19 grave (Fig. 8).

Os indivíduos mais velhos produzem tipicamente respostas IFN de tipo I mais fracas em caso de infeção viral, o que agrava ainda mais a situação[643- 645]. Além disso, outros marcadores de inflamação e de inflamação associada à obesidade demonstraram ser preditivos de uma evolução grave da COVID-19, como a ativação do NLRP343, a secreção de IL-6, IL-12 e IL-1β86 e os padrões moleculares associados ao perigo, incluindo a caixa 1 do grupo de alta mobilidade (HMGB1)87 (Fig. 8).

Imunodeficiências

Desde o início da pandemia, tem havido sérias preocupações quanto ao risco de desenvolvimento de COVID-19 grave em indivíduos com imunodeficiências ou que estejam a tomar terapias imunossupressoras. Uma revisão sistemática não encontrou um aumento estatisticamente significativo do risco de COVID-19 grave em doentes imunodeprimidos[646], mas outros estudos mostraram um aumento do risco em doentes com transplantes de órgãos sólidos e em alguns doentes com cancro[647].

Os doentes com cancro tratados com inibidores do ponto de controlo apresentam um risco particularmente elevado de COVID-19 grave, de acordo com outro relatório recente[648]. É importante notar que o tipo e o grau de imunossupressão provavelmente variam substancialmente entre grupos heterogéneos de doentes, sendo necessárias análises mais detalhadas dos subconjuntos.

Este facto é também salientado por um estudo italiano de doentes com diferentes formas de deficiências primárias de anticorpos, no qual os doentes com imunodeficiência variável combinada, frequentemente associada a inflamação de baixo grau, desenvolveram COVID-19 grave, enquanto os doentes com níveis de anticorpos igualmente baixos devido a outras formas de erros inatos da imunidade tiveram, em geral, uma evolução mais branda da doença[649].

Direcções futuras

Em resumo, a COVID-19 tem o potencial de progredir para uma doença hiperinflamatória grave em certos casos, o que leva a esforços globais para melhorar a compreensão das respostas imunitárias eficazes ao vírus SARS-CoV-2 e dos mecanismos imunitários responsáveis pela doença grave. Além disso, outros resultados, como MIS-C, MIS-A e COVID longa, estão a ser cada vez mais reconhecidos.

Ao analisar as diferenças entre indivíduos com alto e baixo risco para estas condições, os investigadores podem conceber estudos que comparem as respostas imunitárias nestes grupos de doentes. Os diferentes resultados da doença após a infeção por SARS-CoV-2 resultam provavelmente das fases iniciais do vírus, realçando a importância das respostas IFN de tipo I durante a COVID aguda. Esta Perspetiva tem como objetivo iniciar uma conversa sobre as diferentes manifestações da doença, as suas caraterísticas comuns e únicas, e as populações e caraterísticas imunitárias afectadas.

Os efeitos da infeção por SARS-CoV-2 na modulação da imunidade inata

Os doentes com infecções por SARS-CoV-2 exibem uma variedade de sintomas respiratórios, incluindo febre, fadiga, tosse seca, dor de garganta, etc. [649]. Os sintomas respiratórios graves podem incluir o Síndroma de Angústia Respiratória Aguda (ARDS) [650] .

As pessoas com idade mais avançada e comorbilidade, incluindo obesidade, diabetes e doenças cardiovasculares, têm maior probabilidade de serem infectadas e de apresentarem sintomas graves [651] . Para além dos idosos, as mulheres grávidas e as pessoas com outras doenças subjacentes têm maior probabilidade de desenvolver doença grave, devido à alteração da imunidade fisiológica e/ou a complicações.

Para além do atual surto de SARS-CoV-2, vivemos três terríveis pandemias de infecções por coronavírus desde o século XXI. O SARS-CoV eclodiu pela primeira vez na província de Guangdong, na China, em novembro de 2002. O Coronavírus da Síndrome Respiratória do Médio Oriente (MERS-CoV) ocorreu na Jordânia em 2012. Ambos os surtos de coronavírus causaram uma doença infecciosa respiratória aguda grave e extensa, com milhares de mortes e muitas mais complicações graves após a recuperação [652, 653].

Embora os doentes infectados por estes coronavírus apresentem sintomas semelhantes, o SARS-CoV-2 apresenta uma taxa de transmissão muito mais elevada. R0 é o número médio de pessoas que cada pessoa infetada infecta se todas forem susceptíveis à doença infecciosa e não houver interferência externa.

O número de novos infecciosos aumenta exponencialmente à medida que o surto progride quando R_0 é superior a 1; enquanto a transmissão em grande escala não pode ocorrer se R_0 for inferior a 1. Embora os valores de R_0 variem consideravelmente com as fases da pandemia de COVID-19 e em diferentes regiões, em comparação com o valor de R_0 de 0,9 do MERS-COV, um valor médio de R_0 de 2,5 para o SARS-CoV-2 indica uma taxa de transmissão dramaticamente elevada [654, 655]. A variante do SARS-CoV-2, lambda, tem ainda maior infecciosidade e é resistente às vacinas devido a mutações no domínio terminal N (NTD) das proteínas spike [656]. As pessoas são muito mais facilmente infectadas pelas variantes omicrónicas devido a um menor tempo de duplicação precoce sem sintomas em mais de 90% dos indivíduos infectados, em comparação com outras variantes [657]. Neste artigo, resumimos brevemente as descobertas sobre a estrutura e o ciclo de vida do vírus, e actualizamos o conhecimento sobre a forma como o vírus manipula a imunidade inata do hospedeiro e a resposta inflamatória, os principais intervenientes na doença respiratória aguda grave causada pelas infecções por SRA-CoV-2.

A estrutura do SARS-CoV-2

Os coronavírus são vírus envelopados com um ARN de cadeia simples de sentido positivo (+ ARN-ss) [658]. A estrutura do coronavírus compreende quatro partes principais: a proteína spike (S), a proteína do nucleocapsídeo (N), a proteína da membrana (M) e a proteína do envelope (E). A proteína spike é descoberta a partir da porção exterior do vírus com 150 kDa de peso molecular [659]. A proteína spike do SARS-CoV-2 contém um domínio de ligação ao recetor (RBD), que reconhece um recetor específico, a enzima conversora de angiotensina II (ACE2) nas células hospedeiras [660].

A proteína spike é composta por duas subunidades S1 e S2. A subunidade S1 determina a sua principal função na interação com proteínas externas. A subunidade S1 pode ainda ser dividida num domínio N-terminal (NTD) e num RBD. A interação entre o RBD e o recetor ACE2 da célula hospedeira é crucial para a sua entrada. A subunidade S2 localiza-se na região central que contribui para a fusão do vírus com a membrana celular [659, 661]. A proteína N do SARS-CoV-2 liga-se ao genoma viral de ARN de 30 kb e empacota-o num complexo ribonucleoproteico (RNP) [662].

A estrutura modular e a natureza dinâmica da proteína do nucleocapsídeo contribuem para a sua rápida dissociação e exposição do genoma de ARN rapidamente após a infeção. Isto explica a sua transcrição e replicação eficientes em condições de baixo consumo de energia, desempenhando assim um papel importante na replicação do SARS-CoV-2 no corpo humano [663, 664]. A nova variante do SARS-CoV-2, omicron, é uma nova ameaça recente para o mundo. Os estudos mais recentes mostraram uma grande quantidade de mutações na proteína spike, o que torna ineficazes as vacinas e a terapia actuais [665].

Apesar da proteína spike e do nucleocapsídeo, as proteínas M e E também desempenham papéis críticos na infeção por SARS-CoV-2. A proteína M, que contém três domínios estruturais transmembranares e um domínio estrutural conservado, é também um componente do envelope viral. Interage com outras proteínas membranares para estabilizar a proteína do nucleocapsídeo no processo de montagem do virião [666]. Apesar de ser a proteína estrutural mais pequena do coronavírus, a proteína do envelope contém um domínio estrutural hidrofóbico e um domínio transmembranar em hélice α. A proteína E também desempenha um papel importante no ciclo de vida, incluindo a formação de brotos, a montagem e a formação do envelope [667]. Para além do papel único de cada proteína, estas trabalham em conjunto para fazer do SARS-CoV-2 um instrumento sofisticado.

Reprodução e transmissão do SARS-CoV-2

O processo de infeção pelo SARS-CoV-2 é semelhante ao do SARS-CoV e do MERS-CoV. A ACE2 funciona como um recetor essencial através do qual o SARS-CoV-2 entra na célula hospedeira por ligação direta à proteína spike [668]. Foi relatado que a ACE2 é expressa nos pulmões, nasal, mucosa oral e trato gastrointestinal. Estudos demonstraram que o RBD do SARS-CoV-2 tem uma maior afinidade para a ACE2 do que a do SARS-CoV [669].

Uma análise estrutural revela diferentes componentes bioquímicos no local de ligação entre as regiões RBD do SARS-CoV-2 e do SARS-CoV, o que leva a uma maior afinidade do SARS-CoV-2 spike com a ACE2. Por outro lado, a alteração de resíduos causada por polimorfismos de nucleótido único (SNP) da ACE2 pode aumentar a afinidade da ACE2 para a proteína spike, como demonstrado por uma simulação de acoplamento molecular silico [670]. A maior afinidade pode ser uma das razões pelas quais o SARS-CoV-2 se pode propagar mais facilmente e tem uma maior capacidade de transmissão. Um estudo recente demonstrou que o SARS-CoV-2 também infecta células T deficientes em ACE2. A expressão ectópica de CD147 promove a entrada do vírus nas células T e noutras células deficientes em ACE2 [671], sugerindo um novo alvo potencial para a terapêutica da COVID-19.

Uma vez que a proteína spike está ligada à ACE2, as proteases do hospedeiro estão envolvidas na clivagem da proteína spike para ativar a entrada do SARS-CoV-2. A serina protease transmembranar de tipo II e de tipo IV (TMPRSS2/TMPRSS4) ajuda o vírus a entrar na célula, facilitando a atividade fusogénica da spike e clivando a proteína spike.

A proteína spike ajuda a fundir o envelope do SARS-CoV-2 com a membrana celular das células alveolares do tipo 2 através da ligação da S1 ao recetor da proteína 78 regulada pela glucose (GRP78), resultando em alterações estruturais na subunidade S2 e na abertura do RBD. Estes processos permitem uma melhor ligação das proteínas spike aos receptores na membrana celular [672].

Quando o vírus entra nas células hospedeiras, o ARN é libertado no citoplasma e traduzido em duas poliproteínas: pp1a e pp1ab. Estas duas proteínas dividem-se em 16 proteínas não estruturais (Nsps) que recrutam estruturas membranares da célula hospedeira, agregam o complexo de replicação e transcrição (RTC) e geram RNAs subgenómicos com cadeia negativa anti-sentido. Existem dois processos adicionais: 1) o ARN da cadeia de sentido é produzido por replicação e reembalado nos vírus posteriores e 2) são sintetizados diferentes comprimentos de ARNm subgenómico por transcrição descontínua através da ligação da RNA polimerase dependente de ARN (RdRp) e do início da transcrição em diferentes pontos do modelo anti-sentido

[673] . Após a tradução, as proteínas estruturais (S, M, E e N) e o genoma viral são reunidos em viriões no compartimento intermédio ER-Golgi (ERGIC).

Isto ajuda o novo virião a fundir-se com a membrana plasmática e a libertar-se das células hospedeiras (Fig. 7), procurando outras células como potenciais alvos de infeção

[674] . Por exemplo, o SARS-CoV-2 é normalmente reproduzido no trato respiratório, enquanto a transmissão ocorre através da saliva e de outros fluidos corporais de indivíduos infectados. A tosse, espirros e

mesmo a respiração podem levar à disseminação de gotículas de saliva e à infeção pelo SRA-CoV-2 [675].

A transmissão é influenciada pela distância e, normalmente, as gotículas mais pequenas percorrem distâncias maiores porque a gravidade não as afecta demasiado [676]. O vírus pode então entrar na boca, nos olhos e no nariz de um indivíduo suscetível e começar a reproduzir-se. O risco de infeção pode ser reduzido usando uma máscara facial, uma proteção ocular e mantendo uma distância social [677].

Fig. 7

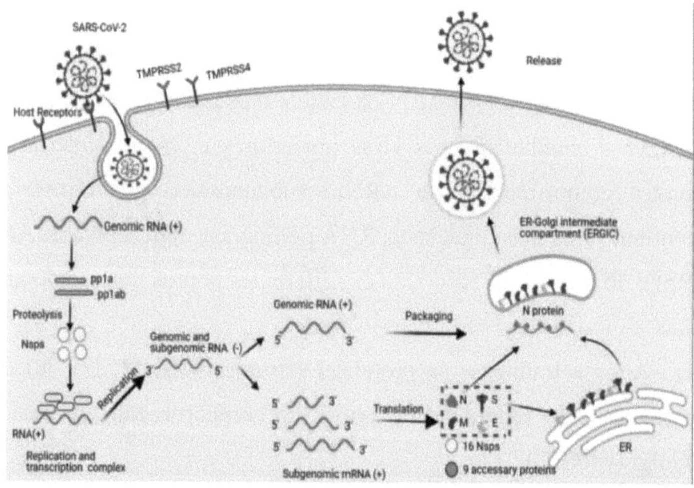

A entrada e replicação do ARN do SRA-CoV-2 [678]. O SARS-CoV-2 entra na célula hospedeira através da interação entre a sua proteína spike e o recetor ACE. A seguir, o ARN viral é libertado e traduzido em poliproteínas, que são depois clivadas em Nsps. O ARN replica-se a partir do RTC para o ARN de cadeia negativa (intermediário de replicação), que pode ainda ser transcrito em ARN genómico de cadeia positiva (que também funciona como ARNm) e ARNm subgenómico a partir dos intermediários de replicação, sendo posteriormente traduzido em proteínas estruturais. O novo virião é embalado em ERGIC e finalmente libertado fora das células hospedeiras. TMPRSS, serina protease transmembrana; Nsp, proteína não-estrutural; RdRp, RNA polimerase dependente de RNA; ERGIC, compartimento intermediário ER-Golgi. (Criado com BioRender.com.)

Imunidade inata e resposta inflamatória

Reconhecimento

A imunidade inata é a primeira linha de defesa para combater a invasão de agentes patogénicos e é fundamental para a ativação da imunidade adaptativa. Para detetar a invasão dos agentes patogénicos, as células dos mamíferos desenvolveram vários receptores de reconhecimento de padrões (PRRs), incluindo receptores do tipo Toll (TLRs), receptores de lectinas do tipo C (CLRs), receptores do tipo NOD (NLRs), receptores do tipo RIG-I (RLRs) e receptores do tipo AIM2 (ALRs) [679]. Estes receptores reconhecem padrões moleculares associados a agentes patogénicos (PAMPs) ou danos celulares causados por agentes patogénicos (padrões moleculares associados a danos DAMPs). Quando os PRRs são activados, gera-se e promove-se o recrutamento de leucócitos e uma forte resposta inflamatória [680].

Em resposta a DAMPs e PAMPs, os inflamassomas podem ser montados por alguns PRRs. O inflamassoma é um complexo macromolecular que consiste em receptores, caspase, ativação de caspase inclusiva ou exclusiva e domínio de recrutamento (ASC) [681]. O inflamassoma é conhecido pela sua capacidade de defesa contra agentes patogénicos através da abertura de buracos nas membranas e da libertação de citocinas que conduzem à morte celular sob a forma de inflamação conhecida como piroptose [682].

O inflamassoma pode servir como um biomarcador para indicar a gravidade das doenças. As moléculas inflamatórias poderiam servir de alvos ideais para o tratamento de doentes infectados com SARS-CoV-2 [683]. O domínio pirina da família NLR contendo 3 (NLRP3), um inflamassoma bem estudado, pode clivar e ativar moléculas inflamatórias essenciais, como a clivagem da pró-caspase-1 para libertar a caspase-1 ativa. Um estudo identificou três vias possíveis para a ativação do NLRP3 em resposta ao SARS-CoV-2 (Fig. 8). O inflamassoma NLRP3 é ativado diretamente depois de a proteína spike se ligar à ACE2 nas células hospedeiras. Alternativamente, o nível de angiotensina II é aumentado devido à ativação do sistema renina-angiotensina-aldosterona (RAAS). Os níveis do inflamassoma NLRP3 aumentam após a ligação da angiotensina ao recetor A1.

A última via é o reconhecimento e a ativação da cascata do complemento (ComC) através do complexo Mannan-binding lectin (MBL)/MBL-associated serine protease-2 (MASP-2), levando à libertação do fragmento de clivagem ComC (C3a e C5a) e do complexo de ataque à membrana C5b/C9 (MAC) que activam o NLRP3 [684]. Após a oligomerização e a ativação do NLRP3, a caspase-1 é incorporada e torna-se uma forma ativa. A caspase-1 activada cliva a pró-IL-1β e a pró-IL-18 em IL-1β e IL-18, e a gasdermina D (GSDMD) em terminais N e C. O terminal N (GSDMD-N) forma então poros na membrana celular, permitindo assim a libertação de IL-1β e IL-18. Este processo promove a piroptose, especialmente em linfócitos e macrófagos [685, 686].

Um estudo recente demonstrou que a proteína do nucleocapsídeo do SARS-CoV-2 pode ligar-se e ajudar a montar o NLRP3, aumentando a interação entre o NLPR3 e a ASC [687]. O nível do inflamassoma NLRP3 pode explicar a relação entre a comorbilidade e a infeção por SARS-CoV-2. Por exemplo, as pessoas com obesidade já têm um estado inflamatório pré-existente através do NLRP3. Com a infeção pelo SARS-CoV-2, a resposta pró-inflamatória pode ser promovida e podem desenvolver-se outras comorbilidades crónicas degenerativas, conduzindo a um risco mais elevado [686].

Fig. 8

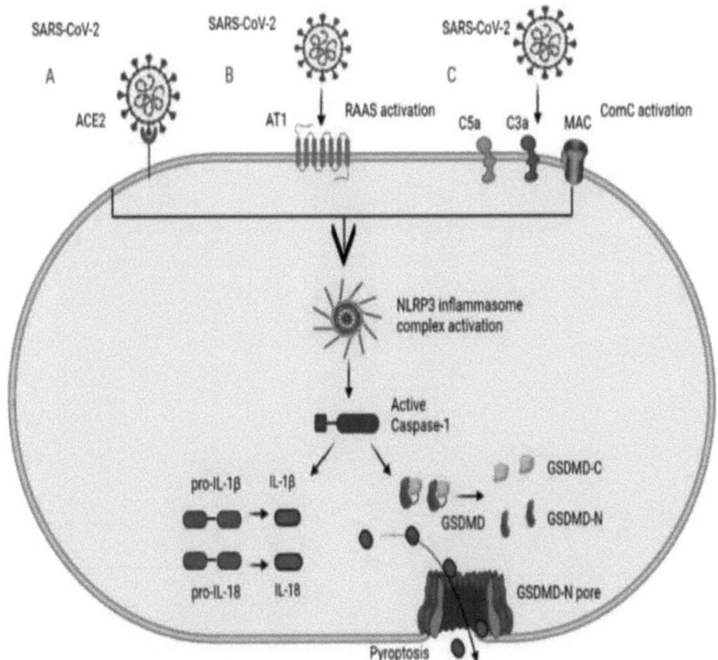

A ativação e o efeito do NLRP3 [684, 685]. A ativação do NLRP3 pode ser realizada através da ligação direta ao recetor, ou através do RAAS, e do ComC. Subsequentemente, a montagem do NLRP3 e a caspase-1 ativa permitem ainda a libertação de IL-1β e IL-18. ACE2, enzima de conversão da angiotensina; RAAS, sistema renina-angiotensina-aldosterona; ComC, cascata do complemento; GSDMD, gasdermina D. (Criado com BioRender.com.)

Tempestade de citocinas

É comum observarem-se grandes quantidades de citocinas no sangue de muitos doentes com COVID-19 [688]. As citocinas podem ser libertadas por células somáticas infectadas, macrófagos inflamatórios e outros tipos de linfócitos. Nos macrófagos e nas células epiteliais, a ativação do inflamassoma (como o NLRP3) liberta citocinas pró-inflamatórias, incluindo IL-1β e IL-18. Após a deteção do ARN viral por receptores do tipo Toll (TLR3, TLR7, TLR8 e TLR9). A sinalização destas citocinas ativa o fator nuclear-κB (NF-κB) para promover ainda mais a expressão e a libertação de citocinas pró-inflamatórias [682, 689].

Normalmente, a função importante da citocina libertada é facilitar a reparação dos tecidos e defender a invasão de agentes patogénicos. No entanto, uma grande quantidade de libertação de citocinas em simultâneo é prejudicial. A situação aberrante é conhecida como tempestade de citocinas, que danifica os tecidos destruindo o revestimento protetor dos vasos sanguíneos, uma possível razão principal para a SDRA nos doentes [690]. Outros vírus, como o SARS-CoV, o MERS-CoV, o vírus da gripe, o enterovírus A71 e o Ébola, também induzem tempestades de citocinas e causam mortalidade [691-694]

. Estudos em doentes com SRA e MERS-CoV demonstraram fortes correlações entre o aumento de factores pró-inflamatórios, danos nos tecidos e inflamação grave [695].

Observou-se uma grande alteração do nível de citocinas e quimiocinas nos casos graves, incluindo IL-6, IL-1β, IL-2, IL-7, IL-12, CXCL8, CXCL9 e CXCL10 [696- 698]

Além disso, o SARS-CoV-2 induz um grande número de citoquinas numa fase mais precoce, em comparação com o SAR-CoV e o MERS, explicando provavelmente a razão pela qual os sintomas dos doentes com infeção grave se agravam num curto espaço de tempo [699].

A IL-6 é considerada um indicador importante das tempestades de citocinas. Observa-se um nível elevado de IL-6 em doentes que não sobrevivem e está também associado à SDRA [700, 701]. A IL-6 pode ser produzida e libertada por vários mecanismos diferentes, mais frequentemente através de cascatas de sinalização TLR e RLR (Fig. 9).

O TLR7 reconhece o ssRNA viral e, em seguida, recruta a proteína 88 de resposta primária à diferenciação mieloide (MYD88), desencadeando a translocação de factores de transcrição (TFs, como o fator regulador do interferão 7 (IRF7) e o NF-κB) para o núcleo para transcrever mRNAs de muitas citocinas, incluindo a IL-6 [702, 703]. Outra forma potencial é através da via associada à angiotensina II. O SARS-CoV-2 ativa o NF-κB através de PRRs. Quando o vírus se liga à ACE2, a expressão da angiotensina II (Ang II) é aumentada devido à ocupação da ACE2. A acumulação de Ang II também induz citocinas, como o fator de necrose tumoral alfa (TNFα) e formas solúveis do recetor de IL-6 (sIL-6Rα) através da desintegrina e metaloprotease 17 (ADAM17), que subsequentemente activam o transdutor de sinal e o ativador da transcrição 3 (STAT3).

Além disso, as células que medeiam a imunidade adaptativa também estão envolvidas neste processo. O amplificador de IL-6 liberta várias citocinas pró-inflamatórias, incluindo a IL-6. Estas formam um ciclo de feedback positivo ao recrutar outras células, incluindo macrófagos e células T activadas [704]. A IL-6 é também produzida pela infiltração de macrófagos, células dendríticas, células NK e neutrófilos em resposta a espécies reactivas de oxigénio (ROS) [705]. A IL-6 influencia ainda mais as células T naïves para as células T helper tipo I (Th1), que libertam mais citocinas, incluindo a IL-6, e criam um ciclo de feedback positivo [706].

Além disso, a interação entre as células assassinas naturais e as células dendríticas pode iniciar a imunidade das células T e tornar as células T naïve propensas a Thl [707]. Além disso, a célula T $CD4^+$ activada pode diferenciar-se em células Th17 com a ajuda de IL-6 e TGFβ. As células Th17 libertam subsequentemente IL-17, que depois tem como alvo os macrófagos e as células dendríticas para uma maior produção de IL-6 [707].

Fig. 9

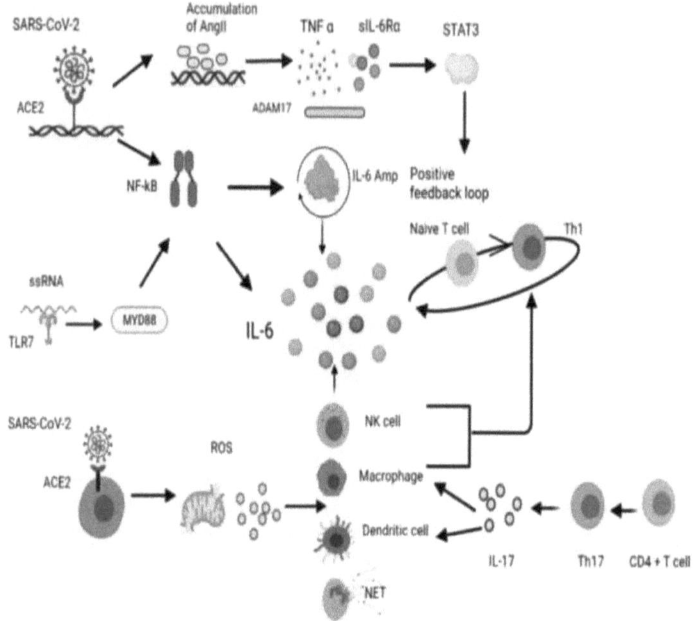

Vias de sinalização envolvidas na produção e libertação de IL-6 após infecções por SARS-CoV-2 [704, 705]. A IL-6 pode ser libertada após a ativação de diferentes vias, incluindo as vias de sinalização TLR7, Ang II e STAT3. Vários tipos de células, como as células NK e os macrófagos, produzem mais IL-6 através da ativação de ROS. TLR7, toll-like recetor 7; Amp, amplificador de IL-6; ADAM17, desintegrina e metaloprotease 17; Th17, helper T17; MYD88, proteína de resposta primária de diferenciação mieloide 88; STAT3, transdutor de sinal e ativador da transcrição 3; Ang II, angiotensina II; NF-κB, fator nuclear-κB; (Criado com BioRender.com.)

Libertação de interferão

Entre as citocinas, os interferões do tipo I (IFN-α/β) desempenham um papel fundamental na imunidade inata e protegem as células hospedeiras das infecções virais. Apresentam efeitos significativos no controlo da propagação de agentes patogénicos, induzindo estados antimicrobianos intrínsecos às células, gerindo e equilibrando as respostas da imunidade inata e activando a imunidade adaptativa, incluindo as actividades das células T e das células B [708].

Verificou-se que os RLR, o gene I indutível pelo ácido retinóico (RIG-I) e a proteína 5 associada à diferenciação do melanoma (MDA5), são activados após o reconhecimento do ARN do genoma do SRAS-CoV-2 durante a replicação viral. Os RLR activados ligam-se à proteína de sinalização antiviral mitocondrial (MAVS) através da ativação da caspase e da interação do domínio de recrutamento (CARD)-CARD [709]. A MAVS é então activada para recrutar a quinase de ligação TANK 1 (TBK1) e o inibidor da NF-κB quinase-ε (IKKε), que são responsáveis pela fosforilação do fator regulador do interferão 3 e 7 (IRF3 e IRF7) [710].

Subsequentemente, o IRF3 e o IRF7 fosforilados dimerizam-se e translocam-se para o núcleo. Este processo promove a transcrição de IFNs e de genes estimulados por IFNs (ISGs). Os IFNs induzem ainda mais a expressão de IFNs e ISGs através da via Janus kinase (JAK)-STAT, permitindo a translocação de STAT para o núcleo (Fig. 10) [711]. Além disso, o NF-κB pode ser ativado através da IKK e translocado para o núcleo após a ativação dos receptores RLR. Isto promove a expressão de genes que codificam proteínas pró-inflamatórias [712].

Em doentes com infeção grave por SARS-CoV-2, é detectada uma diminuição do nível de expressão da metiltransferase-like 3 (METTL3). O METTL3 desregulado diminui a modificação m6A no genoma da extremidade 3' do vírus, o que, por sua vez, aumenta a ligação RIG-I e estimula a resposta imunitária inata [713].

Fig. 10

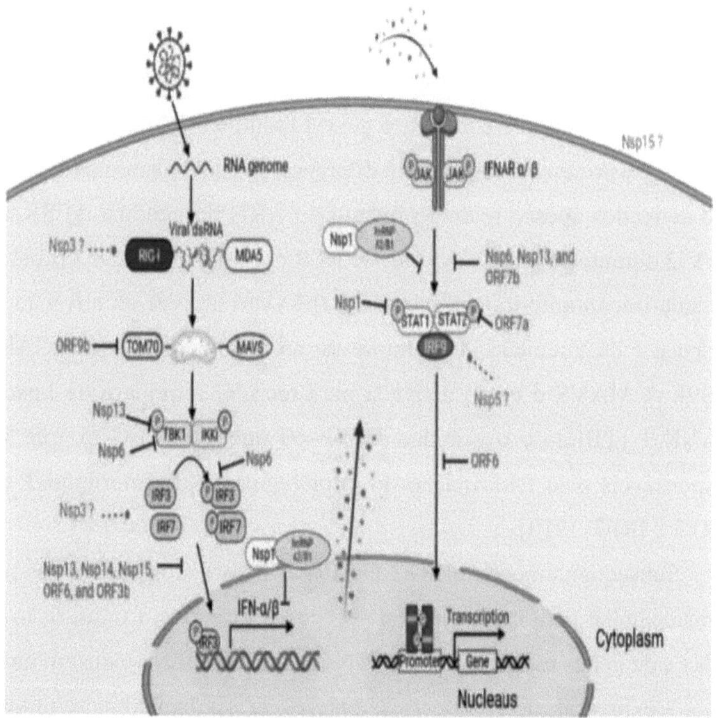

Antagonismo do interferão tipo I pelas proteínas do SRA CoV-2. As respostas do interferão são desencadeadas pelo ARN do SRA-CoV-2. As proteínas não-estruturais do SARS-CoV-2 têm como alvo diferentes proteínas e inibem a sua resposta anti-inflamatória de interferão. As potenciais proteínas e alvos que devem ser estudados mais aprofundadamente são apresentados em pontos de interrogação castanhos. MDA5, proteína 5 associada à diferenciação do melanoma; TOM70, translocases da membrana externa 70; TBK1, quinase de ligação TANK 1; IKKε, inibidor da k-B quinase-ε; IFN, interferão; IRF, fator regulador do interferão; IFNAR, recetor de interferão-αZβ; STAT, transdutor de sinal e ativador da transcrição; Nsp, proteína não estrutural; ORF, quadros de leitura abertos. (Criado com BioRender.com.)

Estratégias do SARS-CoV2 para escapar à imunidade inata

Apesar de o hospedeiro ter desenvolvido mecanismos de defesa natural sofisticados e bem sucedidos para lutar contra os ataques dos agentes patogénicos, o SARS-CoV-2 desenvolveu os seus próprios métodos para enfraquecer a imunidade inata do hospedeiro de forma a escapar à deteção.

Uma das formas mais eficazes de limitar e eliminar os agentes patogénicos é através da resposta do interferão do tipo I. Na próxima parte, iremos explorar as estratégias utilizadas pelo SARS-CoV-2 para contrariar a sinalização do interferão do tipo I e outras abordagens de evasão.

O SARS-CoV-2 antagoniza a indução e a sinalização do IFN-α/β

Em doentes graves, os investigadores detectaram uma deficiência de interferão de tipo I e uma resposta deficiente nos seus organismos [714]. A imunidade inata prejudicada pode ser provavelmente causada por proteínas virais, antagonizando a indução de IFN tipo I e a sinalização a jusante [715]. As proteínas não-estruturais do SARS-CoV-2 desempenham papéis importantes para perturbar o IFN-α/β por vários mecanismos através da via de sinalização do interferão, resultando no sucesso da replicação e transmissão viral [716]. Dezasseis Nsps codificados pelo SARS-CoV-2 formam RTC e ajudam o vírus a replicar-se [717]. Nesta revisão, discutiremos primeiro algumas proteínas não estruturais e suas funções na repressão da resposta do IFN-α/β.

As Nsps bloqueiam a indução da produção de interferão de tipo I. A Nsp13 pertence à superfamília da helicase SF1 e é um componente da RTC [718]. A Nsp13 do SARS-CoV2 partilha uma identidade muito elevada com o SARS-CoV, o que realça a sua importância para a replicação viral [719]. Foi revelado que a Nsp13 actua como um antagonista do IFN [720].

Xia e colegas mostraram que Nsp13 pode se ligar a TBK1 e impedir sua fosforilação, o que perturba ainda mais a resposta de IFN-α/β [721]. Nsp6 também é demonstrado para se ligar com TBK1. No entanto, Nsp6 não afeta a fosforilação de TBK1, mostrando um mecanismo diferente de Nsp13. A interação entre Nsp6 e TBK1 diminui a fosforilação de IRF3 e a translocação nuclear, levando a uma diminuição da produção de IFN-α/β. Outros Nsps, incluindo Nsp13, Nsp14, Nsp5 e Nsp15, também bloqueiam a translocação nuclear de IRF3 e impedem ainda mais a expressão de IFN-α/β [722, 723].

A Nsp14, que medeia a guanina N7-metilação do 5' cap, é outra estratégia para o vírus evitar a imunidade inata do hospedeiro durante a infeção por SARS-CoV-2. A mutação da Nsp14 diminui a atividade da N7-metiltransferase em algumas estirpes mutantes do SARS-CoV-2, que demonstram uma menor capacidade de replicação em modelos de ratinhos [724].

As Nsps também reprimem a sinalização IFN de tipo I através da sinalização STAT. A Nsp1 pode promover a degradação do ARNm do hospedeiro e suprimir a tradução das proteínas do hospedeiro [725, 726]. A Nsp1 do SARS-CoV-2 inibe a fosforilação de STAT1, enquanto a Nsp6 e a Nsp13 reprimem a fosforilação de STAT1 e STAT2 [721]. Recentemente, foi demonstrado que a NSP1 se liga à ribonucleoproteína nuclear heterogénea (hnRNP) A2/B1 e inibe a translocação da hnRNP do citosol para o núcleo. A ligação também diminui o nível de fosforilação de STAT1 e STAT2, o que impede a imunidade inata [727]. Outro estudo demonstrou que a Nsp5, a principal protease do SARS CoV-2, inibe a sinalização JAK-STAT e impede a produção de IFN e ISGs, promovendo a degradação de STAT1 [728].

Para além das proteínas não estruturais, as proteínas acessórias e estruturais também desempenham um papel importante na inibição da resposta do interferão de tipo I. Estudos demonstraram que a ORF6, a ORF8, a ORF3b, a ORF7a, a ORF7b e a proteína do nucleocapsídeo inibem potentemente a produção de interferões, bem como a sua sinalização [729]. Especificamente, a ORF6 inibe a translocação do IRF3 e a sinalização STAT [721, 722]. A ORF7a bloqueia a fosforilação de STAT2, enquanto a ORF7b inibe a fosforilação de STAT1 e STAT2 [721].

Além disso, a ORF9b reprime a expressão de IFN-α/β por associação com translocases da membrana externa 70 (TOM70), um importante adaptador que liga MAVS a TBK1/IRF3 [730-732]. A ORF9b inibe a fosforilação e translocação do IRF3 através da interação com RIG-I, MDA5 e TBK1 [733]. A variante alfa apresenta uma ORF9b mais elevada, o que sugere uma melhor estratégia de evasão e uma maior transmissão [734]. Considera-se também que a ORF3b restringe a translocação nuclear do IRF3 (Fig. 12).

A ORF3b do SARS-CoV-2 reprime a expressão de IFN-α/β de forma mais potente do que a do SARS-CoV [735]. Além disso, a proteína M também pode ter como alvo a sinalização RIG-I e MDA5 para impedir a indução de interferão de tipo I [736]. A proteína N é também considerada um potente fator inibitório da resposta imunitária inata. O domínio de dimerização da proteína N é necessário para a separação de fases líquido-líquido (LLPS) e inibe a produção de interferão do tipo I ao influenciar a agregação de MAVS [737].

O SARS-CoV-2 antagoniza outras vias

Com exceção da inibição da resposta de IFN-α/β, o SARA-CoV-2 desenvolve outras estratégias para facilitar a sua replicação, propagação e infeção. Algumas das proteínas do SARS-CoV-2 têm como alvo e inibem a via do NF-κB. A Nsp13 pode moderar a fosforilação do NF-κB e a translocação nuclear [738]. Foi referido que a Nsp3 do SARS-CoV estabiliza IκBα, um inibidor de NF-κB, para impedir a via de sinalização NF-κB [739].

É ainda necessária mais investigação sobre o SARS-CoV-2. Além disso, a Nsp1 e a Nsp13 são consideradas antagonistas do inflamassoma NLRP3. Reprimem a atividade da caspase-1 induzida pelo inflamassoma NLRP3 e a secreção de IL-1β [740].

Por outro lado, os macrófagos alveolares não conseguem detetar o SARS-CoV-2 e não produzem uma resposta de interferão ou ISGs após o desafio com o SARS-CoV-2. Isto pode ser uma explicação para a fase assintótica nos estádios iniciais da infeção [741]. Curiosamente, a interação entre a ORF8 e o complexo principal de histocompatibilidade (MHC I) suprime a imunidade inata ao desencadear a degradação do MHC-1 dependente do lisossoma [742].

As células participam na resposta imune inata e na resposta inflamatória

Uma análise dos fluidos de lavagem broncoalveolar (BALF) de doentes com COVID-19 mostrou um conjunto diferente de células, tais como neutrófilos, células NK, macrófagos e células epiteliais. Em comparação com as pessoas saudáveis, também se detectaram níveis elevados de macrófagos e neutrófilos no BALF de doentes graves infectados pelo SARS-CoV-2 [743]. Estas células também desempenham papéis importantes no desencadear de uma resposta inflamatória. Nos parágrafos seguintes, pretendemos explicar os seus diferentes papéis na infeção por SARS-CoV-2.

Células epiteliais alveolares e vasculatura pulmonar

As células epiteliais alveolares são classificadas como células epiteliais de tipo I e II. As células epiteliais alveolares do tipo I cobrem cerca de 90% das células epiteliais do pulmão. Embora apenas uma pequena proporção pertença às células epiteliais alveolares de tipo II, estas desempenham um papel importante na resposta anti-inflamatória e na prevenção da SDRA [744]. Nos doentes com COVID-19, verifica-se um elevado nível de expressão de ACE2 e TMPRSS2 principalmente nas células epiteliais alveolares de tipo II, o que indica que as células epiteliais são mais susceptíveis à infeção [745, 746].

Durante o processo de replicação viral, os RNAs de cadeia dupla (dsRNAs) do SARS-CoV-2 podem iniciar efeitos antivirais. Quando os PRRs detectam os dsRNAs virais, são activadas três vias de sinalização, incluindo a sinalização IFN, a oligoadenilato sintetaseribonuclease L (OAS-RNase L) e a proteína quinase R (PKR). O RIG-I, o MDA5 e o laboratório de genética e fisiologia 2 (LGP2) estão normalmente envolvidos na indução da produção de IFN. As três proteínas contêm um domínio carboxiterminal (CTD) e um domínio helicase, enquanto o RIG-I e o MDA5 têm dois domínios CARD extra amino-terminais [747].

Um estudo recente demonstrou que o MDA5 e o LGP2, mas não o RIG-I, induzem uma resposta IFN nas células epiteliais do pulmão. Exceto o RLR, o NOD1 também é necessário para reconhecer o ARN viral nas células epiteliais do pulmão para iniciar a resposta IFN. Além disso, IRF3 e IRF5, mas não IRF7, são importantes na indução de IFN em células epiteliais pulmonares infectadas com SARS-CoV-2 [748]. No entanto, outro estudo revelou um baixo nível de resposta IFN em células epiteliais pulmonares infectadas. Este facto é provavelmente causado pela inibição da resposta de IFN mediada por proteínas virais. No entanto, os níveis de OAS-RNase L e PKR são óbvios nas células epiteliais do pulmão [749].

Através da análise de genes diferencialmente expressos (DEBs) de células epiteliais pulmonares infectadas por SARS-CoV, SARS-CoV-2 e MERS-CoV, o SARS-CoV-2 suprimiu a produção de interferão de tipo I de uma forma muito mais forte. Alguns genes envolvidos na sinalização do interferão de tipo I, tais como IRF1, STAT1 e ISGs, são muito mais desregulados nas células epiteliais pulmonares infectadas pelo SARS-CoV-2, em comparação com as infecções por outros dois coronavírus [750].

Os resultados de estudos recentes mostram que a ativação e a disfunção do endotélio pulmonar são caraterísticas e as principais causas patológicas da SDRA em doentes com COVID-19. A infeção pelo SARS-CoV-2 causa danos na vasculatura pulmonar. Embora o mecanismo subjacente detalhado deva ser extensivamente estudado, pode ser medicado por tropismo direto, promovendo o estado hipercoagulativo, desencadeando a inflamação e até formando novos vasos sanguíneos [751]. Obviamente, seria uma direção de pesquisa importante elucidar como a infeção por SARS-CoV-2 danifica a estrutura fisiológica da vasculatura pulmonar e seu microambiente para indução de SDRA.

Neutrófilos

Os neutrófilos representam 50-70% dos leucócitos. São células de resposta crítica no sistema imunitário inato. Níveis elevados de neutrófilos no organismo podem causar doenças com sintomas óbvios, como febre, arrepios e suores. Por conseguinte, pode servir como um marcador preditivo de morte em doentes com COVID-19 grave. A infeção por SARS-CoV-2 pode ativar significativamente os níveis de neutrófilos [752]. Os neutrófilos matam os agentes patogénicos de três formas principais: fagocitose, degranulação e formação de armadilhas extracelulares de neutrófilos (NETs) [753, 754].

As NETs são um complexo de histonas, ADN e proteínas granulares libertadas pelos neutrófilos. As NETs podem neutralizar eficazmente os microrganismos invasivos através da indução de um tipo específico de morte celular (NETose) [755]. São encontrados níveis mais elevados de NETs ao testar os níveis de complexos mieloperoxidase (MPO)/DNA no plasma de doentes com COVID-19 [756, 757]. No processo de NETose, os núcleos dos neutrófilos perdem a forma e a membrana celular desmonta-se.

O mecanismo das NETs está estreitamente relacionado com a produção de ROS pela NADPH oxidase. As histonas são citrulinadas pela peptidil arginina deiminase 4 (PAD4), enquanto a MPO ativa e transloca a elastase neutrofílica (NE) dos grânulos azurófilos para o núcleo, contribuindo para a descondensação da cromatina. Subsequentemente, a membrana plasmática rompe-se, permitindo a libertação de NET no espaço extracelular (Fig. 11) [753, 758, 759]. A investigação indicou que o nível aumentado de IL-1β, IL-6, TNFα, CXCL8, CCL20, CCL2, CCL3 e CCL4 está relacionado com a produção de NET e a ativação de neutrófilos [760, 761].

Fig. 11

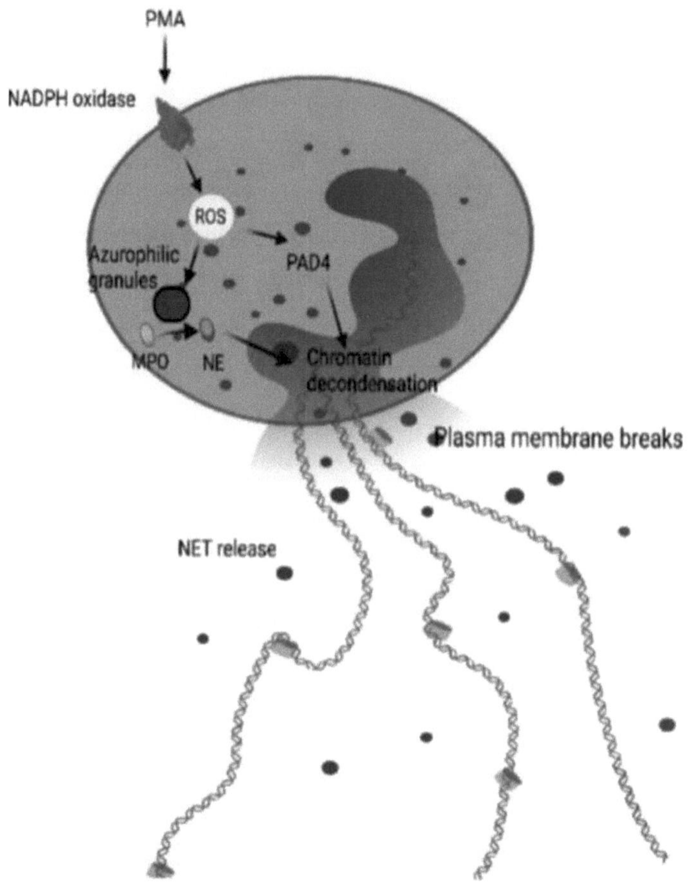

O mecanismo das armadilhas extracelulares de neutrófilos (NETs) [753]. As NET são activadas por ROS. A NE é translocada dos grânulos azurófilos para o núcleo pela MPO. A NET é libertada após a rutura da membrana plasmática. ROS, espécies reactivas de oxigénio;
NE, elastase de neutrófilos; MPO, mieloperoxidase; PAD4, peptidil

arginina deiminase 4; NETs, armadilhas extracelulares de neutrófilos. (Criado com BioRender.com.)

Embora as NETs sejam barreiras importantes para a proteção do corpo humano, as NETs não controladas são prejudiciais e estão provavelmente relacionadas com a SDRA [757]. A incapacidade das NETs de realizar a eferocitose, um processo pelo qual os fagócitos eliminam as células apoptóticas, pode causar inflamação persistente na SDRA. A restauração da atividade da AMPK (proteína quinase activada por AMP) aumenta a eferocitose e ajuda a diminuir a lesão pulmonar inflamatória [762]. A metformina, como ativador da AMPK, pode aumentar a eferocitose e servir como uma estratégia potencial para reduzir a gravidade da SDRA [763]. Além disso, foi encontrado um estado de hiperactivação dos neutrófilos, marcado por IL-1β, CXCL8 e S100A12 aumentados, em doentes infectados com SARS-CoV-2 [764].

No entanto, a expressão de CD274 só existia em casos graves e a proporção aumentava na fase tardia. Os investigadores indicaram que os neutrófilos são provavelmente supressores em doentes com COVID-19 grave, porque os neutrófilos $CD274^+$ podem suprimir as funções das células T [764]. As células mononucleares do sangue periférico (PBMC) em doentes gravemente infectados também contêm neutrófilos imaturos em comparação com os casos ligeiros [764].

No entanto, outro estudo mostrou um aumento do nível de neutrófilos de baixa densidade em crianças e adultos que testaram negativo mas que tinham sido expostos ao SARS-CoV-2, sugerindo que isto provavelmente serve como uma estratégia de proteção. Uma descoberta importante é que as crianças infectadas tinham um nível aumentado de neutrófilos $CD63^+$ quando estavam na fase aguda [765].

Macrófago

Os macrófagos são outro componente do sistema imunitário inato que trabalha para resolver a inflamação e reparar os tecidos danificados. Existem dois tipos de macrófagos: os macrófagos alveolares (AMs) estão próximos das células epiteliais alveolares de tipo I e II (ATI e ATII); os macrófagos intersticiais estão presentes na camada parenquimatosa entre o endotélio microvascular e o epitélio alveolar [766].

Os macrófagos alveolares são a primeira linha de proteção do organismo contra a invasão viral e a ativação da resposta imunitária inata. Tanto os macrófagos alveolares como os macrófagos intersticiais contêm dois fenótipos: macrófagos activados (macrófagos M1) e macrófagos alternativamente activados (macrófagos M2). O primeiro pode reconhecer PAMP e ser ativado por Th1, enquanto o M2 é ativado por células T helper 2 (Th2). No entanto, as suas funções são muito diferentes. O M1 tem a capacidade de iniciar uma resposta inflamatória e segrega citocinas pró-inflamatórias, pelo que é designado por macrófago pró-inflamatório. Por outro lado, o fenótipo anti-inflamatório (M2) liberta citocinas anti-inflamatórias e fagocitose de células apoptóticas (eferocitose) [767].

Estudos recentes revelaram que os macrófagos M1 podem promover a replicação e a transmissão do vírus, enquanto os macrófagos M2 apresentam funções opostas. Isto deve-se provavelmente ao facto de o valor do pH dos endossomas nos macrófagos M1 ser inferior ao dos macrófagos M2, pelo que é útil para o vírus libertar ARN para o citoplasma e conseguir a replicação. Ao mesmo tempo, os lisossomas dos macrófagos M2 são mais ácidos do que os dos macrófagos M1, o que é mais favorável à degradação viral [768].

Uma grande quantidade de quimiocinas e citocinas pró-inflamatórias é libertada pelos macrófagos, mas com um nível limitado de interferão de tipo I [769]. O BALF de doentes com COVID-19 inclui um elevado nível de macrófagos pró-inflamatórios [743]. Os macrófagos pulmonares de doentes com infeção grave apresentam um nível mais elevado de citocinas e quimiocinas, tais como IL-6, IL-1β, TNF-α, CCL-2, CCL-3 e CCL-4 [743]. Da mesma forma, outro estudo indica que os macrófagos derivados de monócitos induzem uma grande quantidade de citocinas antivirais e pró-inflamatórias, incluindo IFN-α/β, TNF, IL-1β, IL-6, IL-10 e CXCL10 [770].

Embora os macrófagos sejam um componente importante da imunidade inata, também estão associados à imunidade adaptativa. Um relatório encontrou um ciclo de feedback positivo entre macrófagos contendo SARS-CoV-2 e células T activadas que promovem a inflamação e subsequente lesão [771]. O estudo observou que o vírus infecta e replica-se primeiro nas células da nasofaringe devido aos níveis elevados de ACE2. O SARS-CoV-2 infecta depois os macrófagos alveolares residentes nos tecidos, o que ativa o recrutamento de células T para a região alveolar. As células T $CD4^+$ e $CD8^+$ produzem então interferão-γ e, subsequentemente, são libertadas citocinas pró-inflamatórias, incluindo CXCL10, CCL4, CCL20, pelos macrófagos alveolares residentes nos tecidos para ativar ainda mais as células T. Formam um ciclo de feedback positivo (Fig. 12).

Fig. 12

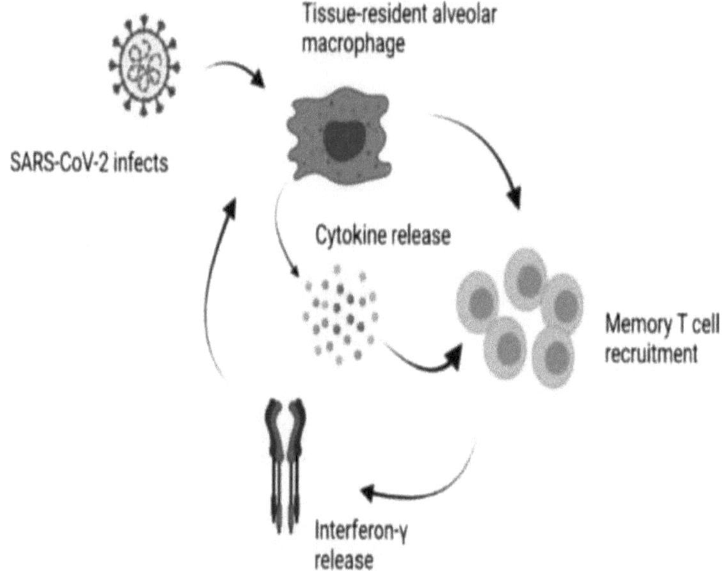

Um ciclo de feedback positivo entre macrófagos infectados e células T. Os macrófagos alveolares infectados pelo SARS-CoV-2 activam as células T ($CD4^+$ e $CD8^+$), o que contribui para a libertação de interferão-γ. Isto facilita a libertação de citoquinas pelos macrófagos alveolares residentes nos tecidos, encorajando ainda mais a ativação das células T e formando um ciclo positivo. (Criado com BioRender.com.)

Células assassinas naturais (NK)

As células assassinas naturais (NK) representam 5-20% do total de linfócitos circulantes envolvidos na resposta imunitária contra a invasão de vírus e o desenvolvimento do cancro. As células NK são um dos primeiros tipos de células que atingem os órgãos inflamatórios alvo e respondem rapidamente [772].

Eles podem matar diretamente as células e produzir citocinas para antivirais, como INF-γ e TNF-α/β. [773] As células NK podem eliminar células infectadas por patógenos por apoptose através de mecanismos diretos e indiretos [774]. Para a via direta, o primeiro problema encontrado pelas células NK é distinguir entre células normais e células infectadas por vírus. Isto é conseguido através da ativação e inibição dos receptores. As células normais contêm moléculas MHC de classe I, que actuam como um ligando para a resposta inibitória das células NK. No entanto, as células anormais, incluindo as infectadas pelo SARS-CoV-2, são provavelmente mortas devido à falta de MHC classe I [775].

A expressão dos ligandos nos receptores de ativação tem de ser superior à dos receptores de inibição para que a lise se inicie. Após a ativação, as células NK libertam a proteína perturbadora da membrana perforina e as serino-proteases granzimas por exocitose. A apoptose é ainda induzida com ou sem caspases. A via apoptótica independente de caspases é conseguida através de danos celulares diretos mediados por granzimas, que não causam danos nucleares. No entanto, a via apoptótica dependente de caspases pode causar tanto danos nucleares como danos não nucleares. No caso de danos não nucleares, a morte celular ainda ocorre sem danos nucleares quando as caspases são inactivadas [776, 777].

Além disso, a apoptose induzida pela via direta também é conseguida através da citotoxicidade mediada por receptores de morte. A morte ocorre quando o recetor de morte (Fas/CD95) nas células alvo reconhece os ligandos de morte produzidos pelas células NK com caspases activadas. O FasL e o ligando indutor de apoptose relacionado com o fator de necrose tumoral (TRAIL) são dois tipos comuns de ligandos de morte [778]. Por outro lado, a citotoxicidade celular dependente de anticorpos (ADCC) é um mecanismo de reconhecimento indireto. Quando o anticorpo se liga a antigénios nas células-alvo, o CD16 das células NK reconhece o anticorpo e induz a apoptose (Fig. 13) [131].

Foi encontrada uma redução significativa nas células NK em doentes graves infectados com SARS-CoV-2 [780]. Verificou-se que as células NK apresentam um efeito anti-SARS-CoV-2, mas não são funcionais em casos graves. A expressão dos genes relacionados com o IFN-α está aumentada nas células NK em doentes com COVID-19 grave. No entanto, o aumento da expressão de genes induzidos por TNF foi descoberto em casos moderados. Assim, as células NK induzidas por IFN servem provavelmente de marcador para indicar o processo adverso da doença [781].

Além disso, os investigadores encontraram células NK $CD65^{dim}$ $CD16^{neg}$ não convencionais, juntamente com uma diminuição da citotoxicidade das células NK nas PBMC. Nos doentes ligeiros, surgiram as células NK convencionais $CD65^{dim}$ $CD16^{pos}$ e a citotoxicidade recuperou num curto espaço de tempo. No entanto, o processo demorou mais tempo nos doentes infectados graves [782]. Os doentes com insuficiência respiratória grave (SRF) podem também apresentar uma síndrome de ativação macrofágica (MAS) com uma redução proeminente das células assassinas naturais, linfócitos CD19 e linfócitos CD4 [783].

Uma caraterística comum das infecções por coronavírus é a morbilidade e mortalidade substanciais associadas a respostas imunitárias exageradas que resultam em lesões pulmonares e síndrome de dificuldade respiratória aguda, das quais as células NK são um componente importante.

Fig. 13

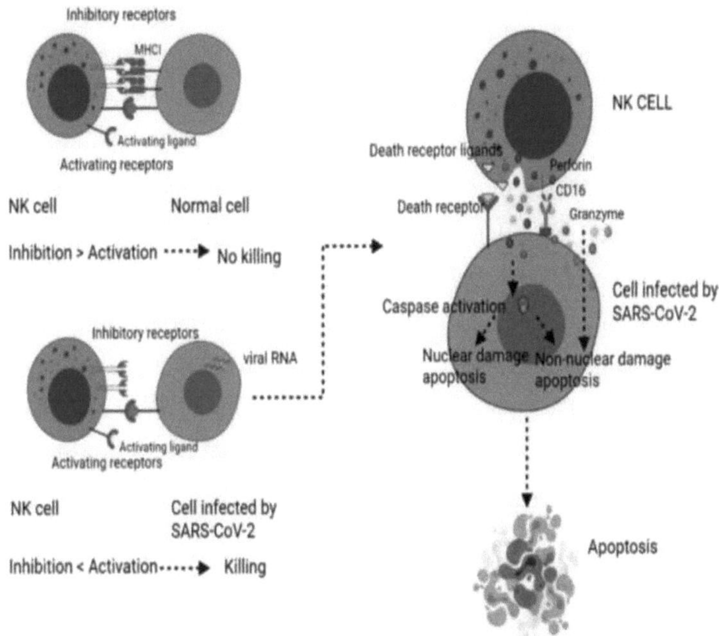

As células NK induzem a apoptose de forma direta e indireta [774, 775]. A expressão do MHC nas células ajuda as células NK a determinar se matam ou não. A lise começa quando o recetor de ativação é superior ao recetor de inibição. Na situação oposta, não se dá início à morte. No primeiro caso, a morte é provocada pelas vias dependentes e independentes da caspase, que conduzem à apoptose por danos nucleares ou por danos não nucleares. Células NK, células assassinas naturais; MHC, complexo principal de histocompatibilidade. (Criado com BioRender.com.)

As principais funções e efeitos das células acima referidas estão resumidos em

Medicamentos que medeiam a resposta inflamatória

A procura de uma cura para os doentes infectados com SARS-CoV-2 é urgente, mas o desenvolvimento de novos medicamentos é moroso. Por conseguinte, a procura de medicamentos comercializados com potenciais efeitos curativos é uma forma ideal de ajudar os doentes e evitar a propagação da doença. Os medicamentos que visam a imunidade inata e a inflamação são promissores, uma vez que a resposta inflamatória excessiva é perigosa para os doentes. Além disso, verifica-se que os medicamentos anti-inflamatórios causariam uma menor evolução viral, o que torna as vacinas ou outros tipos de medicamentos mais eficientes [715]. Nesta revisão, apresentamos brevemente alguns fármacos contra a resposta inflamatória causada pela infeção por SARS-CoV-2 e discutimos também os seus méritos e desvantagens.

Tocilizumab

O tocilizumab é um anticorpo monoclonal humanizado que actua contra a IL-6 para o tratamento de doenças inflamatórias crónicas. Pode bloquear as interações entre os receptores IL-6/IL-6 e inibe subsequentemente a transdução de sinal mediada pela IL-6 (Fig. 8) [784]. O tocilizumab pode influenciar a IL-6 através de duas vias: a sinalização clássica (ligada à membrana) e a sinalização do recetor solúvel (trans) [785].

O primeiro processo é iniciado pela ligação ao IL-6R. Uma vez formado o complexo, a glicoproteína 130 (gp130) inicia a sinalização via JAK e STAT, que leva à ativação de factores de transcrição. Por outro lado, a IL-6 também se pode ligar ao sIL-6R. Um dos efeitos diferentes é que a via de trans-sinalização (mediada pelo sIL-6R) é apresentada como uma sinalização pró-inflamatória, enquanto a outra é um sinal anti-inflamatório. Além disso, o complexo IL-6/sIL-6R pode estimular células noutros tecidos sem IL-6R, uma vez que a gp130 está presente em todos os tipos de células do corpo [786].

Fig. 14

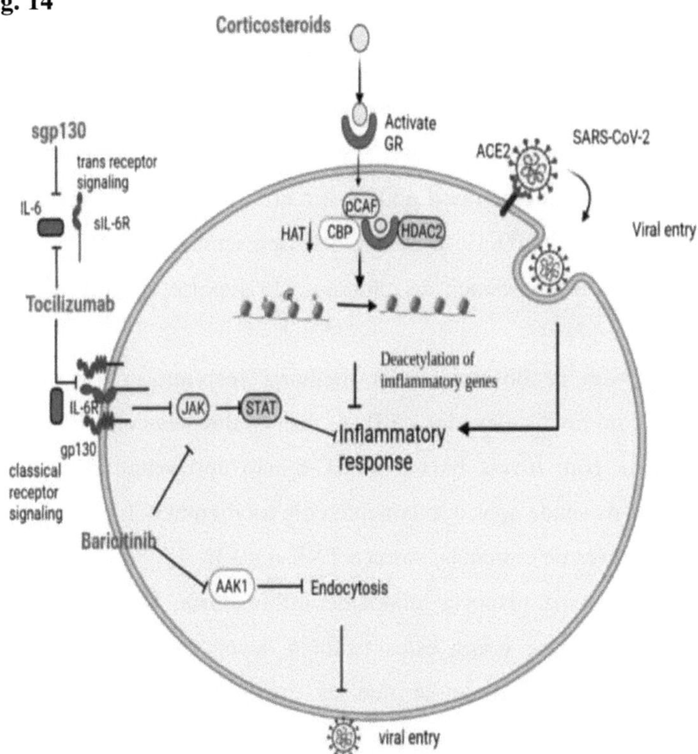

Um diagrama de fármacos anti-inflamatórios contra a infeção por SARS-CoV-2 [786, 792]. Quando o SARS-CoV-2 entra nas células hospedeiras e liberta ARN, a resposta inflamatória causa danos graves. O tocilizumab e o sgp130 actuam em conjunto contra a IL-6, enquanto o baricitinib visa a via de sinalização JAK. O efeito anti-inflamatório dos corticosteróides baseia-se na ativação do GR. sgp130, gp130 solúvel; GR, receptores de glucocorticóides; HAT, histona acetiltransferase; HDAC2, histona desacetilase2; CBP, proteína cAMP-response-element-bmdmg-protem-bmdmg, pCAF, fator associado a p300/CBP; JAK, Janus Kinase; STAT, transdutor de sinal e ativador da transcrição; AAK1, proteína quinase 1 associada a AP2. (Criado com BioRender.com.)

Como demonstrado acima, a IL-6 desempenha um papel importante na tempestade de citocinas após ser afetada pelo SARS-CoV-2. Por conseguinte, vale a pena considerar e aguardar com expetativa se o tocilizumab poderá ser uma nova abordagem para o tratamento da COVID-19. O tocilizumab apresenta resultados positivos na redução da tempestade de citocinas, do suporte vasopressor e da mortalidade [787].

Também se observou uma melhoria respiratória precoce nos doentes com níveis elevados de IL-6, mas os doentes com COVID-19 grave mas com níveis baixos de IL-6 não apresentaram melhores condições de saúde após o tratamento com tocilizumab. É provável que outros factores de citocinas, como o TNF-α e a IL-1β, também estejam envolvidos numa resposta altamente inflamatória. Nestes casos, os medicamentos que visam estes factores devem ser utilizados nesta situação [788]. Verificou-se que os doentes apresentavam níveis reduzidos de linfócitos após a administração de tocilizumab, enquanto os níveis de IL-6 estavam temporariamente aumentados durante alguns dias [789].

No entanto, a modulação de ambas as vias de sinalização da IL-6 é difícil porque provavelmente conduz a consequências indesejadas. Por conseguinte, considera-se a gp130 solúvel (sgp130) porque inibe apenas a via de sinalização trans. Isto deve-se ao facto de a IL-6 em si não se ligar à sgp130, mas o complexo IL-6/sIL-6R liga-se a ela [790]. A trans-sinalização está mais envolvida na resposta inflamatória à doença e é também mais forte do que a sinalização ligada à membrana [791]. Por conseguinte, devem ser realizadas mais experiências e ensaios sobre a sgp130 para compreender a sua função no tratamento da COVID-19.

Corticosteroide

Os corticosteróides são tipos de hormonas esteróides artificiais habitualmente utilizadas para tratar a asma e a artrite reumatoide. Atualmente, é considerado um medicamento potencial para atenuar os efeitos deletérios causados pela COVID-19 devido ao seu efeito anti-inflamatório. Isto pode ser conseguido porque os corticosteróides invertem a acetilação das histonas dos genes inflamatórios activados. Os corticosteróides ligam-se primeiro aos receptores de glucocorticóides (GR) e depois ligam-se a algumas moléculas coactivadoras, como a CBP e a pCAF, para regular a sua atividade de histona acetiltransferase (HAT).

Além disso, a histona desacetilase 2 (HDAC2) é recrutada para o GR ativado. Como resultado, os genes inflamatórios são ainda mais reprimidos através da desacilação de histonas [792]. Além disso, existem várias formas através das quais os corticosteróides inalados (ICS) podem ter um impacto positivo na COVID-19 (Fig. 8). Em primeiro lugar, a expressão genética de ACE2 e TMPRSS2 foi considerada mais baixa em doentes asmáticos depois de receberem ICS [793, 794].

Esta descoberta indica que os corticosteróides podem reduzir a replicação viral, uma vez que tanto a ACE2 como a TMPRSS2 desempenham papéis críticos na infeção viral. Além disso, foi demonstrado que os corticosteróides reduzem a mortalidade em doentes com COVID-19 que desenvolveram SDRA, especialmente os que apresentam marcadores inflamatórios elevados, como a metemoglobina [795, 796].

A dexametasona é um tipo de corticosteroide que é utilizado para tratar a COVID-19 em alguns casos. O tratamento com dexametasona aumentou o tempo de sobrevivência dos doentes sem ventilação mecânica nos primeiros 28 dias, em comparação com os cuidados habituais [797]. Outro estudo indicou que a dexametasona reduziu a mortalidade aos 28 dias em doentes que necessitavam de oxigénio suplementar, em comparação com os cuidados habituais [798]. No entanto, os riscos dos corticosteróides continuam a ser obscuros. Os Centros de Controlo e Prevenção de Doenças (CDC) não recomendam a utilização de corticosteróides como tratamento para o coronavírus porque os esteróides podem prolongar a replicação viral nos doentes com MERS. O efeito imunossupressor causado pela utilização prolongada de corticosteróides também aumenta provavelmente o risco de infeção viral [799].

Além disso, a terapêutica com corticosteróides, incluindo a dexametasona, pode provocar euforia a curto prazo e depressão a longo prazo [800]. Foi mesmo detectada uma taxa de mortalidade mais elevada em doentes com COVID-19 após o tratamento com corticosteróides, em comparação com os que não os tomaram. Isto deve-se provavelmente ao efeito pró-trombótico dos esteróides e a outros efeitos secundários [801]. Por outro lado, é importante controlar as doses de corticosteróides, uma vez que não existem provas específicas que sugiram que os tratamentos com doses elevadas sejam eficazes.

Baricitinib

O baricitinib, um medicamento utilizado no tratamento da artrite reumatoide (AR), pode reduzir a entrada do vírus e a inflamação. O baricitinib é um inibidor da JAK1/JAK2. A JAK liga-se aos receptores de citocinas e ativa os STAT, o que resulta numa resposta pró-inflamatória. A JAK1 e a JAK2 trabalham em conjunto com os receptores de citocinas do tipo II e contribuem para a sinalização do IFNγ [802]. O baricitinib influencia a IL-6, uma vez que a JAK e a STAT também estão envolvidas na via de sinalização da IL-6 (Fig. 16).

Além disso, o baricitinib tem como alvo a proteína quinase 1 associada à AP2 (AAK1) e a quinase associada à ciclina G (GAK), que são reguladores da endocitose. Assim, o baricitinib pode impedir a entrada do vírus nas células porque o vírus entra nas células hospedeiras através da endocitose (Fig. 16) [803, 804]. Os macacos Rhesus tratados com baricitinib apresentaram vários fenómenos. Verificou-se uma diminuição do nível de inflamação e das citocinas inflamatórias, mas o nível de IFN tipo I não foi afetado.

O baricitinib também reduziu a infiltração de macrófagos, os níveis de células T e a NETose [805]. Numa pequena percentagem de doentes tratados com baricitinib, as suas caraterísticas clínicas e os parâmetros da função respiratória melhoram sem acontecimentos adversos graves [806].

No entanto, o baricitinib pode ter efeitos secundários que atrasam a eliminação do vírus e aumentam o risco de eventos tromboembólicos devido à sua propriedade imunossupressora. Além disso, administrado a pessoas que já têm propriedades imunossupressoras ou em alturas inadequadas, o baricitinib impede provavelmente a libertação de citocinas e atrasa a restauração imunitária [809].

Os conhecimentos sobre a infeção pelo SARS-CoV-2 e a resposta imunitária são ainda limitados. Até agora, os estudos sobre outros vírus, incluindo os coronavírus, podem dar origem a informações úteis para compreender melhor como o hospedeiro responde à infeção por SARS-CoV-2 e como o vírus modula a resposta imunitária inata para escapar à defesa do hospedeiro e induzir a patogénese. Por exemplo, o Nsp5 do Porcine delta-coronavírus inibe a sinalização IFN através da clivagem do STAT2 [810].

A Nsp5 do vírus Zika induz a expressão de PIM1, que regula negativamente o nível de interferão de tipo I [811]. Como uma endoribonuclease (EndoU), a Nsp15 do coronavírus da diarreia epidémica porcina (PEDV) é considerada como um fator chave para reprimir a resposta IFN tipo I, o que ajuda a replicação viral e a escapar à defesa do hospedeiro [810]. Nsp3 também serve como um potencial alvo de pesquisa para entender como o vírus antagoniza a sinalização IFN-α/β [720] Estudos sobre o vírus Zika revelaram que um motivo de NS3 pode se ligar a RIG-I e MDA5 e impedir sua translocação do citosol para a mitocôndria. A interrupção da sinalização de RIG-I e MDA5 inibe a indução de IFN-α/β a jusante [811].

Além disso, a protease semelhante à papaína do SARS-CoV (PLpro) é um domínio da Nsp3 que reprime a função do IRF3 ao interagir com o complexo STING-TRAF3-TBK1 [812]. Foi também revelado que a Nsp3 do SARS-CoV inibe a fosforilação do IRF3 [813]. A atividade deubiquitinase (DUB) da PLpro é considerada um componente importante para antagonizar a resposta ao interferão [814, 815]. Embora a pesquisa tenha manifestado que o Nsp3 do SARS-CoV-2 reduziu o DUB em comparação com o SARS-CoV [722], outro estudo mostrou uma resposta antiviral IFN-α/β aprimorada ao tratar com GRL-0617, um inibidor de Nsp3 do SARS-CoV-2, [816] indicando um alvo ideal para o desenvolvimento de medicamentos antivirais.

Consideramos que vale a pena efetuar estudos mais aprofundados. Uma vez que os coronavírus acima referidos partilham caraterísticas semelhantes com o SARS-CoV-2, a compreensão das suas funções proteicas não só é útil para compreender a atividade do SARS-CoV-2, como também fornece novas perspectivas aos investigadores para identificar novos alvos para o desenvolvimento de medicamentos. No entanto, é difícil obter uma visão global das estratégias de evasão viral, porque várias proteínas virais trabalham provavelmente em conjunto para atingir as mesmas proteínas do hospedeiro, ou uma proteína viral actua em várias vias com mecanismos diferentes. Por outro lado, muitos factores podem afetar-se mutuamente nos estudos sobre o SARS-CoV-2, tais como as estirpes de vírus, o tempo de infeção viral, a escolha das linhas celulares, a concentração viral, os genótipos, etc. Assim, é necessária mais investigação e experiências cuidadosamente concebidas para elucidar o quadro completo das estratégias de evasão viral.

Conclusão

Em conclusão, o fator mais importante para determinar o curso da COVID-19 é a resposta imunitária do hospedeiro. Além disso, uma análise aprofundada destas respostas demonstrou o seu impacto na gravidade da doença em diferentes indivíduos, sendo que alguns apresentam sintomas ligeiros e outros permanecem assintomáticos. A compreensão destas reacções em indivíduos com sintomas graves e portadores é essencial para identificar os mecanismos moleculares envolvidos.

Com esta compreensão, poderá ser possível estabelecer uma imunidade protetora a longo prazo contra o vírus e desenvolver estratégias preventivas e terapêuticas para combater a sua propagação e a de outros Coronavírus. A terapia celular é uma nova abordagem de tratamento que envolve a utilização de material celular para fins médicos.

Vários tipos de células, como as células estaminais hematopoiéticas, as células estaminais mesenquimais, os linfócitos, as células NK e as DC, podem ser utilizados na terapia celular. Os ensaios clínicos actuais estão a investigar a eficácia destas células na prevenção ou no tratamento das infecções por COVID-19. Espera-se que esta abordagem inovadora possa tratar eficazmente os doentes que sofrem da doença.

A COVID-19 é uma doença complexa com três fases distintas: replicação viral, hiperactivação imunitária e PASC. Este facto influenciou as opções de tratamento disponíveis, com a utilização de antivirais e anticorpos monoclonais nas fases iniciais e de heparinas e imunossupressores nas fases posteriores.

À medida que mais tratamentos são desenvolvidos e implementados, é importante reconhecer a natureza multifásica da COVID-19. A nossa análise também destaca áreas de investigação futura que são cruciais para compreender a resposta imunitária ao vírus.

Foram estudadas várias vias envolvidas na resposta imunitária ao SARS-CoV-2, tendo os investigadores e os clínicos envidado esforços significativos para compreender a patogénese da COVID-19. Os dados recolhidos durante o primeiro ano da pandemia sugerem que o controlo da inflamação e da desregulação imunitária é crucial, a par dos esforços para combater o próprio vírus.

Embora limitados, os nossos conhecimentos actuais sobre a imunopatologia da COVID-19 estão a evoluir rapidamente, e mais investigação sobre a biologia do SARS-CoV-2 e as respostas imunitárias do hospedeiro conduzirão provavelmente a mudanças na nossa compreensão. As conclusões retiradas nesta revisão baseiam-se na literatura médica e científica recente e devem ser verificadas por diferentes grupos antes de serem aceites.

As hipóteses discutidas nesta revisão são o resultado de conversas em curso entre investigadores, académicos e clínicos que tentam compreender as complexidades da COVID-19. Embora estas hipóteses estejam incompletas e sujeitas a revisões, o objetivo é alinhar-se com a abordagem estratégica da OMS para a inovação e a aprendizagem no combate à pandemia.

A diferenciação entre uma resposta imunitária inata adequada e uma resposta deficiente apresenta desafios, e a avaliação da eficácia do sistema imunitário inato humano contra a infeção por SARS-CoV-2 continua a ser um tópico a investigar. Vários tipos de células, incluindo as células epiteliais, as células endoteliais, os macrófagos alveolares, as células N.K., as células D.C. e os macrófagos inflamatórios de monócitos, desempenham papéis fundamentais na iniciação da produção de IFN durante as infecções virais respiratórias, sendo as células D.C. plasmocitóides reconhecidas como as principais fontes de IFN-I durante as infecções respiratórias por coronavírus como o SARS-CoV.

Além disso, há fortes indícios de que o enfraquecimento da imunidade inata devido ao envelhecimento ou à depressão pode aumentar a vulnerabilidade à infeção pelo SARS-CoV-2 e a gravidade da doença. Por outro lado, verificou-se que a Medicina Tradicional Chinesa (MTC) estimula a resposta imunitária inata, conduzindo a uma redução da progressão da COVID-19. Melhorar o nosso conhecimento sobre a funcionalidade do sistema imunitário inato no desencadeamento da imunidade adaptativa, que coordena as defesas do organismo contra o SARS-CoV-2 e outros vírus respiratórios, poderia ajudar a identificar novos alvos para o desenvolvimento de medicamentos e vacinas contra a COVID-19.

Apresentámos as informações mais recentes sobre o SARS-CoV-2, incluindo a sua estrutura, mecanismos de entrada e métodos de transmissão. Especificamente, aprofundámos as respostas imunitárias inflamatórias e inatas desencadeadas pelo vírus, nomeadamente a tempestade de citocinas. O papel da resposta do interferão de tipo I é explorado, destacando as formas como o SARS-CoV-2 escapa às defesas imunitárias inatas do organismo. A discussão também abrange as proteínas virais responsáveis por interferir com a resposta do interferão de tipo I.

Recomenda-se a realização de mais investigação para compreender melhor a forma como o SARS-CoV-2 manipula a imunidade inata do hospedeiro e as respostas inflamatórias através de vários mecanismos, que são essenciais não só para a sobrevivência e transmissão do vírus, mas também para as taxas de progressão e mortalidade dos doentes com COVID-19. Esta avaliação pode ajudar a responder às principais questões relacionadas com a infeção pelo SARS-CoV-2.

Uma avaliação dos medicamentos actuais que visam as respostas imunes inatas e inflamatórias é também apresentada nesta revisão. Existe otimismo de que a terapêutica combinada, como a utilização de tocilizumab e corticosteróides, possa ter um impacto significativo. Foram observados resultados positivos, incluindo efeitos anti-inflamatórios e melhores taxas de sobrevivência. [169].

Foi testado um regime inicial que envolve três medicamentos antivíricos - interferão beta-1b, lopinavir-ritonavir e ribavirina. A terapêutica combinada resultou em internamentos hospitalares mais curtos e na redução da excreção viral em comparação com o tratamento apenas com lopinavir-ritonavir. Apesar dos resultados positivos desta terapia de cocktail, os efeitos secundários continuam a ser uma preocupação. Outros factores, como as condições de saúde subjacentes dos doentes, a fase da doença, o momento do tratamento, a utilização de ventilação mecânica e as dosagens dos medicamentos, devem ser tidos em conta nos contextos clínicos. São necessários mais estudos para avaliar a segurança e os potenciais efeitos secundários destes medicamentos, a fim de determinar o método de tratamento da COVID-19 mais eficaz

Referências

1. Florindo HF, Kleiner R, Vaskovich-Koubi D, Acúrcio RC, Carreira B, Yeini E, et al. Abordagens imunomediadas contra a COVID-19. *Nat Nanotechnol.* 2020;15:630-45. doi: 10.1038/s41565-020-0732-3.
2. Wang MY, Zhao R, Gao LJ, Gao XF, Wang DP, Cao JM. SARS-CoV-2: Estrutura, Biologia e Desenvolvimento de Terapêuticas Baseadas na Estrutura. *Front Cell Infect Microbiol.* 2020;10:587269. doi: 10.3389/fcimb.2020.587269.
3. Alsobaie S. Understanding the Molecular Biology of SARS-CoV-2 and the COVID-19 Pandemic: A Review. *Infect Drug Resist.* 2021;14:2259-68. doi: 10.2147/IDR.S306441. [PMC free article] [PubMed] [CrossRef] [Google Scholar]
4. Naqvi AAT, Fatima K, Mohammad T, Fatima U, Singh IK, Singh A, et al. Conhecimento do genoma, estrutura, evolução, patogénese e terapias do SARS-CoV-2: Abordagem de genómica estrutural. *BiochimBiophys Ata Mol Basis Dis.* 2020;1866:165878. doi: 10.1016/j.bbadis.2020.165878. [PMC free artigo] [PubMed] [CrossRef] [Google Scholar]
5. Wu A, Peng Y, Huang B, Ding X, Wang X, Niu P, et al. Genoma Composição e Divergência do Novo Coronavírus (2019-nCoV) originário da China. *Micróbio hospedeiro de células.* 2020;27:325-8. doi: 10.1016/j.chom.2020.02.001. [Artigo livre PMC] [PubMed] [CrossRef] [Google Scholar]
6. Gracia-Hernandez M, Sotomayor EM, Villagra A. Targeting

Macrophages as a Therapeutic Option in Coronavirus Disease 2019. *Front Pharmacol.* 2020;11:577571. doi: 10.3389/fphar.2020.577571. [PMC free article] [PubMed] [CrossRef] [Google Scholar]

7. Siu YL, Teoh KT, Lo J, Chan CM, Kien F, Escriou N, et al. As proteínas estruturais M, E e N do coronavírus da síndrome respiratória aguda grave são necessárias para a montagem eficiente, o tráfico e a libertação de partículas semelhantes a vírus. *J Virol.* 2008;82:11318-30. doi: 10.1128/JVI.01052-08. [PMC free article] [PubMed] [CrossRef] [Google Scholar]

8. Zhang Q, Xiang R, Huo S, Zhou Y, Jiang S, Wang Q, et al. Molecular mecanismo de interação entre o SARS-CoV-2 e as células hospedeiras e terapia de intervenção. *Transdutor de sinal alvo Ther.* 2021;6:233. doi: 10.1038/s41392-021-00653-w. [PMC free article] [PubMed] [CrossRef] [Google Scholar]

9. Cheng VC, Lau SK, Woo PC, Yuen KY. Síndrome respiratória aguda grave coronavírus como agente de infeção emergente e reemergente. *Clin Microbiol Rev.* 2007;20:660-94. doi: 10.1128/CMR.00023-07. [PMC free artigo] [PubMed] [CrossRef] [Google Scholar]

10. Ludwig S, Zarbock A. Coronavírus e SARS-CoV-2: Uma breve visão geral. *AnesthAnalg.* 2020;131:93-6. doi: 10.1213/ANE.0000000000004845. [PMC free article] [PubMed]

[CrossRef] [Google Scholar]

11. Azkur AK, Akdis M, Azkur D, Sokolowska M, van de Veen W, Bruggen MC, et al. Resposta imunitária ao SARS-CoV-2 e mecanismos de alterações imunopatológicas na COVID-19. *Allergy.* 2020;75:1564-81. doi: 10.1111/all.14364. [PMC free article] [PubMed] [CrossRef] [Google Scholar]

12. Coopersmith CM, Antonelli M, Bauer SR, Deutschman CS, Evans LE, Ferrer R, et al. A Campanha Sobrevivendo à Sepse: Prioridades de pesquisa para a doença do coronavírus 2019 em doenças críticas. *Crit Care Med.* 2021;49:598-622. doi: 10.1097/ccm.0000000000004895. [PubMed] [CrossRef] [Google Académico].

13. Kuri-Cervantes L, Pampena MB, Meng W, Rosenfeld AM, Ittner CAG, Weisman AR, et al. Mapeamento abrangente de perturbações imunológicas associadas ao COVID-19 grave. Sci Immunol 2020; 5. 10.1126/sciimmunol.abd7114. [PMC free article] [PubMed] [CrossRef]

14. Dai M, Liu D, Liu M, Zhou F, Li G, Chen Z, et al. Os doentes com cancro parecem mais vulneráveis ao SARS-CoV-2: um estudo multicêntrico durante o surto de COVID-19. *Cancer Discov.* 2020;10:783-91. doi: 10.1158/2159- 8290.CD-20-0422. [PMC free article] [PubMed] [CrossRef] [Google Scholar]

15. Shokri S, Mahmoudvand S, Taherkhani R, Farshadpour F. Modulação da
resposta imune pelo coronavírus da síndrome respiratória do Oriente Médio. *J Cell Physiol.* 2019;234:2143-51. doi: 10.1002/jcp.27155. [PMC free
artigo] [PubMed] [CrossRef] [Google Scholar]
16. Birra D, Benucci M, Landolfi L, Merchionda A, Loi G, Amato P, et al.
COVID 19: uma pista da imunidade inata. *Immunol Res.* 2020; 68: 161-8. doi: 10.1007 / s12026-020-09137-5. [PMC Iree article] [PubMed]
[CrossRef] [Google Scholar]
17. Hall MW, Joshi I, Leal L, Ooi EE. Modulação imunológica em COVID-19: Considerações estratégicas para uma intervenção terapêutica personalizada. Clin Infect Dis 2020. 10.1093/cid/ciaa904. [Artigo livre PMC] [PubMed] [CrossRef]
18. Java A, Apicelli AJ, Liszewski MK, Coler-Reilly A, Atkinson JP, Kim AH, et al. O sistema do complemento em COVID-19: amigo e inimigo? JCI Insight 2020; 5. 10.1172 / jci.insight.140711. [PMC free article] [PubMed] [CrossRef]
19. Chauhan AJ, Wiffen LJ, Brown TP. COVID-19: Uma colisão de complemento, coagulação e vias inflamatórias. *J ThrombHaemost.* 2020;18:2110-7. doi: 10.1111/jth.14981. [PMC free article] [PubMed] [CrossRef] [Google Scholar]
20. Li G, Fan Y, Lai Y, Han T, Li Z, Zhou P, et al. Infecções por coronavírus e
respostas imunitárias. *J Med Virol.* 2020;92:424-32.

doi: 10.1002/jmv.25685. [PMC free article] [PubMed] [CrossRef] [Google Scholar]

21. Piras V, Selvarajoo K. Beyond MyD88 and TRIF Pathways in Toll-Like

Sinalização de receptores. *Front Immunol.* 2014;5:70. doi: 10.3389/fimmu.2014.00070. [PMC free article] [PubMed] [CrossRef] [Google Scholar]

22. Zhou S, Wang G, Zhang W. Efeito da via de sinalização TLR4/MyD88 na

síndrome de dificuldade respiratória aguda associada à sépsis em ratos, através da regulação da ativação de macrófagos e da resposta inflamatória. *Exp Ther Med.* 2018;15:3376-84. doi: 10.3892/etm.2018.5815. [PMC livre artigo] [PubMed] [CrossRef] [Google Scholar]

23. Chen N ZM, Dong X, Qu J, Gong F, Han Y, Qiu Y, Wang J, Liu Y, Wei Y, Xia J, Yu T, Zhang X, Zhang L. Caraterísticas epidemiológicas e clínicas de 99 casos de 2019 nova pneumonia por coronavírus em Wuhan, China: um estudo descritivo. Lancet 2020 395: 507-13. 10.1016/S0140-6736(20)30211- 7. [PMC free article] [PubMed] [CrossRef]

24. Ragab D, Salah Eldin H, Taeimah M, Khattab R, Salem R. A COVID-19

Tempestade de citocinas; o que sabemos até agora. *Front Immunol.* 2020;11:1446. doi: 10.3389/fimmu.2020.01446. [Artigo livre PMC] [PubMed] [CrossRef] [Google Scholar]

25. Shimizu M. Caraterísticas clínicas da síndrome da tempestade de

citocinas. In: Cron RQ, EM Behrens, editores. Cytokine Storm Syndrome (Síndrome da Tempestade de Citocinas). Cham: Springer International Publishing; 2019. p. 31-41.

26. Barnes BJ, Adrover JM, Baxter-Stoltzfus A, Borczuk A, Cools-Lartigue J,

Crawford JM, et al. Visando potenciais impulsionadores da COVID-19: Neutrophil extracellular traps. *J Exp Med.* 2020;217:e20200652.

doi: 10.1084/jem.20200652. [PMC free article] [PubMed] [CrossRef] [Google Scholar]

27. Németh T, Sperandio M, Mócsai A. Neutrophils as emerging therapeutic targets. Nat Rev Drug Discov2020. 19: 253-75. [PubMed]

28. Cicco S, Cicco G, Racanelli V, Vacca A. Neutrophil Extracellular Traps

(NETs) e padrões moleculares associados a danos (DAMPs): Dois Alvos Potenciais para o Tratamento da COVID-19. *Mediadores Inflamm.* 2020;2020:7527953. doi: 10.1155/2020/7527953. [PMC free article] [PubMed]

[CrossRef] [Google Scholar]

29. Gomez-Rial J, Rivero-Calle I, Salas A, Martinon-Torres F. Role of

Monócitos/Macrófagos na Patogénese da COVID-19: Implicações para a terapia. *Resistência à Droga Infetada.* 2020;13:2485-93.

doi: 10.2147/IDR.S258639. [PMC free article] [PubMed] [CrossRef] [Google Scholar]

30. Shu Y, Cheng P. Targeting tumor-associated macrophages for cancer immunotherapy. *BiochimBiophys Ata Rev Cancer.* 2020; 1874: 188434. doi: 10.1016 / j.bbcan.2020.188434. [PubMed] [CrossRef] [Google Scholar]

31. Tian L, Lei A, Tan T, Zhu M, Zhang L, Mou H, et al. Macrophage-Based Combination Therapies as a New Strategy for Cancer Immunotherapy (Terapias de combinação baseadas em macrófagos como uma nova estratégia para a imunoterapia do cancro). *Rim*
Dis (Basel) 2021;8:26-43. doi: 10.1159/000518664. [PMC free artigo] [PubMed] [CrossRef] [Google Scholar]

32. Merad M, Martin JC. Inflamação patológica em pacientes com COVID-19: um papel fundamental para monócitos e macrófagos. *Nature Reviews Immunology.* 2020;20:355-62. [Artigo livre PMC] [PubMed] [Google Scholar]

33. Booz GW, Altara R, Eid AH, Wehbe Z, Fares S, Zaraket H, et al. Respostas dos macrófagos associadas à COVID-19: Uma perspetiva farmacológica. *Eur J Pharmacol.* 2020;887:173547. doi: 10.1016/j.ejphar.2020.173547. [PMC free article] [PubMed] [CrossRef] [Google Scholar]

34. Farshi E, Kasmapur B, Arad A. Investigação das células imunitárias na eliminação da COVID-19 infetada pelo pulmão e papel importante da imunidade inata, fagócitos. *Rev Med Virol.* 2021;31:e2158. doi: 10.1002/rmv.2158. [PMC artigo gratuito] [PubMed] [CrossRef] [Google Scholar]

35. Pence BD. COVID-19 grave e envelhecimento: os monócitos são
os

chave? *Geroscience.* 2020;42:1051-61. doi: 10.1007/s11357-020-00213-
0. [PMC free article] [PubMed] [CrossRef] [Google Scholar]

36. Banchereau J, Steinman RM. Células dendríticas e o controlo de imunidade. *Nature.* 1998;392:245-52. doi: 10.1038/32588. [PubMed]
[CrossRef] [Google Scholar]

37. Constantino J, Gomes C, Falcão A, Neves BM, Cruz MT. Imunoterapia baseada em células dendríticas: uma revisão básica e avanços recentes. *Immunol Res.* 2017;65:798-810. [PubMed] [Google Scholar]

38. Magro CM, Mulvey JJ, Laurence J, Sanders S, Crowson AN, Grossman M, et al. As diferentes fisiopatologias subjacentes à perniose associada à COVID-19 e à púrpura trombótica retiforme: uma série de casos. *Br J*
Dermatol. 2021;184:141-50. doi: 10.1111/bjd.19415. [PMC free artigo] [PubMed] [CrossRef] [Google Scholar]

39. Bonaventura A, Vecchie A, Wang TS, Lee E, Cremer PC, Carey B, et al.
Direcionar o GM-CSF na Pneumonia por COVID-19: Fundamentação e Estratégias. *Front Immunol.* 2020;11:1625.
doi: 10.3389/fimmu.2020.01625. [PMC free article] [PubMed] [CrossRef] [Google Scholar]

40. Yuki K, Fujiogi M, Koutsogiannaki S. Fisiopatologia da COVID-19: A
revisão. *Clin Immunol.* 2020;215:108427.
doi: 10.1016/j.clim.2020.108427. [PMC free article] [PubMed]

[CrossRef] [Google Scholar]

41. Zhou R, To KK, Wong YC, Liu L, Zhou B, Li X, et al. A infeção aguda por SARS-CoV-2 prejudica as respostas das células dendríticas e das células T. *Imunidade.* 2020;53:864-77e5. doi: 10.1016/j.immuni.2020.07.026. [PMC free article] [PubMed] [CrossRef] [Google Scholar]

42. Hammer Q, Rückert T, Romagnani C. Natural killer cell specificity for viral infections. *NatImmunol.* 2018;19:800-8. [PubMed] [Google Scholar]

43. Chiossone L, Vienne M, Kerdiles YM, Vivier E, editores editores. Natural killer imunoterapias celulares contra o cancro: inibidores dos pontos de controlo e mais. *Semin Immunol.* 2017;31:55-63. doi: 10.1016/j.smim.2017.08.003. [PubMed] [CrossRef] [Google Scholar]

44. Manickam C, Sugawara S, Reeves RK. Amigos ou inimigos? Os conhecidos e os desconhecidos da biologia das células assassinas naturais na COVID-19 e noutros coronavírus em julho de 2020. *PLoSPathog.* 2020;16:e1008820. doi: 10.1371/journal.ppat.1008820. [PMC free article] [PubMed] [CrossRef] [Google Scholar]

45. Mercado M, Angka L, Martel AB, Bastin D, Olanubi O, Tennakoon G, et al. Achatando a curva da COVID-19 com imunoterapias baseadas em células assassinas naturais. *Front Immunol.* 2020;11:1512. doi: 10.3389/fimmu.2020.01512. [PMC free article] [PubMed]

[CrossRef] [Google Scholar]

46. Buttner M, Miao Z, Wolf FA, Teichmann SA, Theis FJ. A test metric for assessing single-cell RNA-seq batch correction. *Métodos Nat.* 2019;16:43-9. doi: 10.1038/s41592-018-0254-1. [PubMed] [CrossRef] [Google Scholar]

47. McKechnie JL, Blish CA. O sistema imunitário inato: Lutando na Frente

Linhas de comunicação ou a chama da COVID-19? *Micróbio hospedeiro de células.* 2020;27:863-9. doi: 10.1016/j.chom.2020.05.009. [PMC free artigo] [PubMed] [CrossRef] [Google Scholar]

48. van Eeden C, Khan L, Osman MS, Cohen Tervaert JW. Disfunção das células assassinas naturais e seu papel no COVID-19. Int J Mol Sci 2020; 21. 10.3390/ijms21176351. [Artigo livre PMC] [PubMed] [CrossRef]

49. Kilinç E, Baranoglu, Y Os estabilizadores de mastócitos como terapia de apoio podem contribuir para aliviar as respostas inflamatórias fatais e a gravidade das complicações pulmonares na infeção por COVID-19. Clínica Anatólia o Jornal de Ciências Médicas 2020; 111-8. 10.21673/anadoluklin.720116. [CrossRef]

50. Lichterman JN, Reddy SM. Mastócitos: A New Frontier for Cancer Immunotherapy. *Cells.* 2021;10:1270. [Artigo gratuito do PMC] [PubMed] [Google Scholar]

51. Kempuraj D, Selvakumar GP, Ahmed ME, Raikwar SP, Thangavel R, Khan A, et al. COVID-19, mastócitos, tempestade de citocinas, stress psicológico e

Neuroinflamação. *Neuroscientist.* 2020;26:402-14.

doi: 10.1177/1073858420941476. [PubMed] [CrossRef] [Google Scholar]

52. Walker LJ, Sewell AK, Klenerman P. T cell sensitivity and the outcome of
infeção viral. *Clin Exp Immunol.* 2010;159:245-55. doi: 10.1111/j.1365- 2249.2009.04047.x. [PMC free article] [PubMed] [CrossRef] [Google
Académico].

53. Chen G, Wu D, Guo W, Cao Y, Huang D, Wang H, et al. Clínica e
caraterísticas imunológicas da doença grave e moderada do coronavírus 2019. *J Clin Invest.* 2020;130:2620-9. doi: 10.1172/JCI137244. [PMC free
artigo] [PubMed] [CrossRef] [Google Scholar]

54. Martines RB, Ng DL, Greer PW, Rollin PE, Zaki SR. Tecidos e células
tropismo, patologia e patogénese dos vírus Ébola e Marburgo. *J Pathol.* 2015;235:153-74. doi: 10.1002/path.4456. [PubMed] [CrossRef] [Google Scholar]

55. Mazzoni A, Salvati L, Maggi L, Capone M, Vanni A, Spinicci M, et al.
A citotoxicidade prejudicada das células imunitárias na COVID-19 grave é dependente da IL-6. *J Clin Invest.* 2020;130:4694-703. doi: 10.1172/JCI138554. [PMC tree
artigo] [PubMed] [CrossRef] [Google Scholar]

56. McClain MT, Park LP, Nicholson B, Veldman T, Zaas AK, Turner R, et al. Longitudinal analysis of leukocyte differentials in

peripheral blood of patients with acute respiratory viral infections. *J Clin Virol.* 2013;58:689-95. doi: 10.1016/j.jcv.2013.09.015. [PubMed] [CrossRef] [Google Scholar]

57. Laing AG LA, Del Barrio IDM, Das A, Fish M, Monin L, et al. Um consenso

A assinatura imunológica da COVID-19 combina a imunoprotecção com caraterísticas discretas semelhantes às da sépsis associadas a um mau prognóstico. MedRxiv 2020.

https://www.medrxiv.org/content/10.1101/2020.06.08.20125112v1.

58. Dewey C HS, Goelz E, Linzer M. Supporting Clinicians During the COVID-

19 Pandemia. *Ann Intern Med.* 2020;172:752-3. doi: 10.7326/M20-

1033. [PMC free article] [PubMed] [CrossRef] [Google Scholar]

59. Liao M, Liu Y, Yuan J, Wen Y, Xu G, Zhao J, et al. Single-cell landscape of

células imunitárias broncoalveolares em doentes com COVID-19. *Nat*

Med. 2020;26:842-4. doi: 10.1038/s41591-020-0901-9. [PubMed] [CrossRef] [Google Scholar]

60. Tan L, Wang Q, Zhang D, Ding J, Huang Q, Tang YQ, et al. A linfopenia prevê a gravidade da doença COVID-19: um estudo descritivo e preditivo. *Alvo de Transdução de Sinal Terapêutico.* 2020;5:33. doi: 10.1038/s41392-020- 0148-4. [PMC Iree article] [PubMed] [CrossRef] [Google Scholar]

61. Diao B, Wang C, Tan Y, Chen X, Liu Y, Ning L, et al. Redução e

Esgotamento funcional de células T em pacientes com doença de coronavírus 2019 (COVID-19) *Front Immunol.* 2020;11:827. doi: 10.3389/fimmu.2020.00827. [PMC free article] [PubMed] [CrossRef] [Google Scholar]

62. Giamarellos-Bourboulis EJ, Netea MG, Rovina N, Akinosoglou K,

Antoniadou A, Antonakos N, et al. Complex Immune Dysregulation in COVID-19 Patients with Severe Respiratory Failure (Desregulação imunitária complexa em doentes com COVID-19 com insuficiência respiratória grave). *Hospedeiro celular*

Microbe. 2020;27:992-1000 e3. doi: 10.1016/j.chom.2020.04.009. [PMC free article] [PubMed] [CrossRef] [Google Scholar]

63. Bottcher JP, Schanz O, Garbers C, Zaremba A, Hegenbarth S, Kurts C, et al.

Desenvolvimento rápido dependente da trans-sinalização de IL-6 da função das células T CD8+ citotóxicas. *Cell Rep.* 2014;8:1318-27.

doi: 10.1016/j.celrep.2014.07.008. [PubMed] [CrossRef] [Google Scholar]

64. Zamora V, Rodero M, Ibanez-Escribano A, Andreu-Ballester JC, Mendez S, Cuellar C. Expansão de linfócitos T reguladores por células dendríticas da medula óssea de murinos previamente estimuladas com antigénios de larvas de Anisakis simplex. *Mem Inst Oswaldo Cruz.* 2021;116:e200560. doi: 10.1590/007402760200560. [PMC Iree article] [PubMed] [CrossRef] [Google Scholar]

65. de Waal Malefyt R, Haanen J, Spits H, Roncarolo MG, te Velde A, Figdor C, et al. A interleucina 10 (IL-10) e a IL-10 viral reduzem fortemente a proliferação de células T humanas específicas de antigénios, diminuindo a capacidade de apresentação de antigénios dos monócitos através da regulação negativa da expressão do complexo principal de histocompatibilidade de classe II. *J Exp Med.* 1991;174:915-24. doi: 10.1084/jem.174.4.915. [PMC free article] [PubMed] [CrossRef] [Google Scholar]

66. Lu Q, Wang Z, Yin Y, Zhao Y, Tao P, Zhong P. Associação de doenças periféricas

Níveis de Linfócitos e Subconjuntos com a Progressão e Mortalidade da COVID-19: Uma Revisão Sistemática e Meta-Análise. *Front Med (Lausanne)* 2020; 7: 558545. doi: 10.3389 / fmed.2020.558545. [PMC free artigo] [PubMed] [CrossRef] [Google Scholar]

67. Zheng HY, Zhang M, Yang CX, Zhang N, Wang XC, Yang XP, et al. Níveis elevados de exaustão e diversidade funcional reduzida de células T no sangue periférico podem prever uma progressão grave em doentes com COVID-19. *Cell Mol Immunol.* 2020;17:541-3. doi: 10.1038/s41423-020-0401-3. [PMC free article] [PubMed] [CrossRef] [Google Scholar]

68. Azevedo FR, Ikeoka D, Caramelli B. Efeitos do jejum intermitente sobre

metabolismo em homens. *Rev Assoc Med Bras (1992)* 2013;59:167-73.

doi: 10.1016/j.ramb.2012.09.003. [PubMed] [CrossRef] [Google

Scholar]

69. Zheng M, Gao Y, Wang G, Song G, Liu S, Sun D, et al. Esgotamento funcional dos linfócitos antivirais em doentes com COVID-19. *Cell Mol Immunol.* 2020;17:533-5. doi: 10.1038/s41423-020-0402-2. [PMC free artigo] [PubMed] [CrossRef] [Google Scholar]

70. Grifoni A, Weiskopf D, Ramirez SI, Mateus J, Dan JM, Moderbacher CR, et al. Targets of T Cell Responses to SARS-CoV-2 Coronavirus in Humans with COVID-19 Disease and Unexposed Individuals [Alvos das Respostas das Células T ao Coronavírus SARS-CoV-2 em Humanos com Doença COVID-19 e Indivíduos Não Expostos]. *Cell.* 2020; 181: 1489-501 e15. doi: 10.1016 / j.cell.2020.05.015. [PMC free article] [PubMed] [CrossRef] [Google Scholar]

71. Ni L, Ye F, Cheng ML, Feng Y, Deng YQ, Zhao H, et al. Deteção de SARS-Imunidade humoral e celular específica do CoV-2 em indivíduos convalescentes da COVID-19. *Immunity.* 2020;52:971-7 e3. doi: 10.1016/j.immuni.2020.04.023. [PMC free article] [PubMed] [CrossRef] [Google Scholar]

72. Shrotri M, van Schalkwyk MCI, Post N, Eddy D, Huntley C, Leeman D, et al. Resposta das células T à infeção por SARS-CoV-2 em humanos: Uma revisão sistemática. *PLoS One.* 2021;16:e0245532. doi: 10.1371/journal.ponc.0245532. [PMC Iree article] [PubMed]

[CrossRef] [Google Scholar]

73. Shao Y, Forster SC, Tsaliki E, Vervier K, Strang A, Simpson N, et al. Stunted microbiota and opportunistic pathogen colonization in caesarean-section birth. *Nature.* 2019;574:117-21. doi: 10.1038/s41586-019-1560-1. [PMC free article] [PubMed] [CrossRef] [Google Scholar]

74. Yang X, Xie L, Li Y, Wei C. Mais de 9.000.000 de genes únicos no intestino humano
comunidade bacteriana: estimar o número de genes dentro de um corpo humano. *PLoS One.* 2009;4:e6074. doi: 10.1371/journal.pone.0006074. [PMC free
artigo] [PubMed] [CrossRef] [Google Scholar]

75. Akash MS, Rehman K, Chen S. Role of inflammatory mechanisms in pathogenesis of type 2 diabetes mellitus. *J Cell Biochem.* 2013;114:525-31. doi: 10.1002/jcb.24402. [PubMed] [CrossRef] [Google Scholar]

76. Chigbu DI, Loonawat R, Sehgal M, Patel D, Jain P. Hepatitis C virus
infeção: interação vírus-hospedeiro e mecanismos de infeção viral persistência. *Cells.* 2019;8:376. doi: 10.3390/cells8040376. [PMC free
artigo] [PubMed] [CrossRef] [Google Scholar]

77. Hubbard RE, O'Mahony MS, Savva GM, Calver BL, Woodhouse KW.
Medidas de inflamação e fragilidade em pessoas idosas. *J Cell Mol Med.* 2009;13:3103-9. doi: 10.1111/j.1582-4934.2009.00733.x. [PMC free

artigo] [PubMed] [CrossRef] [Google Scholar]

78. Leng SX, Xue QL, Tian J, Walston JD, Fried LP. Inflammation and frailty in older women (Inflamação e fragilidade em mulheres idosas). *J Am Geriatr Soc.* 2007;55:864-71. doi: 10.1111/j.1532-5415.2007.01186.x. [PubMed] [CrossRef] [Google Scholar]

79. Ikeoka D, Mader JK, Pieber TR. Tecido adiposo, inflamação e doenças cardiovasculares. *Rev Assoc Med Bras (1992)* 2010;56:116-21. doi: 10.1590/s0104-42302010000100026. [PubMed] [CrossRef] [Google Académico].

80. Miller JD, van der Most RG, Akondy RS, Glidewell JT, Albott S, Masopust D, et al. Human effector and memory CD8+ T cell responses to smallpox and yellow fever vaccines. *Immunity.* 2008;28:710-22. doi: 10.1016/j.immuni.2008.02.020. [PubMed] [CrossRef] [Google Scholar]

81. Lechien JR, Chiesa-Estomba CM, Place S, Van Laethem Y, Cabaraux P, Mat Q, et al. Caraterísticas clínicas e epidemiológicas de 1420 doentes europeus com doença de coronavírus ligeira a moderada 2019. *J Intern Med.* 2020;288:335-44. doi: 10.1111/joim.13089. [PMC free artigo] [PubMed] [CrossRef] [Google Scholar]

82. Okeke EB, Uzonna JE. O papel fundamental das células T reguladoras no Regulação das células imunes inatas. *Front Immunol.* 2019;10:680. doi: 10.3389/fimmu.2019.00680. [Artigo livre PMC] [PubMed]

[CrossRef] [Google Scholar]

83. Thevarajan I, Nguyen THO, Koutsakos M, Druce J, Caly L, van de Sandt CE,

et al. Amplitude das respostas imunitárias concomitantes antes da recuperação do doente: um relato de caso de COVID-19 não grave. *Nat Med.* 2020;26:453-5.

doi: 10.1038/s41591-020-0819-2. [PMC free article] [PubMed] [CrossRef] [Google Scholar]

84. Weiskopf D, Schmitz KS, Raadsen MP, Grifoni A, Okba NMA, Endeman H, et al. Phenotype and kinetics of SARS-CoV-2-specific T cells in COVID-19 patients with acute respiratory distress syndrome. *Sci Immunol.* 2020; 5: eabd2071. doi: 10.1126 / sciimmunol.abd2071. [PMC free article] [PubMed] [CrossRef] [Google Scholar]

85. Altmann DM, Boyton RJ. Imunidade às células T do SARS-CoV-2: Specificity, function, durability, and role in protection. *Sci Immunol.* 2020; 5: eabd6160. doi: 10.1126 / sciimmunol.abd6160. [PubMed] [CrossRef] [Google Scholar]

86. Peng Y, Mentzer AJ, Liu G, Yao X, Yin Z, Dong D, et al. Ampla e forte

células T CD4 (+) e CD8 (+) de memória induzidas pelo SARS-CoV-2 em doentes convalescentes com COVID-19 no Reino Unido. bioRxiv 2020.

10.1101/2020.06.05.134551. [PMC free article] [PubMed] [CrossRef]

87. Zhou Y, Fu B, Zheng X, Wang D, Zhao C, Qi Y, et al. Células T patogénicas e monócitos inflamatórios incitam tempestades

inflamatórias em doentes graves com COVID-19. *Natl Sci Rev.* 2020; 7: 998-1002. doi: 10.1093 /nsr/nwaa041. [PMC artigo gratuito] [PubMed] [CrossRef] [Google Scholar]

88. Wang F, Nie J, Wang H, Zhao Q, Xiong Y, Deng L, et al. Caraterísticas de Alteração do Subconjunto de Linfócitos Periféricos na Pneumonia por COVID-19. *J Infect Dis.* 2020;221:1762-9. doi: 10.1093/infdis/jiaa150. [PMC livre artigo] [PubMed] [CrossRef] [Google Scholar]

89. Takahashi T, Ellingson MK, Wong P, Israelow B, Lucas C, Klein J, et al. Diferenças de sexo nas respostas imunitárias subjacentes aos resultados da doença COVID-19. *Nature.* 2020; 588: 315-20. doi: 10.1038 / s41586-020-2700-3. [PMC artigo gratuito] [PubMed] [CrossRef] [Google Scholar]

90. Chua RL, Lukassen S, Trump S, Hennig BP, Wendisch D, Pott F, et al. A gravidade da COVID-19 está correlacionada com as interações entre o epitélio das vias respiratórias e as células imunitárias identificadas pela análise de uma única célula. *Nat Biotechnol.* 2020;38:970-9. doi: 10.1038/s41587-020-0602-4. [PubMed] [CrossRef] [Google Scholar]

91. Wen W, Su W, Tang H, Le W, Zhang X, Zheng Y, et al. Perfil de células imunitárias de doentes com COVID-19 na fase de recuperação por sequenciação de uma única célula. *Cell Discov.* 2020; 6: 31. doi: 10.1038 / s41421-020-0168-9. [Artigo gratuito do PMC] [PubMed] [CrossRef] [Google Scholar]

92. Wilk AJ, Rustagi A, Zhao NQ, Roque J, Martinez-Colon GJ, McKechnie JL,

et al. Um atlas de célula única da resposta imune periférica em pacientes com COVID-19 grave. *Nat Med.* 2020;26:1070-6. doi: 10.1038/s41591-020-
0944-y. [PMC free article] [PubMed] [CrossRef] [Google Scholar]

93. Mudd PA, Crawford JC, Turner JS, Souquette A, Reynolds D, Bender D, et al. A imunossupressão direcionada distingue COVID-19 da gripe em doenças moderadas e graves. medRxiv 2020. 10.1101/2020.05.28.20115667. [CrossRef]

94. Chen R, Sang L, Jiang M, Yang Z, Jia N, Fu W, et al. Longitudinal variações hematológicas e imunológicas associadas à progressão dos doentes com COVID-19 na China. *J Allergy Clin Immunol.* 2020; 146: 89-100. doi: 10.1016 / j.jaci.2020.05.003. [Artigo livre PMC] [PubMed]
[CrossRef] [Google Scholar]

95. Vabret N, Britton GJ, Gruber C, Hegde S, Kim J, Kuksin M, et al. Imunologia da COVID-19: Estado atual da
Ciência. *Immunity.* 2020;52:910-41.
doi: 10.1016/j.immuni.2020.05.002. [PMC artigo gratuito] [PubMed]
[CrossRef] [Google Scholar]

96. Oja AE, Saris A, Ghandour CA, Kragten NAM, Hogema BM, Nossent EJ, et
al. Divergent SARS-CoV-2-specific T- and B-cell responses in severe but not mild COVID-19 patients. *Eur J Immunol.* 2020;50:1998-2012.
doi: 10.1002/eji.202048908. [PubMed] [CrossRef] [Google

Scholar]

97. Arpaia N, Green JA, Moltedo B, Arvey A, Hemmers S, Yuan S, et al. A
Função distinta das células T reguladoras na proteção dos tecidos. *Cell.* 2015;162:1078-89. doi: 10.1016/j.cell.2015.08.021. [PMC artigo livre] [PubMed] [CrossRef] [Google Scholar]

98. Bettelli E, Carrier Y, Gao W, Korn T, Strom TB, Oukka M, et al. Reciprocal
vias de desenvolvimento para a geração de células TH17 patogénicas efectoras e células T reguladoras. *Nature.* 2006;441:235-8.
doi: 10.1038/natureO4753. [PubMed] [CrossRef] [Google Scholar]

99. Taga K TG. IL-10 inibe a proliferação de células T humanas e a produção de IL-2. *J Immunol.* 1992;148:1143-8. [PubMed] [Google Scholar]

100. Neidleman J, Luo X, Frouard J, Xie G, Gill G, Stein ES, et al. As células T específicas do SARS-CoV-2 apresentam caraterísticas fenotípicas de função auxiliar, falta de
Diferenciação terminal e elevado potencial de proliferação. *Cell Rep Med.* 2020;1:100081. doi: 10.1016/j.xcrm.2020.100081. [PMC livre
artigo] [PubMed] [CrossRef] [Google Scholar]

101. Liang SC, Latchman YE, Buhlmann JE, Tomczak MF, Horwitz BH, Freeman GJ, et al. Regulation of PD-1, PD-L1, and PD-L2 expression during normal and autoimmune responses. *Eur J Immunol.* 2003;33:2706-16. doi: 10.1002/eji.200324228.

[PubMed] [CrossRef] [Google Scholar]

102. Haghverdi L, Lun ATL, Morgan MD, Marioni JC. Batch effects in single-cell RNA-sequencing data are corrected by matching mutual nearest neighbors. *Nat Biotechnol.* 2018;36:421-7. doi: 10.1038/nbt.4091. [PMC artigo gratuito] [PubMed] [CrossRef] [Google Scholar]

103. Holuka C, Merz MP, Fernandes SB, Charalambous EG, Seal SV, Grova N, et al. A pandemia da COVID-19: Does Our Early Life Environment, Life Trajectory and Socioeconomic Status Determine Disease Susceptibility and Severity? Int J Mol Sci 2020; 21. 10.3390/ijms21145094. [PMC free article] [PubMed] [CrossRef]

104. Rajarshi K, Chatterjee A, Ray S. Combatendo a COVID-19 com a terapia mesenquimal

terapia com células estaminais. *Biotechnol Rep (Amst)* 2020;26:e00467. doi: 10.1016/j.btre.2020.e00467. [PMC artigo gratuito] [PubMed]

[CrossRef] [Google Scholar]

105. Thanunchai M, Hongeng S, Thitithanyanont A. Células estromais mesenquimais e infeção viral. *Stem Cells Int.* 2015; 2015: 860950. doi: 10.1155 / 2015 / 860950. [Artigo livre PMC] [PubMed] [CrossRef] [Google Scholar]

106. Li X, Wang K, Lyu Y, Pan H, Zhang J, Stambolian D, et al. A aprendizagem profunda permite um agrupamento exato com remoção do efeito de lote na análise de RNA-seq de uma única célula. *Nat Commun.* 2020; 11: 2338. doi: 10.1038 / s41467-020-15851- 3. [Artigo gratuito do PMC] [PubMed] [CrossRef] [Google

Scholar]

107. Leng Z, Zhu R, Hou W, Feng Y, Yang Y, Han Q, et al. Transplante de

As células estaminais mesenquimais ACE2(-) melhoram a evolução dos doentes com pneumonia por COVID-19. *Aging Dis.* 2020;11:216-28.

doi: 10.14336/AD.2020.0228.

108. Cancio M, Ciccocioppo R, Rocco PRM, Levine BL, Bronte V, Bollard CM, et al. Tendências emergentes no tratamento da COVID-19: aprender com as condições inflamatórias associadas às terapias celulares. *Cytotherapy.* 2020; 22: 474-81. doi: 10.1016 / j.jcyt.2020.04.100.

109. Canham MA, Campbell JDM, Mountford JC. A utilização de células mesenquimais

células estromais no tratamento da doença do coronavírus 2019. *J Transl Med.* 2020;18:359. doi: 10.1186/s12967-020-02532-4. [PMC free

artigo] [PubMed] [CrossRef] [Google Scholar]

110. Glenn JD, Whartenby KA. Células estaminais mesenquimais: Mecanismos emergentes

de imunomodulação e terapia. *World J Stem Cells.* 2014;6:526-39. doi: 10.4252/wjsc.v6.i5.526. [PMC Iree article] [PubMed] [CrossRef] [Google Scholar]

111. Yang L, Liu S, Liu J, Zhang Z, Wan X, Huang B, et al. COVID-19:

imunopatogénese e imunoterapêutica. *Alvo de transdução de sinal Ther.* 2020;5:128. doi: 10.1038/s41392-020-00243-2. [PMC free

artigo] [PubMed] [CrossRef] [Google Scholar]

112. Toor SM, Saleh R, Sasidharan Nair V, Taha RZ, Elkord E. T-cell responses and therapies against SARS-CoV-2 infection. *Immunology.* 2021;162:30-43. doi: 10.1111/imm.13262. [Artigo gratuito PMC] [PubMed] [CrossRef] [Google Scholar]

113. Hossein-Khannazer N, Shokoohian B, Shpichka A, Aghdaei HA, Timashev P, Vosough M. Novas abordagens terapêuticas para o tratamento da COVID-19. *J Mol Med (Berl)* 2020; 98: 789-803. doi: 10.1007 / s00109-020-01927-6. [PMC free article] [PubMed] [CrossRef] [Google Scholar]

114. Grigorian M, Hartenstein V. Hematopoiese e órgãos hematopoiéticos em artrópodes. *Dev Genes Evol.* 2013;223:103-15. doi: 10.1007/s00427-012- 0428-2. [PMC free article] [PubMed] [CrossRef] [Google Scholar]

115. Yeaman MR. Platelets in defense against bacterial pathogens. *Cell Mol Life Sci.* 2010;67:525-44. doi: 10.1007/s00018-009-0210-4. [PMC free artigo] [PubMed] [CrossRef] [Google Scholar]

116. Assinger A. Platelets and infection - an emerging role of platelets in viral infeção. *Front Immunol.* 2014;5:649. doi: 10.3389/fimmu.2014.00649. [PMC Iree article] [PubMed] [CrossRef] [Google Scholar]

117. Jeyaraman M, Ranjan R, Kumar R, Arora A, Chaudhary D, Ajay SS, et al. Terapia celular: Eixos de luz emergentes para COVID-19. *Investigação de células estaminais.* 2020;7:11. doi: 10.21037/sci-2020-022.

118. Zhou P., Yang X.L., Wang X.G., Hu B., Zhang L., Zhang W., Si H.R., Zhu Y., Li B., Huang C.L., et al. Um surto de pneumonia associado a um novo coronavírus de provável origem em morcego. *Nature.* 2020;579:270-273. doi: 10.1038/s41586-020-2012-7.
119. Walker M. Track the Coronavirus Outbreak on Johns Hopkins Live Dashboard (Acompanhe o surto de coronavírus no painel ao vivo da Johns Hopkins). [(acedido em 29 de julho de 2022)]. Disponível online: https://www.medpagetoday.com/infectiousdisease/publichealth/84698
120. Hu B., Guo H., Zhou P., Shi Z.L. Caraterísticas do SARS-CoV-2 e da COVID-19. *Nat. Rev. Microbiol.* 2021;19:141-154. doi: 10.1038/s41579-020- 00459-7. [PMC free article] [PubMed] [CrossRef] [Google Scholar]
121. Kim S. Desenvolvimento de medicamentos para a COVID-19. *J. Microbiol. Biotechnol.* 2022;32:1-5. doi: 10.4014/jmb.2110.10029. [PMC free article] [PubMed] [CrossRef] [Google Scholar]
122. Sungnak W., Huang N., Becavin C., Berg M., Queen R., Litvinukova M., Talavera-Lopez C., Maatz H., Reichart D., Sampaziotis F., et al. Os factores de entrada do SARS-CoV-2 são altamente expressos nas células epiteliais nasais juntamente com genes da imunidade inata. *Nat. Med.* 2020;26:681-687. doi: 10.1038/s41591-020- 0868-6. [PMC Iree article] [PubMed] [CrossRef] [Google Scholar]
123. Lukassen S., Chua R.L., Trefzer T., Kahn N.C., Schneider M.A., Muley T., Winter H., Meister M., Veith C., Boots AW, et al. Os

receptores ACE2 e TMPRSS2 do SARS-CoV-2 são expressos principalmente em células secretoras transitórias brônquicas. *EMBO J.* 2020; 39: e105114. doi: 10.15252 / embj.2020105114. [PMC free article] [PubMed] [CrossRef] [Google Scholar]

124. Alene M., Yismaw L., Assemie M.A., Ketema D.B., Gietaneh W., Birhan T.Y. Intervalo de série e período de incubação da COVID-19: Uma revisão sistemática e meta-análise. *BMC Infect. Dis.* 2021;21:257. doi: 10.1186/s12879-021- 05950-x. [PMC free article] [PubMed] [CrossRef] [Google Scholar]

125. Griffin D.O., Brennan-Rieder D., Ngo B., Kory P., Confalonieri M., Shapiro L., Iglesias J., Dube M., Nanda N., In G.K., et al. A importância de compreender as fases da COVID-19 no tratamento e nos ensaios. *AIDS Rev.* 2021;23:40-47. doi: 10.24875/AIDSRev.200001261. [PubMed] [CrossRef] [Google Scholar]

126. Sahu A.K., Mathew R., Bhat R., Malhotra C., Nayer J., Aggarwal P., Galwankar S. Utilização de esteróides em doentes com COVID-19 que não necessitam de oxigénio: Uma revisão sistemática e meta-análise. *QJM.* 2021;114:455-463. doi: 10.1093/qjmed/hcab212. [PubMed] [CrossRef] [Google Scholar]

127. Matricardi P.M., Dal Negro R.W., Nisini R. O primeiro modelo imunológico holístico da COVID-19: Implicações para prevenção, diagnóstico e medidas de saúde pública. *Pediatr. Allergy Immunol.* 2020;31:454-470. doi: 10.1111/pai.13271.

[PMC Iree article] [PubMed] [CrossRef] [Google Scholar]
128. Huang C., Wang Y., Li X., Ren L., Zhao J., Hu Y., Zhang L., Fan G., Xu J.,
Gu X., et al. Caraterísticas clínicas dos pacientes infectados com o novo coronavírus de 2019 em Wuhan, China. *Lancet.* 2020;395:497-506. doi: 10.1016/S0140-6736(20)30183-5. [PMC free article] [PubMed] [CrossRef] [Google Scholar]
129. Stasi C., Fallani S., Voller F., Silvestri C. Tratamento para a COVID-19: Um
visão geral. *Eur. J. Pharmacol.* 2020;889:173644. doi: 10.1016/j.ejphar.2020.173644. [PMC free article] [PubMed] [CrossRef] [Google Scholar]
130. Sudre C.H., Murray B., Varsavsky T., Graham M.S., Penfold R.S., Bowyer R.C., Pujol J.C., Klaser K., Antonelli M., Canas L.S., et al. Atributos e preditores da COVID longa. *Nat. Med.* 2021; 27: 626-631. doi: 10.1038 / s41591- 021-01292-y. [Artigo gratuito do PMC] [PubMed] [CrossRef] [Google Scholar]
131. Xu X., Han M., Li T., Sun W., Wang D., Fu B., Zhou Y., Zheng X., Yang Y.,
Li X., et al. Tratamento eficaz de doentes com COVID-19 grave com tocilizumab. *Proc. Natl. Acad. Sci. USA.* 2020;117:10970-10975. doi: 10.1073/pnas.2005615117. [PMC artigo gratuito] [PubMed]
[CrossRef] [Google Scholar]
132. Duan K., Liu B., Li C., Zhang H., Yu T., Qu J., Zhou M., Chen L., Meng S.,

Hu Y., et al. Eficácia da terapia de plasma convalescente em pacientes graves com COVID-19. *Proc. Natl. Acad. Sci. USA.* 2020;117:9490-9496. doi: 10.1073/pnas.2004168117. [PMC free article] [PubMed]
[CrossRef] [Google Scholar]

133. Java A., Apicelli A.J., Liszewski M.K., Coler-Reilly A., Atkinson J.P., Kim A.H., Kulkarni H.S. O sistema do complemento na COVID-19: Amigo e inimigo? *JCI Insight.* 2020; 5: e140711. doi: 10.1172 / jci.msight.140711. [Artigo gratuito do PMC] [PubMed] [CrossRef] [Google Scholar]

134. Gralinski L.E., Sheahan T.P., Morrison T.E., Menachery V.D., Jensen K.,
Leist SR, Whitmore A., Heise MT, Baric RS A ativação do complemento contribui para a patogénese do coronavírus da síndrome respiratória aguda grave. *mBio.* 2018;9:e01753-18. doi: 10.1128/mBio.01753-18. [PMC
artigo livre] [PubMed] [CrossRef] [Google Scholar]

135. Jiang Y., Zhao G., Song N., Li P., Chen Y., Guo Y., Li J., Du L., Jiang S.,
Guo R., et al. O bloqueio do eixo C5a-C5aR alivia as lesões pulmonares em ratinhos transgénicos hDPP4 infectados com MERS-CoV. *Emerg. Microbes Infect.* 2018;7:77. doi: 10.1038/s41426-018-0063-8. [PMC livre
artigo] [PubMed] [CrossRef] [Google Scholar]

136. Gao T., Hu M., Zhang X., Li H., Zhu L., Liu H., Dong Q., Zhang Z., Wang Z., Hu Y., et al. A proteína N do coronavírus altamente patogênico agrava a lesão pulmonar pela superativação do

complemento mediada por MASP-2. *medRxiv.* 2020 doi: 10.1101/2020.03.29.20041962. [CrossRef] [Google Scholar]

137. Ramlall V., Thangaraj P.M., Meydan C., Foox J., Butler D., Kim J., May B., De Freitas J.K., Glicksberg B.S., Mason C.E., et al. Complemento imunitário e disfunção da coagulação nos resultados adversos da infeção por SARS-CoV-2. *Nat. Med.* 2020;26:1609-1615. doi: 10.1038/s41591-020-1021-2. [PMC free article] [PubMed] [CrossRef] [Google Scholar]

138. Cugno M., Meroni P.L., Gualtierotti R., Griffini S., Grovetti E., Torri A.,

Panigada M., Aliberti S., Blasi F., Tedesco F., et al. Ativação do complemento em doentes com COVID-19: Um novo alvo terapêutico. *J. Allergy Clin. Immunol.* 2020; 146: 215-217. doi: 10.1016 / j.jaci.2020.05.006. [PMC livre artigo] [PubMed] [CrossRef] [Google Scholar]

139. Magro C., Mulvey J.J., Berlin D., Nuovo G., Salvatore S., Harp J., Baxter-Stoltzfus A., Laurence J. Lesão microvascular associada ao complemento e trombose na patogénese da infeção grave por COVID-19: Um relato de cinco casos. *Transl. Res.* 2020; 220: 1-13. doi: 10.1016 / j.trsl.2020.04.007. [Artigo gratuito PMC] [PubMed] [CrossRef] [Google Scholar]

140. Barnes B.J., Adrover J.M., Baxter-Stoltzfus A., Borczuk A., Cools-Lartigue

J., Crawford J.M., Dassler-Plenker J., Guerci P., Huynh C., Knight J.S., et al. Targeting potential drivers of COVID-19: Neutrophil extracellular traps. *J. Exp. Med.* 2020;217:e20200652. doi: 10.1084/jem.20200652. [PMC livre

artigo] [PubMed] [CrossRef] [Google Scholar]

141. Liu J., Liu Y., Xiang P., Pu L., Xiong H., Li C., Zhang M., Tan J., Xu Y.,
Song R., et al. O rácio neutrófilos/linfócitos prevê a existência de doentes em estado crítico com doença provocada pelo coronavírus 2019 na fase inicial. *J. Transl. Med.* 2020; 18: 206. doi: 10.1186 / s12967-020-02374-0. [PMC artigo gratuito] [PubMed] [CrossRef] [Google Scholar]

142. de Bont C.M., Boelens W.C., Pruijn G.J.M. NETosis, complement, and
coagulação: Uma relação triangular. *Cell. Mol. Immunol.* 2019;16:19-27. doi: 10.1038/s41423-018-0024-0. [PMC artigo gratuito] [PubMed] [CrossRef] [Google Scholar]

143. Zheng M., Karki R., Williams E.P., Yang D., Fitzpatrick E., Vogel P.,
Jonsson C.B., Kanneganti T.D. TLR2 senses the SARS-CoV-2 envelope protein to produce inflammatory cytokines. *Nat. Immunol.* 2021;22:829-838. doi: 10.1038/s41590-021-00937-x. [PMC artigo gratuito] [PubMed] [CrossRef] [Google Scholar]

144. Bortolotti D., Gentili V., Rizzo S., Schiuma G., Beltrami S., Strazzabosco G.,
Fernandez M., Caccuri F., Caruso A., Rizzo R. TLR3 and TLR7 RNA Sensor Activation during SARS-CoV-2 Infection. *Microorganismos.* 2021;9:1820. doi: 10.3390/microorganismos9091820. [Artigo livre PMC] [PubMed]

[CrossRef] [Google Scholar]

145. Choudhury A., Mukherjee S. Estudos in silico sobre o comportamento comparativo de caraterização das interações da spike glycoprotein do SARS-CoV-2 com homólogos do recetor ACE-2 e TLRs humanos. *J. Med. Virol.* 2020;92:2105- 2113. doi: 10.1002/jmv.25987. [PMC Iree article] [PubMed] [CrossRef] [Google Scholar]

146. Petruk G., Puthia M., Petrlova J., Samsudin F., Stromdahl A.C., Cerps S., Uller L., Kjellstrom S., Bond P.J., Schmidtchen A.A. SARS-CoV-2 spike protein binds to bacterial lipopolysaccharide and boosts proinflammatory activity. *J. Mol. Cell Biol.* 2020;12:916-932. doi: 10.1093/jmcb/mjaa067. [PMC free article] [PubMed] [CrossRef] [Google Scholar]

147. Asano T., Boisson B., Onodi F., Matuozzo D., Moncada-Velez M., Maglorius Renkilaraj M.R.L., Zhang P., Meertens L., Bolze A., Materna M., et al. Deficiência de TLR7 recessiva ligada ao X em ~1% dos homens com menos de 60 anos de idade com COVID-19 com risco de vida. *Sci. Immunol.* 2021;6:eabl4348. doi: 10.1126/sciimmunol.abl4348. [PMC free article] [PubMed] [CrossRef] [Google Scholar]

148. Mattoo S.U., Kim S.J., Ahn D.G., Myoung J. Escape and Over-Activation of Respostas Imunes Inatas do SARS-CoV-2: Duas Faces de uma Moeda. *Viruses.* 2022;14:530. doi: 10.3390/v14030530. [PMC

free

artigo] [PubMed] [CrossRef] [Google Scholar]

149. Blanco-Melo D., Nilsson-Payant B.E., Liu W.C., Uhl S., Hoagland D., Moller R., Jordan T.X., Oishi K., Panis M., Sachs D., et al. A resposta desequilibrada do hospedeiro ao SARS-CoV-2 conduz ao desenvolvimento da COVID-19. *Cell.* 2020;181:1036-1045e1039. doi: 10.1016/j.cell.2020.04.026. [PMC artigo livre] [PubMed] [CrossRef] [Google Scholar]

150. Banerjee A.K., Blanco M.R., Bruce E.A., Honson D.D., Chen L.M., Chow A., Bhat P., Ollikainen N., Quinodoz S.A., Loney C., et al. SARS-CoV-2 Disrupts Splicing, Translation, and Protein Trafficking to Suppress Host Defenses. *Cell.* 2020;183:1325-1339.e1321. doi: 10.1016/j.cell.2020.10.004. [PMC free article] [PubMed] [CrossRef] [Google Scholar]

151. Gordon D.E., Jang G.M., Bouhaddou M., Xu J., Obernier K., White K.M., O'Meara M.J., Rezelj V.V., Guo J.Z., Swaney D.L., et al. A SARS -CoV-2 protein interaction map reveals targets for drug repurposing. *Nature.* 2020;583:459-468. doi: 10.1038/s41586-020-2286-9. [PMC free article] [PubMed] [CrossRef] [Google Scholar]

152. Xia H., Cao Z., Xie X., Zhang X., Chen J.Y., Wang H., Menachery V.D., Rajsbaum R., Shi P.Y. Evasão do Interferão Tipo I pelo SARS-

CoV-2. *Cell Rep.* 2020; 33: 108234. doi: 10.1016 / j.celrep.2020.108234. [PMC free artigo] [PubMed] [CrossRef] [Google Scholar]

153. Karki R., Sharma B.R., Tuladhar S., Williams E.P., Zalduondo L., Samir P., Zheng M., Sundaram B., Banoth B., Malireddi R.K.S., et al. Synergism of TNF-alpha and IFN-gamma Triggers Inflammatory Cell Death, Tissue Damage, and Mortality in SARS-CoV-2 Infection and Cytokine Shock Syndromes. *Cell.* 2021;184:149-168.e117. doi: 10.1016/j.cell.2020.11.025. [PMC free article] [PubMed] [CrossRef] [Google Scholar]

154. Ackermann M., Verleden S.E., Kuehnel M., Haverich A., Welte T., Laenger F., Vanstapel A., Werlein C., Stark H., Tzankov A., et al. Endotelite Vascular Pulmonar, Trombose e Angiogénese em COVID-19. *N. Engl. J. Med.* 2020;383:120-128. doi: 10.1056/NEJMoa2015432. [PMC livre artigo] [PubMed] [CrossRef] [Google Scholar]

155. Wang X., Sahu K.K., Cerny J. Coagulopatia, disfunção endotelial, microangiopatia trombótica e ativação do complemento: Potencial papel da inibição do sistema de complemento na COVID-19. *J. Thromb. Thrombolysis.* 2021;51:657-662. doi: 10.1007/s11239-020-02297-z. [PMC artigo livre] [PubMed] [CrossRef] [Google Scholar]

156. Triggle C.R., Bansal D., Ding H., Islam M.M., Farag E., Hadi H.A., Sultan

A. A. A Comprehensive Review of Viral Characteristics, Transmission, Pathophysiology, Immune Response, and Management of SARS-CoV-2 and COVID-19 as a Basis for Controlling the Pandemic. *Frente. Immunol.* 2021;12:631139. doi: 10.3389/fimmu.2021.631139. [PMC free artigo] [PubMed] [CrossRef] [Google Scholar]

157. Kurahashi Y., Sutandhio S., Furukawa K., Tjan L.H., Iwata S., Sano S., Tohma Y., Ohkita H., Nakamura S., Nishimura M., et al. Amplitude e longevidade da neutralização cruzada contra variantes do SARS-CoV-2 após Infecções. *Front. Immunol.* 2022;13:773652. doi: 10.3389/fmmu.2022.773652. [PMC Iree article] [PubMed] [CrossRef] [Google Scholar]

158. Muecksch F., Weisblum Y., Barnes C.O., Schmidt F., Schaefer-Babajew D., Wang Z., JC C.L., Flyak A.I., DeLaitsch A.T., Huey-Tubman K.E., et al. Affinity maturation of SARS-CoV-2 neutralizing antibodies confers potency, breadth, and resilience to viral escape mutations. *Imunidade.* 2021; 54: 1853- 1868.e1857. doi: 10.1016 / j.immuni.2021.07.008. [PMC livre artigo] [PubMed] [CrossRef] [Google Scholar]

159. Moriyama S., Adachi Y., Sato T., Tonouchi K., Sun L., Fukushi S., Yamada S., Kinoshita H., Nojima K., Kanno T., et al. A maturação temporal de anticorpos neutralizantes em indivíduos

convalescentes da COVID-19 melhora a potência e a amplitude da circulação do SARS-CoV-2
variantes. *Imunidade.* 2021;54:1841-1852.e1844. doi: 10.1016/j.immuni.2021.06.015. [PMC free article] [PubMed] [CrossRef] [Google Scholar]

160. Garcia-Beltran W.F., Lam E.C., St Denis K., Nitido A.D., Garcia Z.H., Hauser B.M., Feldman J., Pavlovic M.N., Gregory D.J., Poznansky M.C., et al. Multiple SARS-CoV-2 variants escape neutralization by vaccine-induced humoral immunity. *Cell.* 2021;184:2372-2383.e2379. doi: 10.1016/j.cell.2021.03.013. [PMC free article] [PubMed] [CrossRef] [Google Scholar]

161. Barda N., Dagan N., Cohen C., Hernan M.A., Lipsitch M., Kohane I.S., Reis B. Y., Balicer R.D. Effectiveness of a third dose of the BNT162b2 mRNA COVID-19 vaccine for preventing severe outcomes in Israel (Eficácia de uma terceira dose da vacina contra a COVID-19 de ARNm BNT162b2 para prevenir resultados graves em Israel): Um estudo observacional. *Lancet.* 2021; 398: 2093-2100. doi: 10.1016 / S0140- 6736 (21) 02249-2. [PMC free article] [PubMed] [CrossRef] [Google Scholar]

162. Pellicano C., Campagna R., Oliva A., Leodori G., Miglionico M., Colalillo A., Mezzaroma I., Mastroianni C.M., Turriziani O., Rosato E. Antibody response to BNT162b2 SARS-CoV-2 mRNA vaccine in adult patients with systemic sclerosis. *Clin. Rheumatol.* 2022 doi: 10.1007/s10067-022-06219- 7. [PMC free article]

[PubMed] [CrossRef] [Google Scholar]

163. Boyarsky B.J., Werbel W.A., Avery R.K., Tobian A.A.R., Massie A.B., Segev D.L., Garonzik-Wang J.M. Immunogenicity of a Single Dose of SARS-CoV-2 Messenger RNA Vaccine in Solid Organ Transplant Recipients. *JAMA.* 2021;325:1784-1786. doi: 10.1001/jama.2021.4385. [PMC Iree article] [PubMed] [CrossRef] [Google Scholar]

164. Painter M.M., Mathew D., Goel R.R., Apostolidis S.A., Pattekar A., Kuthuru

O., Baxter A.E., Herati R.S., Oldridge D.A., Gouma S., et al. A indução rápida de células T CD4(+) específicas do antigénio está associada a uma imunidade humoral e celular coordenada ao mRNA do SARS-CoV-2

vacinação. *Immunity.* 2021;54:2133-2142.e2133. doi: 10.1016/j.immuni.2021.08.001. [PMC free article] [PubMed] [CrossRef] [Google Scholar]

165. Pavan Kumar N., Moideen K., Nancy A., Selvaraj N., Renji R.M., Munisankar S., Thangaraj J.W.V., Muthusamy S.K., Kumar C.P.G., Bhatnagar T., et al. Enhanced SARS-CoV-2-Specific CD4(+) T Cell Activation and Multifunctionality in Late Convalescent COVID-19 Individuals. *Viruses.* 2022; 14: 511. doi: 10.3390 / v14030511. [PMC livre artigo] [PubMed] [CrossRef] [Google Scholar]

166. Cox R.J., Brokstad K.A. Not just antibodies: As células B e as células T medeiam

imunidade à COVID-19. *Nat. Rev. Immunol.* 2020;20:581-582. doi: 10.1038/s41577-020-00436-4. [PMC free article] [PubMed]

[CrossRef] [Google Scholar]
167. Bao C., Tao X., Cui W., Hao Y., Zheng S., Yi B., Pan T., Young K.H., Qian
W. Células assassinas naturais associadas ao derramamento de RNA viral SARS-CoV-2, resposta de anticorpos e mortalidade em pacientes com COVID-19. *Exp. Hematol. Oncol.* 2021; 10: 5. doi: 10.1186 / s40164-021-00199-1. [PMC livre artigo] [PubMed] [CrossRef] [Google Scholar]
168. Rydyznski Moderbacher C., Ramirez S.I., Dan J.M., Grifoni A., Hastie K.M.,
Weiskopf D., Belanger S., Abbott R.K., Kim C., Choi J., et al. AntigenSpecific Adaptive Immunity to SARS-CoV-2 in Acute COVID-19 and Associations with Age and Disease Severity. *Cell.* 2020; 183: 996-1012.e1019. doi: 10.1016 / j.cell.2020.09.038. [Artigo livre PMC] [PubMed]
[CrossRef] [Google Scholar]
169. Paces J., Strizova Z., Smrz D., Cerny J. COVID-19 e o sistema imunitário
sistema. *Physiol. Res.* 2020;69:379-388.
doi: 10.33549/physiolres.934492. [PMC free article] [PubMed]
[CrossRef] [Google Scholar]
170. Bolouri H., Speake C., Skibinski D., Long S.A., Hocking A.M., Campbell
D.J., Hamerman J.A., Malhotra U., Buckner J.H., Instituto de Investigação Benaroya
C. -R.T. O panorama imunitário da COVID-19 está correlacionado de forma dinâmica e reversível com a

gravidade da doença. *J. Clin.*
Investig. 2021;131 doi: 10.1172/JCI143648. [PMC free article] [PubMed]
[CrossRef] [Google Scholar]

171. Rangchaikul P., Venketaraman V. SARS-CoV-2 e a resposta imunitária em
Gravidez com Variante Delta Considerações. *Infect. Dis. Rep.* 2021;13:993- 1008. doi: 10.3390/idr13040091. [Artigo livre PMC] [PubMed]
[CrossRef] [Google Scholar]

172. Zhou Y., Fu B., Zheng X., Wang D., Zhao C., Qi Y., Sun R., Tian Z., Xu X., Wei H. Células T patogênicas e monócitos inflamatórios incitam tempestades inflamatórias em pacientes graves com COVID-19. *Natl. Sci. Rev.* 2020; 7: 998-1002. doi: 10.1093 /nsr/nwaa041. [Artigo gratuito do PMC] [PubMed] [CrossRef] [Google Scholar]

173. Sui Y., Li J., Venzon D.J., Berzofsky J.A. SARS-CoV-2 Spike Protein
Suprime a expressão de ACE2 e de interferão tipo I em células primárias da lavagem broncoalveolar do pulmão de macacos. *Front. Immunol.* 2021;12:658428. doi: 10.3389/fimmu.2021.658428. [Artigo livre PMC] [PubMed]
[CrossRef] [Google Scholar]

174. Vardhana S.A., Wolchok J.D. As muitas faces do sistema imunitário anti-COVID
resposta. *J. Exp. Med.* 2020;217:e20200678.
doi: 10.1084/jem.20200678. [PMC free article] [PubMed]

[CrossRef] [Google Scholar]

175. Diamond M.S., Kanneganti T.D. Imunidade inata: A primeira linha de defesa contra o SARS-CoV-2. *Nat. Immunol.* 2022;23:165-176. doi: 10.1038/s41590- 021-01091-0. [PMC free article] [PubMed] [CrossRef] [Google Scholar]

176. Israelow B., Mao T., Klein J., Song E., Menasche B., Omer S.B., Iwasaki A.
Determinantes imunitários adaptativos da eliminação e proteção viral em modelos de ratinho do SARS-CoV-2. *bioRxiv.* 2021 doi: 10.1126/sciimmunol.abl4509. [PMC free article] [PubMed] [CrossRef] [Google Scholar]

177. Tan A.T., Linster M., Tan C.W., Le Bert N., Chia W.N., Kunasegaran K.,
Zhuang Y., Tham C.Y.L., Chia A., Smith G.J.D., et al. A indução precoce de células T funcionais específicas para SARS-CoV-2 está associada à rápida eliminação viral e doença leve em pacientes com COVID-19. *Cell Rep.* 2021; 34: 108728. doi: 10.1016 / j.celrep.2021.108728. [Artigo livre PMC] [PubMed] [CrossRef] [Google Scholar]

178. Cao X. COVID-19: Imunopatologia e suas implicações para a terapia. *Nat. Rev. Immunol.* 2020;20:269-270. doi: 10.1038/s41577-020-0308-3. [PMC artigo livre] [PubMed] [CrossRef] [Google Scholar]

179. Wastnedge E.A.N., Reynolds R.M., van Boeckel S.R., Stock S.J., Denison F.C., Maybin J.A., Critchley H.O.D. Gravidez e COVID-19.

Physiol. Rev. 2021;101:303-318. doi: 10.1152/physrev.00024.2020. [PMC livre artigo] [PubMed] [CrossRef] [Google Scholar]

180. Tong H., Chen H., Williams C.M. Identificação de factores de transcrição
Regulating SARS-CoV-2 Tropism Fator Expression by Inferring Cell-Type- Specific Transcriptional Regulatory Networks in Human Lungs. *Viruses.* 2022;14:837. doi: 10.3390/v14040837. [PMC Iree artigo] [PubMed] [CrossRef] [Google Scholar]

181. Kumar S., Thambiraja T.S., Karuppanan K., Subramaniam G. Omicron e
Variante delta do SARS-CoV-2: Um estudo computacional comparativo da proteína spike. *J. Med. Virol.* 2022;94:1641-1649. doi: 10.1002/jmv.27526. [PubMed] [CrossRef] [Google Scholar]

182. Fan Y., Li X., Zhang L., Wan S., Zhang L., Zhou F. SARS-CoV-2 Omicron
variante: Progressos recentes e perspectivas futuras. *Signal Transduct. Target Ther.* 2022;7:141. doi: 10.1038/s41392-022-00997-x. [PMC free artigo] [PubMed] [CrossRef] [Google Scholar]

183. Ulloa A.C., Buchan S.A., Daneman N., Brown K.A. Estimativas do número de casos de SRA-
Gravidade da variante Omicron do CoV-2 em Ontário, Canadá. *JAMA.* 2022;327:1286- 1288. doi: 10.1001/jama.2022.2274. [Artigo livre PMC] [PubMed] [CrossRef] [Google Scholar]

184. Veneti L., Boas H., Brathen Kristoffersen A., Stalcrantz J., Bragstad K., Hungnes O., Storm M.L., Aasand N., Ro G., Starrfelt J., et al. Risco reduzido de hospitalização entre os casos notificados de COVID-19 infetados com a variante SARS-CoV-2 Omicron BA.1 em comparação com a variante Delta, Noruega, dezembro de 2021 a janeiro de 2022. *Euro Surveill.* 2022;27:2200077. doi: 10.2807/1560-7917.ES.2022.27.4.2200077. [PMC artigo gratuito] [PubMed] [CrossRef] [Google Scholar]

185. Iuliano A.D., Brunkard J.M., Boehmer T.K., Peterson E., Adjei S., Binder

A.M., Cobb S., Graff P., Hidalgo P., Panaggio M.J., et al. Tendências na gravidade da doença e utilização de cuidados de saúde durante o período inicial da variante Omicron em comparação com períodos anteriores de alta transmissão de SARS-CoV-2 - Estados Unidos, dezembro de 2020 a janeiro de 2022. *MMWR Morb. Mortal Wkly. Rep.* 2022; 71: 146-152. doi: 10.15585 / mmwr.mm7104e4. [PMC livre artigo] [PubMed] [CrossRef] [Google Scholar]

186. Aleem A., Akbar Samad A.B., Slenker A.K. *StatPearls.* StatPearls Publishing; Treasure Island, FL, EUA: 2022. Emerging Variants of SARS- CoV-2 And Novel Therapeutics Against Coronavirus (COVID-19) [PubMed] [Google Scholar]

187. Gandhi R.T., Lynch J.B., Del Rio C. COVID-19 ligeiro ou moderado. *N. Engl.*

J. Med. 2020;383:1757-1766. doi: 10.1056/NEJMcp2009249. [PubMed]

[CrossRef] [Google Scholar]

188. Astuti I., Ysrafil Severe Acute Respiratory Syndrome Coronavirus 2 (SARS-CoV-2): Uma visão geral da estrutura viral e da resposta do hospedeiro. *Diabetes Metab. Syndr.* 2020;14:407-412. doi: 10.1016/j.dsx.2020.04.020. [PMC free artigo] [PubMed] [CrossRef] [Google Scholar]

189. Lopez-Collazo E., Avendano-Ortiz J., Martin-Quiros A., Aguirre L.A. Resposta imunitária e COVID-19: Uma imagem espelhada da Sepsis. *Int. J. Biol. Sci.* 2020;16:2479-2489. doi: 10.7150/ijbs.48400. [PMC free artigo] [PubMed] [CrossRef] [Google Scholar]

190. Shen X.R., Geng R., Li Q., Chen Y., Li S.F., Wang Q., Min J., Yang Y., Li B., Jiang R.D., et al. Infeção de linfócitos T por SARS-CoV-2 independente da ACE2. *Signal Transduct. Target. Ther.* 2022;7:83. doi: 10.1038/s41392-022-00919-x. [PMC free article] [PubMed] [CrossRef] [Google Scholar]

191. Liu J., Li S., Liu J., Liang B., Wang X., Wang H., Li W., Tong Q., Yi J., Zhao L., et al. Caraterísticas longitudinais das respostas dos linfócitos e dos perfis de citocinas no sangue periférico de doentes infectados com SARS-CoV-2 pacientes. *EBioMedicine.* 2020;55:102763. doi: 10.1016/j.ebiom.2020.102763. [PMC free article] [PubMed]

[CrossRef] [Google Scholar]

192. Shaaban M., Othman H., Ibrahim T., Ali M., Abdelmoaty M., Abdel-Kawi A.R., Mostafa A., El Nakeeb A., Emam H., Refaat A. Immune Checkpoint Regulators: Uma nova era rumo a uma terapia promissora contra o cancro. *Curr. Alvos de drogas contra o cancro.* 2020;20:429-460. doi: 10.2174/1568009620666200422081912. [PubMed] [CrossRef] [Google Académico].

193. Tinoco R., Carrette F., Barraza M.L., Otero D.C., Magana J., Bosenberg M.W., Swain S.L., Bradley L.M. O PSGL-1 é um regulador do ponto de controlo imunitário que promove a exaustão das células T. *Imunidade.* 2016; 44: 1190-1203. doi: 10.1016 / j.immuni.2016.04.015. [Artigo livre PMC] [PubMed] [CrossRef] [Google Scholar]

194. Pezeshki P.S., Rezaei N. Inibição do ponto de controlo imunitário na COVID-19: Riscos e benefícios. *Expert Opin. Biol. Ther.* 2021;21:1173-1179. doi: 10.1080/14712598.2021.1887131. [PMC artigo gratuito] [PubMed] [CrossRef] [Google Scholar]

195. Shen C., Li Q., Wei Y., Li Y., Li J., Tao J. Gestão da terapia de pontos de controlo imunitário para doentes com cancro face ao CO VID-19. *J. Immunother. Cancer.* 2020; 8: e001593. doi: 10.1136 / jitc-2020-001593. [PMC free article] [PubMed] [CrossRef]

[Google Scholar]

196. Smith N., Goncalves P., Charbit B., Grzelak L., Beretta M., Planchais C., Bruel T., Rouilly V., Bondet V., Hadjadj J., et al. Distinct systemic and mucosal immune responses during acute SARS-CoV-2 infection. *Nat. Immunol.* 2021;22:1428-1439. doi: 10.1038/s41590-021-01028-7. [PMC free article] [PubMed] [CrossRef] [Google Scholar]

197. Logue J.K., Franko N.M., McCulloch D.J., McDonald D., Magedson A., Wolf C.R., Chu H.Y. Sequelas em adultos aos 6 meses após a infeção por COVID-19. *JAMA Netw. Open.* 2021;4:e210830. doi: 10.1001/jamanetworkopen.2021.0830. [PMC free article] [PubMed] [CrossRef] [Google Scholar]

198. Tenforde M.W., Billig Rose E., Lindsell C.J., Shapiro N.I., Files D.C., Gibbs K.W., Prekker M.E., Steingrub J.S., Smithline H.A., Gong M.N., et al. Caraterísticas dos pacientes ambulatoriais adultos e pacientes internados com COVID-19-11 Centros Médicos Acadêmicos, Estados Unidos, março-maio de 2020. *MMWR Morb. Mortal Wkly. Rep.* 2020; 69: 841-846. doi: 10.15585 / mmwr.mm6926e3. [PMC free article] [PubMed] [CrossRef] [Google Scholar]

199. Carfi A., Bernabei R., Landi F., Gemelli Contra C.-P.-A.C.S.G. Persistente Sintomas em pacientes após COVID-19 agudo. *JAMA.* 2020;324:603-605. doi: 10.1001/jama.2020.12603. [PMC free article] [PubMed]

[CrossRef] [Google Scholar]

200. Taquet M., Dercon Q., Luciano S., Geddes J.R., Husain M., Harrison P.J.
Incidência, coocorrência e evolução das caraterísticas da COVID longa: Um estudo de coorte retrospetivo de 6 meses de 273.618 sobreviventes da COVID-19. *PLoS Med.* 2021;18:e1003773. doi: 10.1371/journal.pmed.1003773. [PMC livre artigo] [PubMed] [CrossRef] [Google Scholar]

201. Hernandez-Romieu A.C., Carton T.W., Saydah S., Azziz-Baumgartner E., Boehmer T.K., Garret N.Y., Bailey L.C., Cowell L.G., Draper C., Mayer K.H., et al. Prevalence of Select New Symptoms and Conditions Among Persons Aged Younger Than 20 Years and 20 Years or Older at 31 to 150 Days After Testing Positive or Negative for SARS-CoV-2. *JAMA Netw. Open.* 2022;5:e2147053. doi: 10.1001/jamanetworkopen.2021.47053. [PMC artigo gratuito] [PubMed] [CrossRef] [Google Scholar]

202. Sykes D.L., Holdsworth L., Jawad N., Gunasekera P., Morice A.H., Crooks M.G. Carga de sintomas pós-COVID-19: O que é Long-COVID e como devemos gerenciá-lo? *Lung.* 2021; 199: 113-119. doi: 10.1007 / s00408-021- 00423-z. [PMC free article] [PubMed] [CrossRef] [Google Scholar]

203. Proal A.D., VanElzakker M.B. COVID longo ou sequelas pós-agudas de COVID-19 (PASC): Uma visão geral dos fatores biológicos que podem contribuir para os sintomas persistentes. *Front. Microbiol.* 2021;12:698169.
doi: 10.3389/fmicb.2021.698169. [PMC firee article] [PubMed] [CrossRef] [Google Scholar]

204. Ragab D., Salah Eldin H., Taeimah M., Khattab R., Salem R. A COVID-19

Tempestade de citocinas; o que sabemos até agora. *Front. Immunol.* 2020;11:1446. doi: 10.3389/fimmu.2020.01446. [Artigo livre PMC] [PubMed]
[CrossRef] [Google Scholar]

205. Khalil B.A., Shakartalla S.B., Goel S., Madkhana B., Halwani R., Maghazachi A.A., AlSafar H., Al-Omari B., Al Bataineh M.T. Immune Profiling of COVID-19 in Correlation with SARS and MERS. *Vírus.* 2022; 14: 164. doi: 10.3390 / v14010164. [Artigo gratuito PMC] [PubMed] [CrossRef] [Google Scholar]

206. Chen L.Y.C., Quach T.T.T. Síndrome da tempestade de citocinas COVID-19: Um conceito de limiar. *Lancet Microbe.* 2021; 2: e49-e50. doi: 10.1016 / S2666-5247 (20) 30223-8. [PMC free article] [PubMed] [CrossRef] [Google Scholar]

207. Wu J., Shen J., Han Y., Qiao Q., Dai W., He B., Pang R., Zhao J., Luo T.,

Guo Y., et al. A IL-6 com aumento da expressão indica um mau prognóstico da COVID-19: Uma chamada para o tratamento com Tocilizumab e plasma convalescente. *Front. Immunol.* 2021; 12: 598799. doi: 10.3389 /fimmu.2021.598799. [PMC livre artigo] [PubMed] [CrossRef] [Google Scholar]

208. Guirao J.J., Cabrera C.M., Jimenez N., Rincon L., Urra J.M. High serum IL-6

aumentam o risco de mortalidade e a gravidade da pneumonia em pacientes diagnosticados com COVID-19. *Mol. Immunol.* 2020;128:64-68.

doi: 10.1016/j.molimm.2020.10.006. [PMC artigo gratuito] [PubMed]
[CrossRef] [Google Scholar]

209. Chen L.Y.C., Hoiland R.L., Stukas S., Wellington C.L., Sekhon M.S. Confrontando a controvérsia: Interleucina-6 e a síndrome da tempestade de citocinas COVID-19. *Eur. Respir. J.* 2020;56:2003006. doi: 10.1183/13993003.030062020. [PMC artigo gratuito] [PubMed] [CrossRef] [Google Scholar]

210. Webb B.J., Peltan I.D., Jensen P., Hoda D., Hunter B., Silver A., Starr N., Buckel W., Grisel N., Hummel E., et al. Critérios clínicos para a síndrome hiperinflamatória associada à COVID-19: Um estudo de coorte. *Lancet Rheumatol.* 2020; 2: e754-e763. doi: 10.1016 / S2665-9913 (20) 30343-X. [PMC free article] [PubMed] [CrossRef] [Google Scholar]

211. Boehmer T.K., Kompaniyets L., Lavery A.M., Hsu J., Ko J.Y., YusufH.,
Romano S.D., Gundlapalli A.V., Oster M.E., Harris A.M. Associação entre COVID-19 e miocardite usando dados administrativos baseados em hospitais - Estados Unidos, março de 2020 a janeiro de 2021. *MMWR Morb. Mortal Wkly. Rep.* 2021; 70: 1228-1232. doi: 10.15585 / mmwr.mm7035e5. [PMC Iree artigo] [PubMed] [CrossRef] [Google Scholar]

212. Puntmann V.O., Carerj M.L., Wieters I., Fahim M., Arendt C., Hoffmann J.,
Shchendrygina A., Escher F., Vasa-Nicotera M., Zeiher A.M., et al. Resultados da Ressonância Magnética Cardiovascular em Pacientes Recentemente Recuperados da Doença do Coronavírus

2019 (COVID-19) *JAMA Cardiol.* 2020;5:1265-1273. doi: 10.1001/jamacardio.2020.3557. [PMC free article] [PubMed] [CrossRef] [Google Scholar]

213. Sharma C., Ganigara M., Galeotti C., Burns J., Berganza F.M., Hayes D.A., Singh-Grewal D., Bharath S., Sajjan S., Bayry J. Síndrome inflamatória multissistémica em crianças e doença de Kawasaki: Uma comparação crítica. *Nat. Rev. Rheumatol.* 2021;17:731-748. doi: 10.1038/s41584-021-00709-9. [Artigo gratuito do PMC] [PubMed] [CrossRef] [Google Scholar]

214. Jason L.A., Mirin A.A. Updating the National Academy of Medicine ME/CFS prevalence and economic impact figures to account for population growth and inflation. *Fatigue: Biomed. Comportamento de saúde.* 2021;9:9-13. doi: 10.1080/21641846.2021.1878716. [CrossRef] [Google Scholar]

215. Stanculescu D., Bergquist J. Perspetiva: Baseando-se em conclusões de estudos críticos A doença para explicar a Encefalomielite Málgica/Síndrome de Fadiga Crónica. *Front. Med.* 2022;9:818728. doi: 10.3389/fmed.2022.818728. [PMC free article] [PubMed] [CrossRef] [Google Scholar]

216. Vallet B., Wiel E. Disfunção das células endoteliais e coagulação. *Crit. Cuidados Med.* 2001;29:S36-S41. doi: 10.1097/00003246-200107001 00015. [PubMed] [CrossRef] [Google Scholar]

217. Boonen E., Bornstein S.R., Van den Berghe G. New insights into the Controvérsia sobre a função adrenal durante uma doença grave.

Lancet Diabetes Endocrinol. 2015;3:805-815. doi: 10.1016/S2213-8587(15)00224-7. [PubMed] [CrossRef] [Google Scholar]

218. Boonen E., Langouche L., Janssens T., Meersseman P., Vervenne H., De Samblanx E., Pironet Z., Van Dyck L., Vander Perre S., Derese I., et al. Impact of duration of critical illness on the adrenal glands of human intensive care patients. *J. Clin. Endocrinol. Metab.* 2014;99:4214-4222. doi: 10.1210/jc.2014-2429. [PubMed] [CrossRef] [Google Scholar]

219. Gatto M.C., Persi A., Tung M., Masi R., Canitano S., Kol A. Bradiarritmias em pacientes com infeção por SARS-CoV-2: Uma revisão narrativa e um relato clínico. *Pacing Clin. Electrophysiol.* 2021;44:1607-1615. doi: 10.1111/pace.14308. [Artigo livre PMC] [PubMed] [CrossRef] [Google Scholar]

220. Kamau-Mitchell C. Os médicos de clínica geral precisam de ser sensibilizados para o problema da pós-covid EM/SFC. *BMJ.* 2021;374:n1995. doi: 10.1136/bmj,n1995. [PubMed] [CrossRef] [Google Scholar]

221. Leisman D.E., Ronner L., Pinotti R., Taylor M.D., Sinha P., Calfee C.S., Hirayama A.V., Mastroiani F., Turtle C.J., Harhay M.O., et al. Elevação de citocinas na COVID-19 grave e crítica: Uma rápida revisão sistemática, meta-análise e comparação com outras síndromes inflamatórias. *Lancet Respir. Med.* 2020;8:1233-1244. doi: 10.1016/S2213-2600(20)30404-5. [PMC free artigo] [PubMed] [CrossRef] [Google Scholar]

222. Morris G., Bortolasci C.C., Puri B.K., Marx W., O'Neil A., Athan E., Walder K., Berk M., Olive L., Carvalho A.F., et al. As tempestades de citocinas da COVID-19, gripe H1N1, RSC e MAS comparadas. Pode um tratamento de tamanho único servir para todos? *Cytokine.* 2021;144:155593. doi: 10.1016/j.cyto.2021.155593. [PMC artigo gratuito] [PubMed] [CrossRef] [Google Scholar]

223. Singh V., Sharma B.B., Patel V. Sequelas pulmonares num doente recuperado da gripe suína. *Lung India.* 2012;29:277-279. doi: 10.4103/0970 2113.99118. [PMC free article] [PubMed] [CrossRef] [Google Scholar]

224. Singh T.U., Parida S., Lingaraju M.C., Kesavan M., Kumar D., Singh R.K. Abordagem de reaproveitamento de medicamentos para combater a COVID-19. *Pharmacol. Rep.* 2020;72:1479-1508. doi: 10.1007/s43440-020-00155-6. [PMC free artigo] [PubMed] [CrossRef] [Google Scholar]

225. Chavda V.P., Kapadia C., Soni S., Prajapati R., Chauhan S.C., Yallapu M.M., Apostolopoulos V. Uma visão global: Perspectivas terapêuticas para a COVID- 19. *Imunoterapia.* 2022;14:351-371. doi: 10.2217/imt-2021-0168. [PMC artigo livre] [PubMed] [CrossRef] [Google Scholar]

226. Sheahan T.P., Sims A.C., Graham R.L., Menachery V.D., Gralinski L.E., Case J.B., Leist S.R., Pyrc K., Feng J.Y.,

Trantcheva I., et al. O antiviral de largo espetro GS-5734 inibe os coronavírus epidémicos e zoonóticos. *Sci. Transl. Med.* 2017;9:eaal3653. doi: 10.1126/scitranslmed.aal3653

227. Angamo M.T., Mohammed M.A., Peterson G.M. Eficácia e segurança do remdesivir em doentes hospitalizados com COVID-19: Uma revisão sistemática e meta-análise. *Infection.* 2022;50:27-41. doi: 10.1007/s15010-021-01671-0
228. U.S. Food and Drug Administration FDA Takes Actions to Expand Use of Treatment for Outpatients with Mild-to-Moderate COVID-19 [Administração de Alimentos e Medicamentos dos EUA FDA toma medidas para expandir o uso de tratamento para pacientes ambulatoriais com COVID-19 leve a moderada]. [(acedido em 29 de julho de 2022)]; Disponível online: https://www.fda. gov/news-events/press- announcements/fda-takes-actions-expand-use-treatment-outpatients-mild- moderate-covid-19
229. Low Z.Y., Yip A.J.W., Lal S.K. Reposicionamento da Ivermectina para o tratamento da COVID-19: Mecanismos moleculares de ação contra a replicação do SARS-CoV-2. *Biochim. Biophys. Ata Mol. Basis Dis.* 2022;1868:166294. doi: 10.1016/j.bbadis.2021.166294.
230. Yuan S., Chan C.C., Chik K.K., Tsang J.O., Liang R., Cao J., Tang K., Cai J.P., Ye Z.W., Yin F., et al. Antivirais de largo espetro baseados no hospedeiro que visam as vias do interferão e da lipogénese como potenciais opções de tratamento para os *vírus* da doença pandémica do coronavírus 2019 (COVID-19). 2020;12:628. doi: 10.3390/v12060628.

231. Hwang Y.C., Lu R.M., Su S.C., Chiang P.Y., Ko S.H., Ke F.Y., Liang K.H., Hsieh T.Y., Wu H.C. Monoclonal antibodies for COVID-19 therapy and SARS-CoV-2 detection. *J. Biomed. Sci.* 2022;29:1. doi: 10.1186/s12929-021- 00784-w.

232. Jayk Bernal A., Gomes da Silva M.M., Musungaie D.B., Kovalchuk E., Gonzalez A., Delos Reyes V., Martin-Quiros A., Caraco Y., Williams-Diaz A., Brown M.L., et al. Molnupiravir para tratamento oral de COVID-19 em pacientes não hospitalizados. *N. Engl. J. Med.* 2022;386:509-520. doi: 10.1056/NEJMoa2116044

233. Gordon C.J., Tchesnokov E.P., Schinazi R.F., Gotte M. Molnupiravir promove a mutagénese do SARS-CoV-2 através do modelo de ARN. *J. Biol. Chem.* 2021;297:100770. doi: 10.1016/j.jbc.2021.100770.

234. Cordeiro Y.N. Nirmatrelvir mais Ritonavir: Primeira aprovação. *Drogas.* 2022;82:585- 591. doi: 10.1007/s40265-022-01692-5.

235. Pavan M., Bolcato G., Bassani D., Sturlese M., Moro S. Supervised Molecular Dynamics (SuMD) Insights into the mechanism of action of SARS-CoV-2 main protease inhibitor PF-07321332. *J. Enzyme Inhib. Med. Chem.* 2021;36:1646-1650. doi: 10.1080/14756366.2021.1954919.

236. Molhave M., Agergaard J., Wejse C. Gestão clínica da COVID-19

Pacientes - uma atualização. *Semin. Nucl. Med.* 2022;52:4-10. doi: 10.1053/j.semnuclmed.2021.06.004.

237. Billett H.H., Reyes-Gil M., Szymanski J., Ikemura K., Stahl L.R., Lo Y., Rahman S., Gonzalez-Lugo J.D., Kushnir M., Barouqa M.,

et al. Anticoagulação em COVID-19: Efeito da Enoxaparina, Heparina e Apixaban na Mortalidade. *Thromb. Haemost.* 2020;120:1691-1699. doi: 10.1055/s-0040- 1720978.

238. D.A.J. Tyrrell, M.L. Bynoe.Cultivo de um novo tipo de vírus do resfriado comum
Br Med J, 1 (1965), pp. 1467-1470http://dx.doi.org/10.1136/bmj.1.5448.1467 | Medline

239. F. Froes.E agora algo completamente diferente: de 2019-nCoV e COVID-19 a 2020-nMan.Pulmonology, 26 (2020), pp. 114-115 http://dx.doi.org/10.1016Zj.pulmoe.2020.02.010 | Medline

240. D.L. Heymann, N. Shindo.Grupo Consultivo Científico e Técnico da OMS para
Riscos infecciosos. COVID-19: o que se segue para a saúde pública?.Lancet, 395 (2020), pp. 542-545http://dx.doi.org/10.1016/S0140-6736(20)30374-3 | Medline

241. F. Wu, S. Zhao, B. Yu, Y.-M. Chen, W. Wang, Z.-G. Song, *et al.Um* novo coronavírus associado a doenças respiratórias humanas na China.Nature, 579 (2020), pp. 265-269http://dx.doi.org/10.1038/s41586-020-2008-3 | Medline

242. Observações de abertura da Diretora-Geral da OMS na conferência de imprensa sobre a COVID-19-11 de março de 2020.OMS, (2020),

243. I. Zagury-Orly, R.M. Schwartzstein.Covid-19 - um lembrete para raciocinar.N Engl J Med, (2020),http://dx.doi.org/10.1056/NEJMp2009405 | Medlinc

244. T. Haahtela, J.M. Anto, J. Bousquet.Crises de saúde rápidas e

lentas do Homo urbanicus: perda de resiliência em doenças transmissíveis, como a COVID-19, e doenças não transmissíveis.Porto Biomed J, 5 (2020), pp. e073

245. X. Lu, L. Zhang, H. Du, J. Zhang, Y. Li, J. Qu, *et al.*Infeção por SARS-CoV-2

N Engl J Med, 382 (2020), pp. 1663-1665http://dx.doi.org/10.1056/NEJMc2005073 | Medline

246. S. Hoehl, H. Rabenau, A. Berger, M. Kortenbusch, J. Cinatl, D. Bojkova, *et al.*Evidence of SARS-CoV-2 infection in returning travelers from Wuhan, China.N Engl J Med, 382 (2020), pp. 1278-1280http://dx.doi.org/10.1056/NEJMc2001899 | Medline

247. G. Grasselli, A. Zangrillo, A. Zanella, M. Antonelli, L. Cabrini, A. Castelli, *et al.*

248. Caraterísticas de base e resultados de 1591 doentes infectados comSARS- CoV-2 internados em UCI da região da Lombardia, ItáliaJAMA, 323 (2020), pp. 1574-1581http://dx.doi.org/10.1001/jama.2020.5394 | Medline

249. G. Lippi, C. Mattiuzzi, F. Sanchis-Gomar, B.M. Henry.Caraterísticas clínicas e demográficas dos pacientes que morrem de COVID-19 em Itália versus China.J Med Virol, (2020),http://dx.doi.org/10.1002/jmv.25860

250. N. Zhu, D. Zhang, W. Wang, X. Li, B. Yang, J. Song, *et al.Um* novo Coronavírus de pacientes com pneumonia na China, 2019.N Engl J Med, 382 (2020), pp. 727-733http://dx.doi.org/10.1056/NEJMoa2001017 | Medline

251. Q.-X. Long, X.-J. Tang, Q.-L. Shi, Q. Li, H.-J. Deng, J. Yuan, *et*

*al.*Avaliação clínica e imunológica de infecções assintomáticas por SARS-CoV-2.Nat Med, 26 (2020), pp. 1200-1204http://dx.doi.org/10.1038/s41591-020-0965-6

252. C. Huang, Y. Wang, X. Li, L. Ren, J. Zhao, Y. Hu, *et al.*Caraterísticas clínicas de pacientes infectados com o novo coronavírus 2019 em Wuhan, China.Lancet, 395 (2020), pp. 497-506http://dx.doi.org/10.1016/S0140-6736(20)30183-5

253. F. Zhou, T. Yu, R. Du, G. Fan, Y. Liu, Z. Liu, *et al.*Curso clínico e risco

factores de mortalidade de adultos em pacientes com COVID-19 em Wuhan, China: um estudo de coorte retrospetivo.Lancet, 395 (2020), pp. 1054-1062http://dx.doi.org/10.1016/S0140-6736(20)30566-3 | Medline

254. H. Lau, T. Khosrawipour, P. Kocbach, H. Ichii, J. Bania, V. KhosrawipounEvaluating the massive underreporting and undertesting of COVID-19 cases in multiple global epicenters.Pulmonol, (2020),http://dx.doi.org/10.1016/j.pulmoe.2020.05.015

255. F.A. Marson, M.M. Ortega.COVID-19 no Brasil.Pulmonol, 26 (2020), pp. 241 - 244http://dx.doi.org/10.1016/j.pulmoe.2020.04.008

256. N.M.A. Okba, M.A. Müller, W. Li, C. Wang, C.H. Geurtsvan Kessel, V.M. Corman, *et al.* Respostas de anticorpos específicos do Coronavírus 2 da Síndrome Respiratória Aguda Grave em pacientes com Doença de Coronavírus 2019. Emerg Infect Dis, 26 (2020), http://dx.doi.org/10.3201/eid2607.200841 | Medline

257. Y. Watanabe, J.D. Allen, D. Wrapp, J.S. McLellan, M.

Crispin.Site-specifc glycan analysis of the SARS-CoV-2 spike.Science, 369 (2020), pp. 330-333http://dx.doi.org/10.1126/science.abb9983 | Medline

258. B. Qiao, M. de la Cruz.Enhanced binding of SARS-CoV-2 spike protein to recetor by distal polybasic cleavage sites.ACS Nano, 14 (2020), pp. 10616-10623http://dx.doi.org/10.1021/acsnano.0c04798 | Medline

259. P.M. Matricardi, R.W. Dal Negro, R. Nisini.O primeiro sistema imunológico holístico
modelo de COVID-19: implicações para a prevenção, diagnóstico e medidas de saúde pública.Pediatr Allergy Immunol, 31 (2020), pp. 454-
470http://dx.doi.org/10.1111/pai. 13271 | Medline

260. Y. Cheng, G. Cheng, C.H. Chui, F.Y. Lau, P.K.S. Chan, M.H.L. Ng, *et*
*al.*ABO blood group and susceptibility to severe acute respiratory syndrome.JAMA, 293 (2005), pp. 1450-
1451http://dx.doi.org/10.1001/jama.293.12.1450-c | Medline

261. J. Zhao, Y. Yang, H. Huang, D. Li, D. Gu, X. Lu, *et al.*Relação entre o grupo sanguíneo ABO e a suscetibilidade à COVID-19.Clin Infect Dis, (2020), pp. ciaa1150http://dx.doi.org/10.1093/cid/ciaa1150

262. C.A. Latz, C. DeCarlo, L. Boitano, C.Y. Maximilian Png, R. Patell, M.F. Conrad, *et al.*Tipo de sangue e resultados em pacientes com COVID-19.Ann Hematol, 99 (2020), pp. 2113-2118http://dx.doi.org/10.1007/s00277-020- 04169-1 | Medline

263. M. Zietz, J. Zucker, N.P. Tatonetti.Associações entre tipo de

sangue e infeção por COVID-19, intubação e morte.Nat Commun, 11 (2020), pp. 5761http://dx.doi.org/10.1038/s41467-020-19623-x | Medline

264. Y. Zhou, K. Lu, S. Pfefferle, S. Bertram, I. Glowacka, C. Drosten, *et al.A* single asparagine-linked glycosylation site of the severe acute respiratory syndrome coronavirus spike glycoprotein facilitates inhibition by mannosebinding lectin through multiple mechanisms.J Virol, 84 (2010), pp. 8753-8764http://dx.doi.org/10.1128/JVI.00554-10 | Medline

265. H. Zhang, G. Zhou, L. Zhi, H. Yang, Y. Zhai, X. Dong, *et al.*Association between mannose-binding lectin gene polymorphisms and susceptibility to severe acute respiratory syndrome coronavirus infection.J Infect Dis, 192 (2005), pp. 1355-1361http://dx.doi.org/10.1086/491479 | Medline

266. R. Tomaiuolo, A. Ruocco, C. Salapete, C. Carru, G. Baggio, C. Franceschi, *et al.*Activity of mannose-binding lectin in centenarians.Aging Cell, 11 (2012), pp. 394-400http://dx.doi.org/10.1111/j.1474-9726.2012.00793.x

267. E. Andreakos, I. Zanoni, I.E. Galani.Lambda interferons come to light: dual

função das citocinas mediadoras da imunidade antiviral e do controlo de danos.Curr Opin Immunol, 56 (2019), pp. 67-75http://dx.doi.org/10.1016/j.coi.2018.10.007 | Medline

268. A. Park, A. Iwasaki.Interferões tipo I e tipo III - indução, sinalização, evasão e aplicação no combate à Covid-19.Cell Host Microbe, 27 (2020), pp. 870-878http://dx.doi.org/10.1016/j.chom.2020.05.008 | Medline

269. X. Deng, Y. Chen, A.M. Mielech, M. Hackbart, K.R. Kesely, R.C. Mettelman, *et al.*Structure-guided mutagenesis alters deubiquitinating activity and attenuates pathogenesis of a murine coronavirus.J Virol, 94 (2020),http://dx.doi.org/10.1128/JVI.01734-19 | Medline

270. A. García-Sastre.Dez estratégias de evasão do interferão por vírus.Cell Host Microbe, 22 (2017), pp. 176-184http://dx.doi.org/10.1016/j.chom.2017.07.012 | Medline

271. R. Boudewijns, H.J. Thibaut, S.J. Kaptein, R. Li, V. Vergote, L. Seldeslachts, *et al.*A sinalização STAT2 restringe a disseminação viral mas conduz a pneumonia grave em hamsters infectados com SARS-CoV-2.Nat Commun, 11 (2020), pp. 5838http://dx.doi.org/10.1038/s41467-020-19684-y

272. D. Blanco-Melo, B.E. Nilsson-Payant, W.-C. Liu, S. Uhl, D. Hoagland, R. Moller, *et al.*Resposta desequilibrada do hospedeiro ao SARS-CoV-2 impulsiona o desenvolvimento da COVID-19.Cell, 181 (2020),http://dx.doi.org/10.1016/j.cell.2020.04.026 | Medline

273. J. Hadjadj, N. Yatim, L. Barnabei, A. Corneau, J. Boussier, N. Smith, *et ¿//.* Atividade do interferão de tipo I e respostas inflamatórias prejudicadas em doentes com COVID-19 grave. Science, 369 (2020), pp. 718-724http://dx.doi.org/10.1126/science.abc6027 | Medline

274. P. Bastard, L.B. Rosen, Q. Zhang, E. Michailidis, H.H. Hoffmann, Y.

Zhang, *et al.*Auto-anticorpos contra IFNs de tipo I em pacientes com COVID-19 com risco de vida.Science, 370 (2020), pp. eabd4585http://dx.doi.org/10.1126/science.abd4585 | Medline

275. I.E. Galani, V. Triantafyllia, E.E. Eleminiadou, O. Koltsida, A. Stavropoulos,

M. Manioudaki, *et al.*Interferon-λ medeia proteção antiviral de linha de frente não redundante contra a infeção pelo vírus influenza sem comprometer a aptidão do hospedeiro.Immunity, 46 (2017), pp. 875-890http://dx.doi.org/10.1016/j.immuni.2017.04.025 | Medline

276. J. Klinkhammer, D. Schnepf, L. Ye, M. Schwaderlapp, H.H. Gad, R. Hartmann, *et al.*IFN-λ previne a propagação do vírus da gripe das vias aéreas superiores para os pulmões e limita a transmissão do vírus.Elife, 7 (2018), pp. e33354http://dx.doi.org/10.7554/eLife.33354

277. L. Ye, D. Schnepf, P. Staeheli.Interferon-λ orquestra respostas imunes inatas e adaptativas da mucosa.Nat Rev Immunol, 19 (2019), pp. 614- 625http://dx.doi.org/10.1038/s41577-019-0182-z

278. N. Chen, M. Zhou, X. Dong, *et "/.*Caraterísticas epidemiológicas e clínicas

de 99 casos de 2019 nova pneumonia por coronavírus em Wuhan, China: um estudo descritivo.Lancet, 395 (2020), pp. 507-513http://dx.doi.org/10.1016/S0140-6736(20)30211-7 | Medline

279. C. Qin, L. Zhou, Z. Hu, S. Zhang, S. Yang, Y. Tao, *et "/.* Desregulação da resposta imune em pacientes com COVID-19 em Wuhan, China.Clin Infect Dis, 71 (2020), pp. 762-768http://dx.doi.org/10.1093/cid/ciaa248 | Medline

280. M. Liao, Y. Liu, J. Yuan, Y. Wen, G. Xu, J. Zhao, *et "/.* Paisagem de célula única de células imunes broncoalveolares em pacientes com COVID-19.Nat Med, 26 (2020), pp. 842-844http://dx.doi.org/10.1038/s41591-020-0901-9 | Medline

281. A. Mueller, M. McNamara, D. Sinclair. Porque é que a COVID-19
afectam desproporcionadamente as pessoas mais velhas?.Aging, 12 (2020), pp. 9959-9981http://dx.doi.org/10.18632/aging.103344 | Medline

282. R. Domingues, A. Lippi, C. Setz, T.F. Outeiro, A. Krisko.SARS-CoV-2,
imunossenescência e inflamação: parceiros na luta contra a COVID-19
crime.Aging, 12 (2020), pp. 18778-18789http://dx.doi.org/10.18632/aging. 103989 | Medline

283. C. Franceschi, M. Bonafè, S. Valensin, F. Olivieri, M. De Luca, E.
Ottaviani, *et "/.*Inflamm-aging. Uma perspetiva evolutiva sobre Ann N Y Acad Sci, 908 (2000), pp. 244-254http://dx.doi.org/10.1111/j.1749-6632.2000.tb06651.x | Medline

284. D. Frasca, B.B. Blomberg.Inflammaging diminui as respostas imunes adaptativas e inatas em ratos e humanos.Biogerontology, 17 (2016), pp. 7- 19http ://dx.doi. org/10.1007/s10522-015-9578-8 | Medline

285. P. Conti, A. Caraffa, C.E. Gallenga, R. Ross, S.K. Kritas, I. Frydas, *et*

"/.Coronavirus-19 (SARS-CoV-2) induz inflamação pulmonar aguda grave via IL-1 causando tempestade de citocinas em COVID-19: uma estratégia inibitória promissora.J Biol Regul Homeost Agents, 34 (2020), pp. 1971-1975http://dx.doi.org/10.23812/20-1-E | Medline

286. A. Mantovani, C.A. Dinarello, M. Molgora, C. Garlanda.Interleucina-1 e
citocinas relacionadas na regulação da inflamação e imunidade.Immunity, 50 (2019), pp. 778-795http://dx.doi.org/10.1016/j.immuni.2019.03.012 | Medline

287. Y. Liu, X. Du, J. Chen, Y. Jin, L. Peng, H. Wang, *et* "/.Neutrophil-to-
como fator de risco independente para a mortalidade em doentes hospitalizados com COVID-19.J Infect, 81 (2020), pp. e6-e12http://dx.doi.org/10.1016/i.jinf2020.04.002 | Medline

288. B.M. Henry, I. Cheruiyot, J. Vikse, V. Mutua, V. Kipkorir, J. Benoit, *et*"/.Linfopenia e neutrofilia na admissão predizem gravidade e mortalidade em pacientes com COVID-19: uma meta-análise.Ata Biomed, 91 (2020), pp. e2020008http://dx.doi.org/10.23750/abm.v91i3.10217 | Medline

289. Y. Zuo, S. Yalavarthi, H. Shi, K. Gockman, M. Zuo, J.A. Madison, *et*"/.Neutrophil extracellular traps in COVID-19.JCI Insight, 5 (2020), pp. e138999http://dx.doi.org/10.1172/jci. insight. 138999

290. E.A. Middleton, X.-Y. He, F. Denorme, R.A. Campbell, D. Ng, S.P.
Salvatore, *et* "/. As armadilhas extracelulares dos neutrófilos

contribuem para
imunotrombose na síndrome do desconforto respiratório agudo da COVID-19,
136 (2020), pp. 1169-1179http://dx.doi.org/10.1182/blood.2020007008 | Medline
291. J. Wang, Q. Li, Y. Yin, Y. Zhang, Y. Cao, X. Lin, *et al*. Excesso de neutrófilos e armadilhas extracelulares de neutrófilos em COVID-19.Front Immunol, 11 (2020), pp. 2063http://dx.doi.org/10.3389/fimmu.2020.02063 | Medline
292. F.P. Veras, M.C. Pontelli, C.M. Silva, J.E. Toller-Kawahisa, M. Lima, D.C.
Nascimento, *et al*.SARS-CoV-2-triggered neutrophil extracellular traps mediate COVID-19 pathology.J Exp Med, 217 (2020), pp. e20201129http://dx.doi.org/10.1084/jem.20201129 | Medline
293. B.J. Barnes, J.M. Adrover, A. Baxter-Stoltzfus, A. Borczuk, J. Cools-
Lartigue, J.M. Crawford, *et al*.Targeting potential drivers of COVID-19: neutrophil extracellular traps.J Exp Med, 217 (2020), pp.
e20200652http://dx.doi.org/10.1084/jem.20200652 | Medline
294. B. Tomar, H.-J. Anders, J. Desai, S.R. Mulay.Neutrófilos e armadilhas extracelulares de neutrófilos conduzem a necroinflamação em COVID-19.Cells, 9 (2020), pp. 1383http://dx.doi.org/10.3390/cells9061383
295. L. Guo, L. Ren, S. Yang, M. Xiao, D. Chang, F. Yang, *et al*.Profiling early
resposta humoral para diagnosticar a nova doença do coronavírus

(COVID-19). Clin Infect Dis, 71 (2020), pp. 778-785http://dx.doi.org/10.1093/cid/ciaa310 | Medline

296. J. Zhao, Q. Yuan, H. Wang, W. Liu, X. Liao, Y. Su, *et al.* Respostas de anticorpos ao SARS-CoV-2 em pacientes com nova doença por coronavírus 2019.Clin Infect Dis, 71 (2020), pp. 2027-2034http://dx.doi.org/10.1093/cid/ciaa344

297. F.J. Ibarrondo, J.A. Fulcher, D. Goodman-Meza, J. Elliot, C. Hoffman, M.A. Hausner, *et al.*Decaimento rápido de anticorpos anti-SARS-CoV-2 em pessoas com
Covid-19 leve.NEJM, 383 (2020), pp. 1085-1087http://dx.doi.org/10.1056/NEJMc2025179 | Medline

298. R. Rubin. Testando uma terapia antiga contra uma nova doença: plasma convalescente
para a COVID-19.JAMA, 323 (2020), pp. 2114-2117http://dx.doi.org/10.1001/jama.2020.7456

299. F. Wu, M. Liu, A. Wang, L. Lu, Q. Wang, C. Gu, *et "/.* associação de caraterísticas clínicas com níveis de anticorpos neutralizantes em pacientes que recuperaram de COVID-19 ligeira em Xangai, China.JAMA Intern Med, 180 (2020), pp. 1356-1362http://dx.doi.org/10.1001/jamainternmed.2020.4616 | Medline

300. A. Soresina, D. Moratto, M. Chiarini, C. Paolillo, G. Baresi, E. Focà, *et "/.* Dois pacientes com agamaglobulinemia ligada ao X desenvolvem pneumonia como manifestação de COVID-19, mas se recuperam.Pediatr Allergy Immunol, 31 (2020), pp. 565-569http://dx.doi.org/10.1111/pai. 13263 | Medline

301. I. Quinti, V. Lougaris, C. Milito, F. Cinetto, A. Pecoraro, I.

Mezzaroma, *et al*..A possible role for B cells in COVID-19?: lesson from patients with Agammaglobulinemia.J Allergy Clin Immunol, 146 (2020), pp. 211-213http://dx.doi.org/10.1016/j.jaci.2020.04.013 | Medline

302. S. De Biasi, D. Lo Tartaro, M. Meschiari, L. Gibellini, C. Bellinazzi, R. Borella, *et "/*. Expansão de plasmablasts e perda de células B de memória no sangue periférico de pacientes com pneumonia COVID-19.Eur J Immunol, 50 (2020), pp. 1283-1294http://dx.doi.org/10.1002/eji.202048838 | Medline

303. L. Kuri-Cervantes, M.B. Pampena, W. Meng, A.M. Rosenfeld, C. Ittner, A.R. Weisman, *et "/*. Mapeamento abrangente de perturbações imunológicas associadas a COVID-19 grave.Sci Immunol, 5 (2020), pp. eabd7114http://dx.doi.org/10.1126/sciimmunol.abd7114 | Medline

304. J.P. Bernardes, N. Mishra, F. Tran, T. Bahmer, L. Best, J.I. Blase, *et "/*. Análises longitudinais multiómicas identificam respostas de megacariócitos, células eritróides e plasmablastos como marcas de COVID- 19 grave. Imunidade, 53 (2020), pp. 1296-1314http://dx.doi.org/10.1016/j.immuni.2020.11.017 | Medline

305. D. Mathew, J.R. Giles, A.E. Baxter, D.A. Oldridge, A.R. Greenplate, J.E. Wu, *et"/*.Deep immune profiling of COVID-19 patients reveals distinct immunotypes with therapeutic implications.Science, 369 (2020), pp. eabc8511http://dx.doi.org/10.1126/science.abc8511 | Medline

306. M.Z. Tay, C.M. Poh, L. Rénia, P.A. MacAry, L.F.P. Ng.A trindade da COVID-19: imunidade, inflamação e intervenção.Nat Rev Immunol, 20 (2020), pp. 363-374http://dx.doi.org/10.1038/s41577-020-0311-8 | Medline

307. I. Thevarajan, T.H.O. Nguyen, M. Koutsakos, J. Druce, L. Caly, C.E. van de Sandt, *et "/.* Amplitude das respostas imunes concomitantes antes da recuperação do paciente: um relato de caso de COVID-19 não grave.Nat Med, 26 (2020), pp. 453-455http://dx.doi.org/10.1038/s41591-020-0819-2 | Medline

308. A. Grifoni, D. Weiskopf, S.I. Ramirez, J. Mateus, J.M. Dan, C.R. Moderbacher, *et"/.*Alvos das respostas das células T ao coronavírus SARS-CoV-2 em humanos com doença COVID-19 e indivíduos não expostos.Cell, 181 (2020), pp. 1489-1501http://dx.doi.org/10.1016/j.cell.2020.05.015 | Medline

309. T. Sekine, A. Perez-Potti, O. Rivera-Ballesteros, K. Stralin, J.-B. Gorin, A.

Olsson, *et "/.* Imunidade robusta às células T em indivíduos covalescentes com COVID-19 assintomática ou ligeira. Cell, 183 (2020), pp. 158-168http://dx.doi.org/10.1016/j.cell.2020.08.017 | Medline

310. A. Sette, S. Crotty. Imunidade pré-existente ao SARS-CoV-2: os factos conhecidos e

Nat Rev Immunol, 20 (2020), pp. 457-458http://dx.doi.org/10.1038/s41577-020-0389-z | Medline

311. C.K. Wong, C.W. Lam, A.K. Wu, W.K. Ip, N.L. Lee, I.H. Chan, *et"/.*Plasma

citocinas inflamatórias e quimiocinas na síndrome respiratória aguda grave. Clin Exp Immunol, 136 (2004), pp. 95-103http://dx.doi.org/10.1111/j. 1365-2249.2004.02415.x | Medline

312. Z. Xu, L. Shi, Y. Wang, J. Zhang, L. Huang, C. Zhang, *et "/.*Pathological resultados da COVID-19 associados à síndrome do desconforto respiratório agudo. Lancet Respir Med, 8 (2020), pp. 420-422http://dx.doi.org/10.1016/S2213-2600(20)30076-X | Medline

313. H. Li, L. Liu, D. Zhang, J. Xu, H. Dai, N. Tang, *et "/.* SARS-CoV-2 e sepse viral: observações e hipóteses.Lancet, 395 (2020), pp. 1517- 1520http://dx.doi.org/10.1016/S0140-6736(20)30920-X | Medline

314. P. Mehta, D.F. McAuley, M. Brown, E. Sanchez, R.S. Tattersall, J.J. Manson.COVID-19: considerar as síndromes de tempestade de citocinas e Lancet, 395 (2020), pp. 1033-1034http://dx.doi.org/10.1016/S0140-6736(20)30628-0 | Medline

315. Y. Shi, Y. Wang, C. Shao, J. Huang, J. Gan, X. Huang, *et "/.* Infeção por COVID-19: as perspectivas das respostas imunitárias. Cell Death Differ, 27 (2020), pp. 1451-1454http://dx.doi.org/10.1038/s41418-020-0530-3

316. Y. Shoenfeld. Reflexões sobre o tempo do Corona (COVID-19): o nosso envolvimento na COVID-19 patogénese, diagnóstico, tratamento e planeamento de vacinas.Autoimmun Rev, 19 (2020), pp. 102538http://dx.doi.org/10.1016/j.autrev.2020.102538 | Medline

317. L. Wong, E. Loo, A. Kang, H. Lau, P. Tambyah, E. Tham. Relacionadas com a idade
diferenças nas respostas imunológicas ao SARS-CoV-2.J Allergy Clin Immunol Pract, 8 (2020), pp. 3251-3258http://dx.doi.org/10.1016/j.jaip.2020.08.026 | Medline
318. L.A. Henderson, S.W. Canna, G.S. Schulert, S. Volpi, Lee Py, K.F.
Kernan, *et al.Em* alerta para a tempestade de citocinas: imunopatologia na COVID-19.Arthritis Rheumatol, 72 (2020), pp. 1059-1063http://dx.doi.org/10.1002/art.41285 | Medline
319. A. Alunno, F. Carubbi, J. Rodriguez-Carrio.Tempestade, tufão, ciclone ou
furacão em pacientes com COVID-19? Cuidado com a mesma tempestade que tem uma origem diferente.RMD Open, 6 (2020), pp. e001295http://dx.doi.org/10.1136/rmdopen-2020-001295 | Medline
320. T. Herold, V. Jurinovic, C. Arnreich, J.C. Hellmuth, M. von Bergwelt-Baildon, M. Klein, *et al.*Níveis elevados de IL-6 e CRP predizem a necessidade de ventilação mecânica em COVID-19.J Allergy Clin Immunol, 146 (2020), pp. 128-136http://dx.doi.org/10.1016/i.jaci.2020.05.008 | Medline
321. Y. Zhou, B. Fu, X. Zheng, D. Wang, C. Zhao, Y. Qi, *et al.*Pathogenic T cells
e monócitos inflamatórios incitam a tempestade inflamatória em pacientes graves com COVID-19.Natl Sci Rev, (2020), pp.

nwaa041http://dx.doi.org/10.1093/nsr/nwaa041

322. H. Chu, J.F. Chan, Y. Wang, T. Yuen, Y. Chai, Y. Hou, *et al.*Comparativo
perfis de replicação e ativação imunitária do SARS-CoV-2 e do SARS-CoV nos pulmões humanos: um estudo ex vivo com implicações para a patogénese da COVID-19.Cln Infect Dis, 71 (2020), pp. 1400-1409http://dx.doi.org/10.1093/cid/ciaa410 | Medline

323. A. Silvin, N. Chapuis, G. Dunsmore, A.-G. Goubet, A. Dubuisson, L. Derosa, *et "/.* Calprotectina elevada e subconjuntos de células mieloides anormais discriminam COVID-19 grave de leve.Cell, 182 (2020), pp. 1401-1418http://dx.doi.org/10.1016/j.cell.2020.08.002 | Medline

324. R.A. Grant, L. Morales-Nebreda, N.S. Markov, S. Swaminathan, M. Querrey, E.R. Guzman, *et"/.*Circuitos entre macrófagos infectados e células T na pneumonia por SARS-CoV-2.Nature, (2021),http://dx.doi.org/10.1038/s41586- 020-03148-w

325. Z. Varga, A.J. Flammer, P. Steiger, M. Haberecker, R. Andermatt, A.S.
Zinkernagel, *et "/.* Infeção de células endoteliais e endotelite na COVID-19.Lancet, 395 (2020), pp. 1417-1418http://dx.doi.org/10.1016/S0140-6736(20)30937-5 | Medline

326. C. Muus, M.D. Luecken, G. Eraslan, A. Waghray, G. Heimberg, L.
Sikemma, *et "/.*Integrated analyses of single-cell atlases reveal age, gender, and smoking status associations with cell type-

specific expression of mediators of SARS-CoV-2 viral entry and highlights inflammatory programs in putative target cells.bioRxiv, (2020).http://dx.doi.org/10.1101/2020.04.19.049254

327. L. Verdoni, A. Mazza, A. Gervasoni, L. Martelli, M. Ruggeri, M. Ciuffreda, *et "/.*

328. Um surto de doença grave do tipo Kawasaki no epicentro italiano da epidemia de SARS-COV-2: um estudo de coorte observacional.Lancet, 395 (2020), pp. 1771-1778http://dx.doi.org/10.1016/S0140-6736(20)31103-X | Medline

329. T. Waltuch, P. Gill, LE Zinns, R. Whitney, J. Tokarski, J. W. Tsung, *et "/.* Caraterísticas da síndrome de liberação de citocinas pós-infecciosas Covid-19 em crianças que se apresentam ao departamento de emergência. Am J Emerg Med, 38 (2020), http://dx.doi.org/10.1016/j.ajem.2020.05.058 | Medline

330. R.M. Viner, E. Whittaker.Doença tipo Kawasaki: complicação emergente
durante a pandemia de Covid-19. Lancet, 395 (2020), pp. 1741-1743http://dx.doi.org/10.1016/S0140-6736(20)31129-6 | Medline

331. J. Toubiana, C. Poirault, A. Corsia, F. Bajolle, J. Fourgeaud, F. Angoulvant, *et"/.*Síndrome inflamatória multissistémica tipo Kawasaki em crianças durante a pandemia de Covid-19 em Paris, França: estudo observacional prospetivo.BMJ, 369 (2020), pp. m2094http ://dx.doi.org/10.1136/bmj. m2094

332. L.E. Gralinski, T.P. Sheahan, T.E. Morrison, V.D. Menachery, K. Jensen,
S.R. Leist, *et "/.*A ativação do complemento contribui para a

patogénese do coronavírus da síndrome respiratória aguda grave.mBio, 9 (2018), pp. e01753-e1818http://dx.doi.org/10.1128/mBio.01753-18 | Medline

333. K. Takahashi, W.K. Eddie Ip, I.C. Michelow, R.A. Ezekowitz.The mannosebinding lectin: a prototypic pattern recognition molecule.Curr Opin Immunol, 18 (2006), pp. 16-23http://dx.doi.org/10.1016/j.coi.2005.11.014

334. T. Gao, M. Hu, X. Zhang, H. Li, L. Zhu, H. Liu, *et* "/.Highly pathogenic

A proteína N do coronavírus agrava a lesão pulmonar através da sobre-ativação do complemento mediada por MASP-2.medRxiv, (2020),http://dx.doi.org/10.1101/2020.03.29.20041962

335. S. Sun, G. Zhao, C. Liu, X. Wu, Y. Guo, H. Yu, *et* "/.Inibição de A ativação do complemento alivia a lesão pulmonar aguda induzida pela infeção pelo vírus H5N1 da gripe aviária altamente patogénica.Am J Respir Cell Mol Biol, 49 (2013), pp. 221-230http://dx.doi.org/10.1165/rcmb.2012-0428OC | Medline

336. C. Perricone, N. Agmon-Levin, N. Shoenfeld, C. De Carolis, M.D. Guarino, G. Gigliucci, *et*"/.Evidence of impaired sense of smell in hereditary angioedema.Allergy, 66 (2011), pp. 149-154http://dx.doi.org/10.1111/j.1398- 9995.2010.02453.x | Medline

337. P. Conigliaro, P. Triggianese, C. Perricone, M.S. Chimenti, R. Perricone.COVID-19: descobrindo o papel do sistema do complemento.Clin Exp Rheumatol, 38 (2020), pp. 587-591Medline

338. A.M. Risitano, D.C. Mastellos, M. Huber-Lang, D. Yancopoulou, C. Garlanda, F. Ciceri, *et"/.*Complement as a target in COVID-19?.Nat Rev Immunol, 20 (2020), pp. 343-344http://dx.doi.org/10.1038/s41577-020-0320- 7 | Medline

339. S. Tian, Y. Xiong, H. Liu, L. Niu, J. Guo, M. Liao, *et "/.* Estudo patológico de
a nova doença de coronavírus de 2019 (COVID-19) através de biópsias centrais post mortem.Mod Pathol, 33 (2020), pp. 1007-1014http://dx.doi.org/10.1038/s41379-020-0536-x | Medline

340. A. Graziani, M. Domenicali, G. Zanframundo, F. Palmese, B. Caroli, L. GrazianiTrombose da artéria pulmonar em pacientes com COVID-19.Pulmonologia, (2020).http://dx.doi.org/10.1016/j.pulmoe.2020.07.013

341. J. Wang, N. Hajizadeh, E.E. Moore, R.C. McIntyre, P.K. Moore, L.A.
Veress, *et "/.* Tratamento com ativador do plasminogénio tecidular (tPA) para a síndrome de dificuldade respiratória aguda (SDRA) associada à COVID-19: uma série de casos.J Thromb Haemost, 18 (2020), pp. 1752-1755http://dx.doi.org/10.1111/jth.14828 | Medline

342. N. Tang, D. Li, X. Wang, Z. Sun. Os parâmetros anormais de coagulação estão associados a um mau prognóstico em doentes com o novo coronavírus

pneumonia.J Thromb Haemost, 18 (2020), pp. 844-847http://dx.doi.org/10.1111/jth.14768 |

343. H.J. Schnittler, H. Feldmann.Viral hemorrhagic fever - a vascular disease?.Thromb Haemost, 89 (2003), pp. 967-972Medline

344. S.P. Jackson, R. Darbousset, S.M. SchoenwaelderTromboinflamação: desafios da terapêutica que visa a coagulação e outros mecanismos de defesa do hospedeiro.Blood, 133 (2019), pp. 906-918http://dx.doi.org/10.1182/blood- 2018-11-882993

345. T. Iba, J.H. Levy. Inflamação e trombose: papel dos neutrófilos, plaquetas
e células endoteliais e suas interações na formação de trombos durante a sépsis.J Thromb Haemost, 16 (2018), pp. 231-241http://dx.doi.org/10.1111/jth.13911 | Medline

346. M. Merad, J.C. Martin.Inflamação patológica em pacientes com COVID-19: um papel fundamental para monócitos e macrófagos.Nat Rev Immunol, 20 (2020), pp. 355-362http://dx.doi.org/10.1038/s41577-020-0331 -4 | Medline

347. J.H. Chow, A.K. Khanna, S. Kethireddy, D. Yamane, A. Levine, A.M.
Jackson, *et "/.* O uso de aspirina está associado à diminuição da ventilação mecânica, admissão na UTI e mortalidade intra-hospitalar em pacientes hospitalizados com COVID-19.Anesth Analg,
(2020),http://dx.doi.org/10.1213/ANE.0000000000005292 |
Medline

348. J.M. Connors, J.H. Levy.COVID-19 e as suas implicações para a

trombose e

anticoagulação. Sangue, 135 (2020), pp. 2033-2040http://dx.doi.org/10.1182/blood.2020006000

349. G. Goshua, A.B. Pine, M.L. Meizlish, C.H. Chang, H. Zhang, P. Bahel, *et"/.*Endoteliopatia na coagulopatia associada à COVID-19: evidências de um estudo transversal num único centro.Lancet Haematol, 7 (2020), pp. e575-e582http://dx.doi.org/10.1016/S2352-3026(20)30216-7

350. W.Y. Tan, B.E. Young, D.C. Lye, D.E. Chew, R. Dalan.O uso de estatinas está associado a uma menor gravidade da doença na infeção por COVID-19.Sci Rep, 10 (2020), pp. 17458http://dx.doi.org/10.1038/s41598-020-74492-0 | Medline

351. B.G. Pinto, A.E. Oliveira, Y. Singh, L. Jimenez, A. Gonçalves, R. Ogava, *et al.*ACE2 expression is increased in the lungs of patients with comorbidities associated with severe COVID-19.J Infect Dis, 222 (2020), pp. 556- 563http://dx.doi.org/10.1093/infdis/jiaa332 | Medline

352. K. Kuba, Y. Imai, S. Rao, H. Gao, F. Guo, B. Guan, *et al.A* crucial role of

enzima conversora de angiotensina 2 (ACE2) na lesão pulmonar induzida pelo coronavírus SARS. Nat Med, 11 (2005), pp. 875-879http://dx.doi.org/10.1038/nm1267 | Medline

353. A. Padoan, C. Cosma, L. Sciacovelli, D. Faggian, M. PlebaniDesempenho analítico de um imunoensaio de quimioluminescência para SARS-CoV-2 IgM/IgG e cinética de anticorpos.Clin Chem Lab Med, 58 (2020), pp. 1081-1088http://dx.doi.org/10.1515/cclm-2020-0443 | Medline

354. A.C. Monsalvo, J.P. Batalle, M.F. Lopez, J.C. Krause, J. Klemenc, J.Z.

Hernandez, *et al.*Doença pandémica *grave* da gripe H1N1 de 2009 devido a complexos imunes patogénicos.Nat Med, 17 (2011), pp. 195-
199http://dx.doi.org/10.1038/nm.2262

355. C. Dahlke, J. Heidepriem, R. Kobbe, R. Santer, T. Koch, A. Fathi, *et*

*al.*Distinct early IgA profile may determine severity of COVID-19 symptoms: an immunological case series.medRxiv, (2020),http://dx.doi.org/10.1101/2020.04.14.20059733

356. F. Ciceri, L. Beretta, A.M. Scandroglio, S. Colombo, G. Landoni, A.

Ruggeri, *et //.*Síndrome tromboinflamatória obstrutiva dos vasos pulmonares microvasculares COVID-19 (MicroCLOTS): uma hipótese de trabalho da síndrome do desconforto respiratório agudo atípico.Crit Care Resusc, 22 (2020), pp. 95- 97Medline

357. L. Liu, Q. Wei, Q. Lin, J. Fang, H. Wang, H. Kwok, *et //.*Anti-spike IgG

causa lesão pulmonar aguda grave, distorcendo as respostas dos macrófagos durante a infeção aguda por SARS-CoV.JCI Insight, 4 (2019), pp.
e123158http://dx.doi.org/10.1172/jci.insight.123158

358. A.C. Walls, X. Xiong, Y.J. Park, M.A. Tortorici, J. Snijder, J. Quispe, *et*

*//.*O mimetismo funcional inesperado do recetor elucida a ativação da fusão do Coronavírus.Cell, 176 (2019), pp. 1026-

1039http://dx.doi.org/10.1016/j.cell.2018.12.028 | Medline

359. Y. Wan, J. Shang, S. Sun, W. Tai, J. Chen, Q. Geng, *et* //.Mecanismo molecular para o aumento dependente de anticorpos da entrada do Coronavírus.J Virol, 94 (2020), pp. e02015- e2019http://dx.doi.org/10.1128/JVI.02015- 19 | Medline

360. D. Kanduc, Y. Shoenfeld. Sobre os determinantes moleculares do vírus SARS-CoV-2

Clin Immunol, 215 (2020), pp. 108426http://dx.doi.org/10.1016/j.clim.2020.108426 | Medline

361. X. Wang, J. Gui. Imunidade mediada por células ao SARS-CoV-2. Pediatr Investig, 4 (2020), pp. 281-291http://dx.doi.org/10.1002/ped4.12228

362. Z. Parackova, M. Bloomfield, A. Klocperk, A. Sediva.Neutrófilos medeiam a promoção de Th17 em pacientes com COVID-19.J Leukoc Biol, 109 (2021), pp. 73-76http://dx.doi.org/10.1002/JLB.4C0VCRA0820-481RRR | Medline

363. P.J. Hotez, M.E. Bottazzi, D.B. Corry.O papel potencial do sistema imunitário Th17

respostas na imunopatologia do coronavírus e no reforço imunitário induzido pela vacina.Microb Infect, 22 (2020), pp. 165-167http://dx.doi.org/10.1016/j.micinf.2020.04.005

364. C. Peteranderl, S. Herold. O impacto da apoptose relacionada com o Interferão/TNF

induzindo o eixo de sinalização do ligando na progressão da doença na infeção viral respiratória e além.Front Immunol, 8 (2017), pp.

313http://dx.doi.org/10.3389/fimmu.2017.00313H. Ulrich, M.M. Pillat.CD147 como alvo para o tratamento da COVID-19: efeitos sugeridos da azitromicina e do envolvimento das células estaminais.Stem Cell Rev Rep, 16 (2020), pp. 434-440http://dx.doi.org/10.1007/s12015-020-09976-7 | Medline

365. M.A. Helal, S. Shouman, A. Abdelwaly, A.O. Elmehrath, M. Essawy, S.M.
Sayed, *et* "/. Base molecular da potencial interação da proteína spike do SARS-CoV-2 com o CD147 na linfopenia associada ao COVID-19.J Biomol Struct Dyn, (2020), pp. 1-11http://dx.doi.org/10.1080/07391102.2020.1822208 | Medline

366. A. Cortegiani, M. Ippolito, M. Greco, V. Granone, A. Protti, C. Gregoretti, *et*
"/. Fundamentação e evidência sobre a utilização de Tocilizumab na COVID-19: uma revisão sistemática.Pulmonol, 27 (2021), pp. 52-66http://dx.doi.org/10.1016/i.pulmoe.2020.07.003

367. Stanford University.Single-blind study of a single dose of perginterferon lambda-1a compared with placebo in outpatients with mild COVID-19. NCT04331899.(2020),

368. Universidade Johns Hopkins.Peginterferon lambda-1a para a prevenção e tratamento da infeção por SARS-CoV-2 (COVID-19). NCT04344600.(2020),

369. Rede de Saúde da Universidade.Interferon Lambda para terapia antiviral imediata no diagnóstico em COVID-19. NCT04354259.(2020),

370. Escola de Medicina de Icahn no Monte Sinai. Terapia com

Interferão Lambda para COVID-19. NCT04388709.(2020),

371. K.H. Dinnon III, S.R. Leist, A. Schafer, C.E. Edwards, D.R. Martinez, S.A.
Montgomery, *et al.* *Um* modelo adaptado ao rato do SARS-CoV-2 para testar as contramedidas contra a COVID-19. Nature, 586 (2020), pp. 560-566http://dx.doi.org/10.1038/s41586-020-2708-8 | Medline

372. A. Broggi, S. Ghosh, B. Sposito, R. Spreafico, F. Balzarini, A. Lo Cascio, *et al.*Os interferões do tipo III perturbam a barreira epitelial pulmonar após o reconhecimento viral.Science, 369 (2020), pp. 706-712http://dx.doi.org/10.1126/science.abc3545 | Medline

373. G. Guaraldi, M. Meschiari, A. Cozzi-Lepri, J. Milic, R. Tonelli, M. Menozzi, *et al.*Tocilizumab em pacientes com COVID-19 grave: um estudo de coorte retrospetivo.Lancet Rheumatol, 2 (2020), pp. e474- e484http://dx.doi.org/10.1016/S2665-9913(20)30173-9 | Medline

374. F. Perrone, M.C. Piccirillo, P.A. Ascierto, C. Salvarani, R. Parrella, A.M. Marata, *et al.*Tocilizumab para pacientes com pneumonia COVID-19. O ensaio prospetivo TOCIVID-19 de braço único.J Transl Med, 18 (2020), pp. 405http://dx.doi.org/10.1186/s12967-020-02573-9 | Medline

375. C. Salvarani, G. Dolci, M. Massari, D.F. Merlo, S. Cavuto, L. Savoldi, *et al.*Effect of tocilizumab vs standard care on clinical worsening in patients hospitalized with COVID-19 pneumonia.JAMA Intern Med, 181 (2021), pp. 24-

31http://dx.doi.org/10.1001/jamainternmed.2020.6615 | Medline
376. J.H. Stone, M.J. Frigault, N.J. Serling-Boyd, A.D. Fernandes, L. Harvey, A.S. Foulkes, *et al.*Eficácia do tocilizumab em doentes hospitalizados com Covid-19. N Engl J Med, 383 (2020), pp. 2333-2344http://dx.doi.org/10.1056/NEJMoa2028836 | Medline
377. J.B. Parr.É altura de reavaliar o papel do tocilizumab na pneumonia por COVID-19.JAMA Intern Med, 181 (2021), pp. 12-15http://dx.doi.org/10.1001/jamainternmed.2020.6557 | Medline
378. K.L. Chai, S.J. Valk, V. Piechotta, C. Kimber, I. Monsef, C. Doree, *et"/.*Plasma convalescente ou imunoglobulina hiperimune para pessoas com COVID-19: uma revisão sistemática viva.Cochrane Database Syst Rev, 10 (2020), pp. CD013600http://dx.doi.org/10.1002/14651858.CD013600.pub3
379. K. Duan, B. Liu, C. Li, H. Zhang, T. Yu, J. Qu, *et"/.* Eficácia de terapia de plasma convalescente em pacientes graves com COVID-19 Proc Natl Acad Sci USA, 117 (2020), pp. 9490-9496http://dx.doi.org/10.1073/pnas.2004168117 | Medline
380. C. Shen, Z. Wang, F. Zhao, Y. Yang, J. Li, J. Yuan, *et "/.* Tratamento de 5 pacientes gravemente enfermos com COVID-19 com plasma convalescente.JAMA, 323 (2020), pp. 1582-1589http://dx.doi.org/10.1001/jama.2020.4783 | Medline
381. L. Li, W. Zhang, Y. Hu, X. Tong, S. Zheng, J. Yang, *et "/.* Efeito da terapia de plasma convalescente no tempo de melhora clínica em pacientes com COVID-19 grave e com risco de vida.JAMA, 324 (2020), pp. 460-

470http://dx.doi.org/10.1001/jama.2020.10044 | Medline
382. F.S. Collins, J. Woodcock, B.S. Graham, A. Arvin, P. Bieniasz, D. Ho, *et* "/.Therapeutic neutralizing monoclonal antibodies: report of a summit sponsored by Operation Warp Speed and the National Institutes of Health.(2020),
383. Institutos Nacionais de Saúde (NIH). Diretrizes de tratamento da COVID-19 (2021),
384. Organização Mundial de Saúde (OMS).COVID-19 literatura mundial sobre a doença do coronavírus (2021),
385. Q. Zhou, V. Chen, C.P. Shannon, X.-S. Wei, X. Xiang, X. Wang, *et* "/.Iiiterferoii-a2b tratamento para COVID-19.Front Immunol, 11 (2020), pp. 1061http://dx.doi.org/10.3389/fimmu.2020.01061 | Medline
386. L. Prokunina-Olsson, N. Alphonse, R.E. Dickenson, J.E. Durbin, J. S. Glenn,
R. Hartmann, *et* "/.COVID-19 e infecções virais emergentes: o caso do interferão lambda.J Exp Med, 217 (2020), pp. e20200653http://dx.doi.org/10.1084/jem.20200653 | Medline
387. I.F. Hung, K. Lung, E.Y. Tso, R. Liu, T.W. Chung, M. Chu, *et*"/.Triple
combinação de interferão beta-1b, lopinavir-ritonavir e ribavirina no tratamento de doentes internados no hospital com COVID-19: um ensaio aberto, aleatório, de fase 2. Lancet, 395 (2020), pp. 1695-
1704http://dx.doi.org/10.1016/S0140-6736(20)31042-4
388. P.D. Monk, R.J. Marsden, V.J. Tear, J. Brookes, T.N. Batten, M. Mankowski, *et*"/.Segurança c eficácia do interferão beta-1a

inalado por nebulização (SNG001) para o tratamento da infeção por SARS-CoV-2: um ensaio de fase 2 aleatório, duplamente cego, controlado por placebo.Lancet Respir Med, (2020),http://dx.doi.org/10.1016/S2213-2600(20)30511-7

389. B. François, R. Jeannet, T. Daix, A.H. Walton, M.S. Shotwell, J. Unsinger, *et*

"/.A interleucina-7 restaura os linfócitos no choque sético: o ensaio clínico randomizado IRIS-7.JCI Insight, 3 (2018), pp. e98960http://dx.doi.org/10.1172/jci.insight.98960

390. R. Thiébaut, A. Jarne, J.P. Routy, I. Sereti, M. Fischl, P. Ive, *et*"/.Ciclos repetidos de interleucina 7 humana recombinante em doentes infectados pelo VIH com baixa reconstituição de células T CD4 em terapia antirretroviral: resultados de 2 estudos de fase II

Estudos Multicêntricos.Clin Infect Dis, 62 (2016), pp. 1178-1185http://dx.doi.org/10.1093/cid/ciw065 | Medline

391. X. Xu, M. Han, T. Li, W. Sun, D. Wang, B. Fu, *et*"/.Tratamento efetivo de

doentes com COVID-19 grave com tocilizumab. Proc Natl Acad Sci U S A, 117 (2020), pp. 10970-10975http://dx.doi.org/10.1073/pnas.2005615117 | Medline

392. P. Luo, Y. Liu, L. Qiu, X. Liu, D. Liu, J. Li.Tocilizumab treatment in COVID-19: a single center experience.J Med Virol, 92 (2020), pp. 814- 818http ://dx. doi. org/10.1002/jmv.25801 | Medline

393. G. Gritti, F. Raimondi, D. Ripamonti, I. Riva, F. Landi, L. Alborghetti, *et al.*

394. Utilização de siltuximab em doentes com pneumonia por COVID-

19 que requerem
suporte ventilatório.MedRxiv, (2020),http://dx.doi.org/10.1101/2020.04.01.20048561

395. J.-M. Michot, L. Albiges, N. Chaput, V. Saada, F. Pommeret, F. Griscelli, *et al.*Tocilizumab, um anticorpo recetor anti-IL6, para tratar a insuficiência respiratória relacionada à Covid-19: um relato de caso.Ann Oncol, 31 (2020), pp. 961-964http://dx.doi.org/10.1016/j.annonc.2020.03.300

396. M. Roumier, R. Paule, M. Groh, A. Vallee, F. Ackermann.Interleucina-6
bloqueio para COVID-19 grave.MedRxiv, (2020),http://dx.doi.org/10.1101/2020.04.20.20061861

397. T. Muskardin. A anakinra intravenosa para a síndrome de ativação macrofágica pode
lições de retenção para o tratamento da tempestade de citocinas no contexto da doença de Coronavírus 2019.ACR Open Rheumatol, 2 (2020), pp. 283-285http://dx.doi.org/10.1002/acr2.11140

398. B. Shakoory, J.A. Carcillo, W.W. Chatham, R.L. Amdur, H. Zhao, C.A. Dinarello, *et al.*Interleukin-1 recetor blockade Is associated with reduced mortality in sepsis patients with features of Macrophage Activation Syndrome: reanalysis of a prior Phase III Trial.Crit Care Med, 44 (2016), pp. 275-281http://dx.doi.org/10.1097/CCM.0000000000001402 | Medline

399. E.S. Weiss, C. Girard-Guyonvarc'h, D. Holzinger, A.A. de Jesus, Z. Tariq, J. Picarsic, *et* ^/.A interleucina-18 distingue diagnósticamente e promove patogenicamente a síndrome de

ativação de macrófagos humanos e murinos.Blood, 131 (2018), pp. 1442-1455http://dx.doi.org/10.1182/blood-2017-12-820852

400. M. Vallurupalli, N. Berliner.Emapalumab para o tratamento da hemofagocitose linfo-histiocitose recidivante / refratária.Blood, 134 (2019), pp. 1783-1786http://dx.doi.org/10.1182/blood.2019002289 | Medline

401. F.A. Lagunas-Rangel, V. Chávez-Valencia.O rácio IL-6/IFN-Y elevado pode estar associado a doença grave em doentes com COVID-19.J Med Virol, 92 (2020), pp. 1789-1790http://dx.doi.org/10.1002/jmv.25900 | Medline

402. M. Feldmann, R.N. Maini, J.N. Woody, S.T. Holgate, G. Winter, M.

Rowland, *et* "/.Ensaios de terapia com fator de necrose tumoral para COVID-19 são urgentemente necessários.Lancet, 395 (2020), pp. 1407-1409http://dx.doi.org/10.1016/S0140-6736(20)30858-8 | Medline

403. J.E. McDermott, H.D. Mitchell, L.E. Gralinski, A.J. Eisfeld, L. Josset, A. Bankhead, *et*"/.O efeito da inibição da sinalização PP1 e TNFα na patogénese do coronavírus SARS.BMC Syst Biol, 10 (2016), pp. 93http://dx.doi.org/10.1186/s12918-016-0336-6 | Medline

404. Y. Jamilloux, T. El Jammal, L. Vuitton, M. Gerfaud-Valentin, S. Kerever, P.

Sève.JAK inhibitors for the treatment of autoimmune and inflammatory diseases.Autoimmun Rev, 18 (2019), pp. 102390http://dx.doi.org/10.1016/j.autrev.2019.102390 | Medline

405. E.G. Favalli, F. Ingegnoli, O. De Lucia, G. Cincinelli, R. Cimaz,

R.

Caporali.COVID-19 infeção e artrite reumatoide: Faraway, so close!.Autoimmun Rev, 19 (2020), pp. 102523http://dx.doi.org/10.1016/j.autrev.2020.102523

406. W. Cao, X. Liu, T. Bai, *et* "/.High-dose intravenous immunoglobulin as a

opção terapêutica para pacientes em deterioração com a doença de Coronavírus 2019.Open Forum Infect Dis, 7 (2020), pp. ofaa102http://dx.doi.org/10.1093/ofid/ofaa102 | Medline

407. J.M. Sanders, M.L. Monogue, T.Z. Jodlowski, J.B. CutrelfTratamentos farmacológicos para a doença de Coronavírus 2019 (COVID-19): uma revisão.JAMA, 323 (2020), pp. 1824-1836http://dx.doi.org/10.1001/jama.2020.6019 | Medline

408. Cambridge University Hospitals NHS Foundation Estudo terapêutico TrusfmulTi-Arm em pacientes pré-ICu internados com COVID-19 - medicamentos reaproveitados. NCT04390464.(2020),

409. Amyndas Pharmaceuticals S.A.Um estudo de fase 2 do inibidor de C3 AMY-101 em pacientes com SDRA devido à COVID-19. NCT04395456.(2020),

410. Hospital Universitário, Basileia, Suíça. Conestat alfa na prevenção da infeção grave por SARS-CoV-2 em pacientes hospitalizados com COVID-19. NCT04414631.(2020),

411. Grupo de Colaboração RECOVERY, P. Horby, W.S. Lim, J.R. Emberson, M.

Mafham, J.L. Bell, *et* "/.Dexametasona em pacientes hospitalizados com Covid-19.N Engl J Med, 384 (2021), pp. 693-

704http://dx.doi.org/10.1056/NEJMoa2021436 | Medline

412. M. Catanzaro, F. Fagiani, M. Racchi, E. Corsini, S. Govoni, C. LanniResposta imunitária à COVID-19: enfrentar um desafio farmacológico através da seleção de alvos vias desencadeadas pelo SARS-CoV-2Signal Transduct. Alvo. Ther., 5 (1) (2020), p. 84, 10.1038/s41392-020-0191-1

413. S. Falck-Jones, B. Osterberg, A. Smed-SorensenMonócitos respiratórios e sistémicos, células dendríticas e células supressoras derivadas de mieloides na COVID-19: Implicações para a gravidade da doençaJ. Intern. Med., 293 (2) (2023), pp. 130143, 10.1111/joim.13559

414. D. Wendisch, O. Dietrich, T. Mari, S. von Stillfried, I.L. Ibarra, M. Mittermaier, C. Mache, R.L. Chua, R. Knoll, S. Tim m, *et al.* A infeção por SARS-CoV-2 desencadeia respostas profibróticas dos macrófagos e fibrose pulmonarCell, 184 (26) (2021), pp. 6243-6261.e27, 10.1016/j.cell.2021.11.033

415. J. Hadjadj, N. Yatim, L. Barnabei, A. Corneau, J. Boussier, N. Smith, H. Péré, B. Charbit, V. Bondet, C. Chenevier-Gobeaux, *et al.* Atividade prejudicada de interferon tipo I e respostas inflamatórias em pacientes graves com COVID-19Science, 369 (6504) (2020), pp. 718-724, 10.1126 / science.abc6027

416. M. Saichi, M.Z. Ladjemi, S. Korniotis, C. Rousseau, Z. Ait Hamou, L. Massenet-Regad, E. Amblard, F. Noel, Y. Marie, D. Bouteiller, *et al.* O sequenciamento de RNA de célula única de células apresentadoras de antígenos sanguíneos em COVID-19 grave revela defeitos de múltiplos processos na imunidade

antiviralNat. Cell Biol., 23 (5) (2021), pp. 538-551, 10.1038 / s41556-021-00681-2

417. B. Kramer, R. Knoll, L. Bonaguro, M. ToVinh, J. Raabe, R. Astaburuaga- García, J. Schulte-Schrepping, K.M. Kaiser, G.J. Rieke, J. Bischoff, *et al.* Assinaturas iniciais de IFN-α e disfunção persistente são caraterísticas distintivas das células NK em COVID-19Immunity grave, 54 (11) (2021), pp. 2650- 2669.e14, 10.1016/j.immuni.2021.09.002

418. E. Barreto-Duran, A. Szczepanski, A. Galuszka Bulaga, M. Surmiak, M. Siedlar, M. Sanak, Z. Rajfur, A. Milewska, M. Lenar t, K. PyrcA interação entre o epitélio das vias aéreas e os macrófagos tecidulares durante a infeção por SARS-CoV-2Front. Immunol., 13 (2022), Artigo 991991, 10.3389/fmmu.2022.991991

419. J. Zheng, Y. Wang, K. Li, D.K. Meyerholz, C. Allamargot, S. PerlmanSevere acute respiratory syndrome coronavirus 2-induced immune activation and death of monocyte-derived human macrophages and dendritic cellsJ. Infect. Dis., 223 (5) (2021), pp. 785-795, 10.1093/infdis/jiaa753

420. S.J. Theobald, A. Simonis, T. Georgomanolis, C. Kreer, M. Zehner, H.S. Eisfeld, M.C. Albert, J. Chhen, S. Motameny, F. Erger, et al., Long-lived macrophage reprogramming drives spike protein-mediated inflammasome activation in COVID-19*,* EMBO. Mol. Med. 13 (8) (2021) e14150, https://doi.org/10.15252/emmm.202114150.

421. Y. Mi, L. Liang, K. Xu, Q. Li, W. Wang, W. Dang, J. Deng, Y. Zhi, X. Li, J. TanSevere acute respiratory syndrome coronavirus 2 virus-like particles induzem a maturação das células dendríticas e modulam a imunização das células TFront. Cell. Infect. Microbiol., 12 (2022), Artigo 986350, 10.3389/fcimb.2022.986350

422. Y. Xiong, Y. Liu, L. Cao, D. Wang, M. Guo, A. Jiang, D. Guo, W. Hu, J. Yan g, Z. Tang, *et al.* Caraterísticas transcriptômicas do fluido de lavagem broncoalveolar e células mononucleares do sangue periférico em pacientes com COVID-19Emerg. Microbes Infect., 9 (1) (2020), pp. 761-770, 10.1080/22221751.2020.1747363

423. G.E. Batiha, A.I. Al-Gareeb, D. Rotimi, O.S. Adeyemi, H.M. Al-KuraishyInibidores comuns do inflamassoma NLRP3 e Covid-19: Dividir e conquistarSci. Afr., 18 (2022), Artigo e01407, 10.1016/j.sciaf.2021.e01084

424. H.M. Al-Kuraishy, A.I. Al-Gareeb, H.A. Al-Hussaniy, N.A.H. Al-Harcan, A. Alexiou, G.E. BatihaNeutrophil Extracellular Traps (NETs) and Covid-19: A new frontiers for therapeutic modalityInt. Immunopharmacol., 104 (2022), Artigo 108516, 10.1016/j.mtimp.2021.108516

425. X. Deng, H. Terunuma, M. NiedaExplorando a utilidade das células NK na COVID-19Biomedicinas, 10 (5) (2022), p. 1002, 10.3390/biomedicines 10051002

426. E. PairoCastineira, S. Clohisey, L. Klaric, A.D. Bretherick, K. Rawlik, M.G.

Semple, A. Law, V. Vitart, J.F. Wilson, J.K. Baillie, *et al.* Genetic mecanismos de doença crítica na COVID-19Natureza, 591 (7848) (2021), pp. 92-98, 10.1038/s41586-020-03065-y

427. P. Bastard, L.B. Rosen, Q. Zhang, E. Michailidis, H.H. Hoffmann, Y. Zhang,
K. Dorgham, Q. Philippot, J. Rosain, V. Béziat, *et al.*Autoanticorpos contra IFNs tipo I em pacientes com COVID-19Science, 370 (6515) (2020), p. eabd4585, 10.1126/science.abd4585

428. Q. Zhang, P. Bastard, Z. Liu, J. Le Pen, M. Moncada-Velez, J. Chen, M. Ogishi, I.K.D. Sabli, S. Hodeib, C. Korol, *et al.* Erros inatos da imunidade IFN tipo I em pacientes com COVID-19 com risco de vidaScience, 370 (6515) (2020), 10.1126/science.abd4570

429. SA Lowery, A. Sariol, S. PerlmanRespostas imunes e inflamatórias internas ao SARS-CoV-2: Implicações para COVID-1Cell Host Microbe, 29 (7) (2021), pp. 1052-1062, 10.1016 / j.chom.2021.05.004

430. R. Channappanavar, C. Fett, M. Mack, P.P. Ten Eyck, D.K. Meyerholz, S. PerlmanSex-based differences in susceptibility to severe acute respiratory syndrome coronavirus infection J.

431. Immunol, 198 (10) (2017), pp. 4046
4053, 10.4049/jimmunol.1601896R. Gorla, R. Erbel, K.A. Eagle, E. Bossone Síndromes de resposta inflamatória sistémica na era da cardiologia de intervençãoVasc.Pharmacol., 107 (2018), pp. 53
66, 10.1016/j.vph.2018.04.003

432. N.J. Meyer, L. Gattinoni, C.S. CalfeeAcute respiratory distress síndromeLancet, 398 (10300) (2021), pp. 622-637, 10.1016/s0140-
6736(21)00439-6

433. F. Zhou, T. Yu, R. Du, G. Fan, Y. Liu, Z. Liu, J. Xiang, Y. Wang, B. Song, X.
Gu, *et al.* Evolução clínica e factores de risco para a mortalidade de adultos internados com COVID-19 em Wuhan, China: uma coorte retrospetiva
studyLancet, 395 (10229) (2020), pp. 1054-1062, 10.1016/s0140-6736(20)30566-3

434. X. Sun, T. Wang, D. Cai, Z. Hu, J. Chen, H. Liao, L. Zhi, H. Wei, Z. Zhang, Y. Qiu, J. Wang, A. WangCytokine storm intervention in the early stages of COVID-19 pneumonia, Cytokine Growth FactorRev, 53 (2020), pp. 3842, 10.1016/j.cytogfr.2020.04.002

435. M. Ahn, D.E. Anderson, Q. Zhang, C.W. Tan, B.L. Lim, K. Luko, M. Wen,
W.N. Chia, S. Mani, L.C. Wang, *et al.*Dampened NLRP3-mediated
inflamação em morcegos e implicações para um hospedeiro especial de reservatório viralNat. Microbiol., 4 (5) (2019), pp. 789-799, 10.1038/s41564-019-0371-3

436. Y.D. Gao, M. Ding, X. Dong, J.J. Zhang, A. Kursat Azkur, D. Azkur, H. Gan, Y.l. Sun, M. Akdis, C.A. Akdis, *et al.*Risk factors for severe and critically ill COVID-19 patients: A reviewAllergy, 76 (2) (2021), pp. 428-455, 10.1111/all.14657

437. P. Rodriguez-Miguelez, A. Heefner, S. CarboneReconhecendo fatores de risco associados a maus resultados entre pacientes com COVID-19Prog. Cardiovasc. Dis., 76 (2023), pp. 3-11, 10.1016/j.pcad.2023.01.006

438. A.J. Sánchez-Guarnido, P. Huertas, R. Garcia-Solier, M. Solano, B. Díez, M. León, J. Herruzo-Cabrerafactores de recaída em pessoas com perturbações mentais graves durante a pandemia de COVID-19: Um estudo retrospetivo multicêntricoHealthcare (Basel), 10 (1) (2021), p. 64, 10.3390/healthcare10010064

439. Y. Sun, Y. Zou, H. Wang, G. Cui, Z. Yu, Z. RenResposta imunitária induzida por nova infeção por coronavírusFront. Cell. Infect. Microbiol., 12 (2022), Artigo 988604, 10.3389 / fcimb.2022.988604

440. C. Desterke, A.G. Turhan, A. Bennaceur-Griscelli, F. Griscelli, PPARγ repressão do cistoma durante a ativação de monócitos-macrófagos pulmonares na COVID-19 grave, iScience 23 (10) (2020) 101611, https://doi.org/10.1016Zj.isci.2020.101611.

441. C. Wang, J. Xie, L. Zhao, X. Fei, H. Zhang, Y. Tan, X. Nie, L. Zhou, Z. Liu, Y. Ren, *et al.* Disfunção de macrófagos alveolares e tempestade de citocinas na patogênese de dois pacientes graves com COVID-19EBioMedicine, 57 (2020), Artigo 102833, M. Souyris, J.E. Mejia, J. Chaumeil, J.C. GuéryFemale predisposition to TLR7-driven autoimmunity: gene dosage and the escape from X chromosome inactivationSemin. Immunopathol, 41 (2) (2019), pp. 153-164, 10.1007/s00281-018-

0712-y

442. A. Alamri, D. Fisk, D. Upreti, S.K.P. KungA missing link: Envolvimento das células dendríticas na patogénese das infecções por SARS-CoV-2Int. J. Mol. Sci., 22 (3) (2021), 10.3390/ijms22031118

443. R. Zhou, K.K. To, Y.C. Wong, L. Liu, B. Zhou, X. Li, H. Huang, Y. Mo, T.Y.
Luk, T.T. Lau, *et al.*A infeção aguda por SARS-CoV-2 prejudica as respostas das células dendríticas e das células TImmunity, 53 (4) (2020), pp. 864-
877.e5, 10.1016/j.immuni. 2020.07.026

444. W. Gu, H. Gan, Y. Ma, L. Xu, Z.J. Cheng, B. Li, X. Zhang, W. Jiang, J. Sun, B. Sun, *et al.*O mecanismo molecular do SARS-CoV-2 que evita a imunidade inata antiviral do hospedeiroVirol. J., 19 (1) (2022), p. 49, 10.1186/s12985-022- 01783-5

445. S.J. Theobald, A. Simonis, J.M. Mudler, U. Gobel, R. Acton, V. Kohlhas,
M.C. Albert, A.M. Hellmann, J.J. Malin, S. Winter, et al., Spleen tyrosine kinase mediates innate and adaptive immune crosstalk in SARS-CoV-2 mRNA vaccination, EMBO. Mol. Med. 14 (8) (2022)
e15888, https://doi.org/10.15252/emmm.202215888.

446. D. Ricklin, G. Hajishengallis, K. Yang, J.D. LambrisComplement: a key system for immune surveillance and homeostasisNat. Immunol, 11 (9) (2010), pp. 785-797, 10.1038/ni.1923

447. Y. Jin, W. Ji, H. Yang, S. Chen, W. Zhang, G. DuanA ativação e disfunção endotelial na COVID-19: dos mecanismos básicos às

potenciais abordagens terapêuticasSignal Transduct. Target. Ther., 5 (1) (2020), p. 293, 10.1038 / s41392-020-00454-7

448. D.M. Kim, Y. Kim, J.W. Seo, J. Lee, U. Park, N.Y. Ha, J. Koh, H. Park, J.W.
Lee, H.J. Ro, *et al.*Enhanced eosinophil-mediated inflammation associated with antibody and complement-dependent pneumonic insults in critical COVID-19Cell Rep., 37 (1) (2021), Artigo 109798, 10.1016/j.celrep.2021.109798

449. E. Fuentes, M. Fuentes, M. Alarcón, I. PalomoDisfunção do sistema imunitário
nos IdososAn. Acad. Bras. Cienc., 89 (1) (2017), pp. 285 299, 10.1590/0001-3765201720160487

450. J. Chen, Q. Jiang, X. Xia, K. Liu, Z. Yu, W. Tao, W. Gong, J. J. HanVariação individual da expressão e regulação do gene ACE2 do recetor SARS-CoV-2Aging Cell, 19 (7) (2020), Artigo e13168, 10.1111/acel.13168

451. L. Onofrio, M. Caraglia, G. Facchini, V. Margherita, S. Placido, C. Buonerba, receptores Toll-like e COVID-19: uma história de duas faces com um final emocionante, Future Sci. OA. 6 (8) (2020) Fso605, https://doi.org/10.2144/fsoa- 2020-0091.

452. T. SinghalA Revisão da Doença do Coronavírus-2019 (COVID-19)Indian J. Pediatr., 87 (4) (2020), pp. 281-286, 10.1007/s12098-020-03263-6Google Scholar

453. C.R. MacIntyre, Global spread of COVID-19 and pandemic potential, Global Biosecur. 1 (2020), https://doi.org/10.31646/gbio.55.

454. Y. Um, H.J. Eo, H.J. Kim, K. Kim, K.S. Jeon, J.B. JeongGinseng

simulado selvagem ativa macrófagos de camundongo, células RAW264.7 através da ativação dependente de TRL2/4 das vias MAPK, NF-κB e PI3K/AKTJ. Ethnopharmacol, 263 (2020), p. 113218, 10.1016/j.jep.2020.113218

455. H. Kim, M. Jang, Y. Kim, J. Choi, J. Jeon, J. Kim, Y.I. Hwang, J.S. Kang, W.

J. LeeO ginseng vermelho e a vitamina C aumentam a atividade das células imunitárias e diminuem a inflamação pulmonar induzida pela infeção pelo vírus da gripe A/H1N1J. Pharm. Pharmacol., 68 (3) (2016), pp. 406-420, 10.1111/jphp.12529

456. S.W. Lee, H.J. Park, S.H. Park, N. Kim, S. HongEfeito imunomodulador do ácido poli-γ-glutâmico derivado de Bacillus subtilis em células dendríticas natural killerBiochem. Biophys. Res. Commun., 443 (2) (2014), pp. 413421, 10.1016/j.bbrc.2013.11.097

457. H. Ahn, S.G. Kang, S.I. Yoon, P.H. Kim, D. Kim, G.S. LeeO ácido poli-gama-glutâmico de Bacillus subtilis regula positivamente as citocinas pró-inflamatórias enquanto inibe a ativação do inflamassoma NLRP3, NLRC4 e AIM2Cell. Mol. Immunol, 15 (2) (2018), pp. 111-119, 10.1038/cmi.2016.13

458. D. Cheng, Z. Wan, X. Zhang, J. Li, H. Li, C. WangDietary Chlorella vulgaris

Melhora as funções imunomoduladoras alteradas na imunossupressão induzida pela ciclofosfamida

MiceNutrients, 9 (7) (2017), 10.3390/nu9070708

459. Y. Kikuchi, A. KunitohAsari, K. Hayakawa, S. Imai, K. Kasuya, K. Abe, Y. Adachi, S. Fukudome, Y. Takahashi, S. HachimuraA

administração oral de Lactobacillus plantarum estirpe AYA aumenta a secreção de IgA e fornece proteção de sobrevivência contra a infeção pelo vírus da gripe em ratosPLoS One, 9 (1) (2014), Artigo e86416, 10.1371/journal.pone. 0086416

460. G. Bennett, E. Young, I. Butler, S. CoeO impacto do confinamento durante o
Surto de COVID-19 nos hábitos alimentares de vários grupos populacionais: A scoping reviewFront. Nutr., 8 (2021), Artigo 626432, 10.3389/fnut.2021.626432

461. V.J. Clemente-Suárez, D.J. Ramos-
Campo, J. MielgoAyuso, A.A. Dalamitros, P.A. Nikolaidis, A. Hormeño- Holgado, J.F. Tornero-AguileraNutrição na atual pandemia de COVID-19. Uma revisão narrativaNutrientes, 13 (6) (2021), p. 1924, 10.3390/nu13061924

462. H. Shakoor, J. Feehan, A. S. Al
Dhaheri, H.I. Ali, C. Platat, L.C. Ismail, V. Apostolopoulos, L. StojanovskaPapel potenciador da saúde das vitaminas D, C, E, zinco, selénio e ácidos gordos ómega 3: poderão ajudar contra a COVID-19? Maturitas, 143 (2021), pp. 19, 10.1016/j.maturitas.2020.08.003

463. F. Yang, Y. Zhang, A. Tariq, X. Jiang, Z. Ahmed, Z. Zhihao, M. Idrees, A. A
zizullah, M. Adnan, R.W. BussmannA alimentação como medicamento: Uma possível medida preventiva contra a doença do coronavírus (COVID-19)Phytother.
Res., 34 (12) (2020), pp. 3124-3136, 10.1002/ptr.6770

464. A. Kandeil, A. Mostafa, O. Kutkat, Y. Moatasim, A.A. Al-

Karmalawy, A.A. Rashad, A.E. Kayed, A.E. Kayed, R. El-Shesheny, G. Kayali, *et al.* Compostos polifenólicos bioactivos que apresentam fortes actividades antivirais contra o coronavírus da síndrome respiratória aguda grave 2Pathogens, 10 (6) (2021), p. 758, 10.3390/pathogens10060758

465. S. Khubber, R. Hashemifesharaki, M. Mohammadi, S.M.T. GharibzahediGarl ic (Allium sativum L.): um potencial alimento terapêutico único rico em compostos organossulfurados e flavonóides para combater a COVID-19Nutr. J., 19 (1) (2020), p. 124, 10.1186/s12937-020-00643- 8

466. M.A. Shaldam, G. Yahya, N.H. Mohamed, M.M. Abdel-Daim, Y. Al NaggarIn silico screening of potent bioactive compounds from honeybee products against COVID-19 target enzymesEnviron. Sci. Pollut. Res. Int., 28 (30) (2021), pp. 40507-40514, 10.1007/s11356-021-14195-9

467. K. Chojnacka, A. Witek-Krowiak, D. Skrzypczak, K. Mikula, P. MlynarzPhytochemicals containing biologically active polyphenols as an effective agent against Covid-19- inducing coronavirusJ. Funct. Foods, 73 (2020),
Artigo 104146, 10.1016/j.jff.2020.104146

468. I. Bhushan, M. Sharma, M. Mehta, S. Badyal, V. Sharma, I. Sharma, H. Singh, S. SistlaCompostos bioativos e probióticos - um raio de esperança na gestão COVID-19Food Sci. Human Wellness, 10 (2) (2021), pp. 131140, 10.1016/j.fshw.2021.02.001

469. S. Hamimed, N. Jebli, R. Hamimed, A. Landoulsi, A. ChattiCandidatos fitoquímicos como preventivos e/ou curativos

promissores para a infeção por COVID-19: Uma breve revisãoInsights Biol. Med., 5 (1) (2021), pp. 001006, 10.29328/journal.ibm.1001019

470. S. Li, C.S. Cheng, C. Zhang, G.Y. Tang, H.Y. Tan, H.Y. Chen, N. Wang, A.Y

. Lai, Y. FengPlantas comestíveis e à base de plantas para a prevenção e gestão da COVID-19Front. Pharmacol., 12 (2021), Artigo 656103, 10.3389/fphar.2021.656103

471. A.C. Carr, S. MagginiA vitamina C e o sistema imunitário functionNutrients, 9 (11) (2017), p. 1211, 10.3390/nu9111211

472. Z. Huang, Y. Liu, G. Qi, D. Brand, S.G. ZhengRole of vitamin A in the immune systemJ. Clin. Med., 7 (9) (2018), p. 258, 10.3390/jcm7090258

473. G.Y. Lee, S.N. HanO Papel da Vitamina E na ImunidadeNutrientes, 10 (11) (2018), p. 1614, 10.3390/nu10111614

474. C.E. Childs, P.C. Calder, E.A. MilesDiet and Immune FunctionNutrients, 11 (8) (2019), p. 1933, 10.3390/nu11081933

475. J.M. Moreau, M.D. RosenblumAs células T inflamatórias mantêm a cicatrização

dispositionSci. Immunol., 4 (31) (2019), p. eaav9723, 10.1126/sciimmunol.aav9723

476. I. Wessels, M. Maywald, L. RinkZinc as a Gatekeeper of Immune FunctionNutrients, 9 (12) (2017), p. 1286, 10.3390/nu9121286

477. R. Jayawardena, P. Sooriyaarachchi, M. Chourdakis, C. Jeewandara, P. Ranas ingheEnhancing immunity in viral infections, with special emphasis on COVID-19: Uma

revisãoDiabetes Metab. Syndr., 14 (4) (2020), pp. 367382, 10.1016/j.dsx.2020.04.015

478. C. Maldonado Galdeano, S.I. Cazorla, J.M. Lemme Dumit, E. Vélez, G. PerdigonEfeitos benéficos do consumo de probióticos no sistema imunitárioAnn. Nutr. Metab., 74 (2) (2019), pp. 115124, 10.1159/000496426

479. H. Pham, A. Rahman, A. Majidi, M. Waterhouse, R.E. NealeAcute respiratory tract infection and 25-hydroxyvitamin D concentration: A systematic review and meta-analysisInt. J. Environ. Res. Saúde Pública, 16 (17) (2019), p. 3020, 10.3390/ijerph16173020

480. C. Annweiler, M. Beaudenon, J. Gautier, R. Simon, V. Dubée, J. Gonsard, E. Parot-SchinkelCovid-19 e ensaio de suplementação de vitamina D em altas doses em pacientes idosos de alto risco (COVIT-TRIAL): protocolo de estudo para um ensaio clínico randomizadoTrials, 21 (1) (2020), p. 1031, 10.1186/s13063-020-04928-5

481. G. Annweiler, M. Corvaisier, J. Gautier, V. Dubée, E. Legrand, G. Sacco, C. AnnweilerSuplementação de vitamina D associada a uma melhor sobrevivência em pacientes idosos frágeis hospitalizados com COVID-19: O estudo experimental GERIA-COVID Quasi-Nutrients, 12 (11) (2020), p. 3377, 10.3390/nu12113377

482. F. Ubaldi, E. Montanari, L.M. Margarucci, C. Caprara, G. Gianfranceschi, E. Scaramucci, A. Piccolella, F. Valeriani, V. Romano SpicaVitamin D status and COVID-19 prevention in a worker subgroup in ItalyWork, 75 (2) (2023), pp. 391-400,

10.3233/wor-220387

483. C. Russo, M.S. Valle, L. Malaguarnera, I.R. Romano, L. MalaguarneraCompa

risão dos desempenhos da vitamina D e do resveratrol na COVID-19Nutrients, 15 (11) (2023), p. 2639, 10.3390/nu15112639

484. K. Stoffels, L. Overbergh, A. Giulietti, L. Verlinden, R. Bouillon, C. MathieuI regulação imunológica da 25-hidroxivitamina-D3-1alfa-hidroxilase em monócitos humanosJ. Bone Miner. Res., 21 (1) (2006), pp. 3747, 10.1359/jbmr.050908

485. L. MalaguarneraVitamina D3 como potenciais adjuvantes de tratamento para COVID- 19Nutrients, 12 (11) (2020), p. 3512, 10.3390/nu12113512

486. C. Russo, G. Morello, R. Malaguarnera, S. Piro, D.L. Furno, L. Malaguarnera

Genes candidatos da suscetibilidade ao género SARS-CoV-2Sci. Rep., 11 (1) (2021), p. 21968, 10.1038/s41598-021-01131-7

487. M. Di Rosa, M. Malaguarnera, F. Nicoletti, L. MalaguarneraVitamina D3: um

imuno-modulador útilImmunology, 134 (2) (2011), pp. 123 139, 10.1111/j.1365-2567.2011.03482.x

488. J.M. Agraz-Cibrian, D.M. Giraldo, S. Urcuqui-Inchima1,25-A di-hidroxivitamina D(3) induz a formação de estruturas semelhantes a armadilhas extracelulares de neutrófilos e modula a transcrição de genes cujos produtos são proteínas associadas a armadilhas extracelulares de neutrófilos: Um projeto-piloto studySteroids, 141 (2019), pp. 14-22, 10.1016/j.steroids.2018.11.001

489. L. MalaguarneraVitamina D e microbiota: Duas faces da mesma moeda nos aspetos imunomoduladoresInt. Immunopharmacol., 79 (2020), Artigo 106112, 10.1016/j.intimp.2019.106112

490. R.P. HeaneyVitamin D in health and diseaseClin. J. Am. Soc. Nephrol., 3 (5) (2008), pp. 1535-1541, 10.2215/cjn.01160308

491. A.K. Bhalla, E.P. Amento, T.L. Clemens, M.F. Holick, S.M. KraneReceptores específicos de alta afinidade para 1,25-dihidroxivitamina D3 em células mononucleares do sangue periférico humano: presença em monócitos e indução em linfócitos T após ativação! Clin. Endocrinol. Metab., 57 (6) (1983), pp. 1308-1310, 10.1210/jcem-57-6-1308

492. W. KoppComo a dieta e o estilo de vida ocidentais conduzem à pandemia de obesidade e doenças da civilizaçãoDiabetes. Metab. Syndr. Obes., 12 (2019), pp. 22212236, 10.2147/dmso.S216791

493. K.W. LangeCiência alimentar e COVID-19Ciência alimentar humana

Bem-estar, 10 (1) (2021), pp. 1-5, 10.1016/j.fshw.2020.08.005

494. A.J. Dhok, L.K. Butola, A.P. Anjankar, A.D.R. Shinde, P.K. Kute, R.J.J.o.E.o.m. Jha, D. Sciences, Role of vitamins and minerals in improving immunity during Covid-19 pandemic - A review, 9 (2020) 22962300, http://dx.doi.org/10.14260/jemds/2020/497.

495. P. Kumar, M. Kumar, O. Bedi, M. Gupta, S. Kumar, G. Jaiswal, V. Rahi, N.G . Yedke, A. Bijalwan, S. Sharma, S. JamwalRole of vitamins and minerals as immunity boosters in COVID-19Inflammopharmacology, 29 (4) (2021), pp. 1001-1016, 10.1007/s10787-021-00826-7

496. N. Suwannasom, I. Kao, A. Pruβ, R. Georgieva, H.

BaumlerRiboflavina: Os benefícios para a saúde de uma vitamina natural esquecidaInt. J. Mol. Sci., 21 (3) (2020), p. 950, 10.3390/ijms21030950

497. M. Cámara, M.C. Sánchez-
Mata, V. FernándezRuiz, R.M. Cámara, E. Cebadera, L. DominguezA
Revisão do papel dos micronutrientes e dos compostos bioactivos no apoio ao sistema imunitário para lutar contra a COVID-19 diseaseFoods, 10 (5) (2021), p. 1088, 10.3390/foods10051088

498. G. DiMatteo, M. Spano, M. Grosso, A. Salvo, C. Ingallina, M. Russo, A. Ritie ni, L. ManninaFood e COVID-19: Estratégias preventivas / co-terapêuticas exploradas por ensaios clínicos atuais e estudos in silicoFoods, 9 (8) (2020), p. 1036, 10.3390/foods9081036

499. A. Fernández-Quintela, I. Milton-Laskibar, J. Trepiana, S. Gómez-
Zorita, N. Kajarabille, A. Léniz, M. González, M.P. PortilloPrincipais aspectos no manejo nutricional de pacientes com COVID-19J. Clin. Med., 9 (8) (2020), p. 2589, 10.3390/jcm9082589

500. F. Al-Rashed, S. Sindhu, A. Al Madhoun, A. Alghaith, R. Azim, F. Al-
Mulla, R. AhmadShort sleep duration and its association with obesity and other metabolic risk factors in Kuwaiti urban adultsNat. Sci.
Sleep., 13 (2021), pp. 1225-1241, 10.2147/nss.S311415

501. E. Silva, B. Ono, J.C. Souza, Sono e imunidade em tempos de

COVID- 19, Rev. Assoc. Med. Bras. (1992) 66Suppl 2 (Suppl 2) (2020) 143147, http://dx.doi.org/10.1590/1806-9282.66.S2.143.

502. Î. Fidanci, H. Aksoy, D. Yengil Taci, Î. Fidanci, D. Ayhan Baser, M. CankurtaranEvaluation of the effect of the COVID-19 pandemic on sleep disorders and nutrition in childrenInt. J. Clin. Pract., 75 (7) (2021), Artigo e14170, 10.1111/jcp.14170

503. S.S. Han, Y.H. Han, W.X. Tong, G.X. Wang, Y.Z. Ke, S.Q. Meng, Q. Guo, Z

L. Cui, J.Y. Zhang, Y.P. Ye, *et al.* Estudantes universitários chineses com fobia da COVID-19 e estados de espírito negativos: Efeitos moderadores do comportamento do exercício físicoFront. Saúde Pública, 10 (2022),

p. 1046326, 10.3389/fpubh.2022.1046326

504. M. Sellami, M. Gasmi, J. Denham, L.D. Hayes, D. Stratton, J. Padulo, N. Bra gazziEffects of acute and chronic exercise on immunological parameters in the elderly aged: Pode a atividade física neutralizar os efeitos do envelhecimento?Front. Immunol., 9 (2018), p. 2187, 10.3389/fimmu.2018.02187

505. Y.C. Chen, W.Y. Chou, T.C. Fu, J.S. WangEfeitos do treinamento físico normóxico e hipóxico na capacidade bactericida e subsequente apoptose de neutrófilos em homens sedentáriosEur. J. Appl. Physiol., 118 (9) (2018), pp. 19851995, 10.1007/s00421-018-3935-7

506. C.N. Lumeng, A.R. SaltielInflammatory links between obesity and metabolic diseaseJ. Clin. Invest., 121 (6) (2011), pp. 2111-2117, 10.1172/jci57132

507. R. Filip, L. Anchidin-

Norocel, R. Gheorghita, W.K. Savage, M. DimianMudanças nos padrões alimentares e resultados clínicos de saúde em diferentes países durante a pandemia de SARS-CoV-2Nutrients, 13 (10) (2021), p. 3612, 10.3390/nu13103612

508. T.P. Ho, X. Zhao, A.B. Courville, J.D. Linderman, S. Smith, N. Sebring, D.M

. Della Valle, B. Fitzpatrick, L. Simchowitz, F.S. CeliEffects of a 12-month moderate weight loss intervention on insulin sensitivity and inflammation status in nondiabetic overweight and obese subjectsHorm. Metab. Res., 47 (4) (2015), pp. 289-296, 10.1055/s-0034-1382011

509. N. Tajik, S.A. Keshavarz, F. Masoudkabir, M. Djalali, H.H. Sadrzadeh- Yeganeh, M.R. Eshraghian, M. Chamary, Z. Ahmadivand, T. Yazdani, M.H. J avanbakhtEffect of diet-induced weight loss on inflammatory cytokines in obese womenJ. Endocrinol. Invest., 36 (4) (2013), pp. 211-215, 10.3275/8465

510. W. KoppA hiperinsulinemia induzida pela dieta como fator chave na etiologia da hiperplasia benigna da próstata e da hipertensão essencial?Nutr. Metab. Insights., 11 (2018), Artigo 1178638818773072, 10.1177/1178638818773072

511. T. Moro, G. Tinsley, A. Bianco, G. Marcolin, Q.F. Pacelli, G. Battaglia, A. Pa lma, P. Gentil, M. Neri, A. PaoliEfeitos de oito semanas de alimentação com restrição de tempo (16/8) no metabolismo basal, força máxima, composição corporal, inflamação e fatores de risco cardiovascular em homens treinados com resistênciaJ. Transl. Med., 14 (1) (2016), p. 290, 10.1186/s12967-016-1044-0

512. M.A. Faris, S. Kacimi, R.A. Al-Kurd, M.A. Fararjeh, Y.K. Bustanji, M.K. Mohammad, M.L. SalemIntermitte nt jejum durante o Ramadão atenua citocinas pró-inflamatórias e células imunitárias em indivíduos saudáveisNutr. Res., 32 (12) (2012), pp. 947955, 10.1016/j.nutres.2012.06.021

513. S. Jordan, N. Tung, M. Casanova-Acebes, C. Chang, C. Cantoni, D. Zhang, T.H. Wirtz, S. Naik, S.A. Rose, C.N . Brocker, *et al.* A ingestão dietética regula o pool de monócitos inflamatórios circulantesCell, 178 (5) (2019), pp. 1102-1114.e17, 10.1016/j.cell.2019.07.050

514. C. Huang, Y. Wang, X. Li, L. Ren, J. Zhao, Y. Hu, L. Zhang, G. Fan, J. Xu, X . Gu, *et al.* Caraterísticas clínicas de pacientes infectados com o novo coronavírus 2019 em WuhanChina, Lancet, 395 (10223) (2020), pp. 497-506, 10.1016/s0140- 6736(20)30183-5

515. X. An, Y. Zhang, L. Duan, D. Jin, S. Zhao, R. Zhou, Y. Duan, F. Lian, X. Ton gA evidência direta e o mecanismo de tratamento da medicina tradicional chinesa da COVID-19Biomed. Pharmacother, 137 (2021), Artigo 111267, 10.1016/j.biopha.2021.111267

516. B.H. Yan, Z.W. Jiang, J.P. Zeng, J.Y. Tang, H. Ding, J.L. Xia, S.R. Qin, S.C. Jin, Y. Lu, N. Zhang, *et al.*Estudo clínico prospetivo em grande escala sobre a intervenção profiláctica da COVID-19 na população da comunidade utilizando Huoxiang Zhengqi Oral Liquid e Jinhao

Jiere GranulesZhongguo Zhong Yao Za Zhi, 45 (13) (2020), pp. 2993
3000, 10.19540/j.cnki.cjcmm.20200430.501
517. W. Guan, W. Lan, J. Zhang, S. Zhao, J. Ou, X. Wu, Y. Yan, J. Wu, Q. Zhang COVID-19: Agentes antivirais, desenvolvimento de anticorpos e medicina tradicional chinesaVirol. Sin., 35 (6) (2020), pp. 685-698, 10.1007/s12250-020-00297- 0
518. Y. Ba, L. Wang, W. Li, M. Li, R. Tao, X. Zuo, X. Wu, X. Wang, Q. Shi, D. L u, *et al.*Estudo clínico multicêntrico em 451 casos de doença do vírus corona tratados com "Pneumonia No.1 FormulaWorld Chin. Med., 15 (2020), pp. 19621966, 10.3969/j.issn.1673-7202.2020.13.021
519. L. Chen, F. Liu, J. Wu, H. Song, J. Xia, B. Sheng, Y. ChenEficácia clínica da cápsula Shufeng Jiedu combinada com a medicina ocidental no tratamento de pacientes comuns com COVID-19 por análise retrospectivaChin. J. Exp. Tradit. Med. Formulae., 26 (2020), pp. 14-20, 10.13422/j.cnki.syfjx.20201628
520. S. Xin, X. Cheng, B. Zhu, X. Liao, F. Yang, L. Song, Y. Shi, X. Guan, R. Su, J. Wang, *et al.* Estudo clínico retrospetivo sobre a eficácia da decocção Qingfei Paidu combinada com a medicina ocidental para o tratamento COVID-19Biomed. Pharmacother., 129 (2020), Artigo 110500, 10.1016/j.biopha.2020.110500
521. J. Zhao, X. Yang, C. Wang, S. Song, K. Cao, T. Wei, Q. Ji, W. Zheng, J. Li,
X. Zhou, *et al.* A decocção pulmonar bloqueadora da toxicidade do Yidu melhora
inflamação em pneumonia grave de pacientes com SARS-COV-2

com síndrome pulmonar de bloqueio de toxicidade Yidu-eliminando IL-6 e TNF-aBiomed. Pharmacother, 129 (2020), Artigo 110436, 10.1016/j.biopha.2020.110436

522. Y.X. Wang, J.R. Ma, S.Q. Wang, Y.Q. Zeng, C.Y. Zhou, Y.H. Ru, L. Zhang,
Z.G. Lu, M.H. Wu, H. LiUtilizando a integração de abordagens farmacológicas de rede para investigar o mecanismo potencial da Decocção Ma Xing Shi Gan no tratamento da COVID-19Eur. Rev. Med. Pharmacol.
Sci., 24 (6) (2020), pp. 3360-3384, 10.26355/eurrev 202003 20704

523. Q. Ma, W. Pan, R. Li, B. Liu, C. Li, Y. Xie, Z. Wang, J. Zhao, H. Jiang, J. Hu
ang, *et al.* A cápsula de Liu Shen mostra habilidades antivirais e anti-inflamatórias contra o novo coronavírus SARS-CoV-2 através da supressão da via de sinalização NF-κBPharmacol. Res., 158 (2020),
Artigo 104850, 10.1016/j.phrs.2020.104850

524. L. Runfeng, H. Yunlong, H. Jicheng, P. Weiqi, M. Qinhai, S. Yongxia, L. Ch ufang, Z. Jin, J. Zhenhua, J. Haiming, *et al.* Lianhuaqingwen exerce atividade antiviral e anti-inflamatória contra o novo coronavírus (SARS-CoV-2) Pharmacol. Res., 156 (2020), Artigo 104761, 10.1016/j.phrs.2020.104761

525. T. Tanaka, M. Narazaki, T. KishimotoImunotherapeutic implications of IL- 6 blockade for cytokine stormimmunotherapy, 8 (8) (2016), pp. 959970, 10.2217/imt-2016-0020

526. X. Chen, X. Yang, T. Liu, M. Guan, X. Feng, W. Dong, X. Chu, J. Liu, X. Tia
n, X. Ci, *et al.* Kaempferol regula as vias de sinalização MAPKs e NF-κB para atenuar a lesão pulmonar aguda induzida por LPS em ratinhosInt.
Immunopharmacol, 14 (2) (2012), pp. 209
216, 10.1016/j.intimp.2012.07.007
527. N. Yahfoufi, N. Alsadi, M. Jambi, C. MatarO papel imunomodulador e antiinflamatório dos polifenóisNutrientes, 10 (11) (2018), p. 1618, 10.3390/nu10111618
528. X. Ren, X.X. Shao, X.X. Li, X.H. Jia, T. Song, W.Y. Zhou, P. Wang, Y. Li, X .L. Wang, Q.H. Cui, *et al.*Identificando potenciais tratamentos de COVID-19 da Medicina Tradicional Chinesa (MTC) usando uma abordagem orientada por dadosJ. Ethnopharmacol., 258 (2020), Artigo 112932, 10.1016/j.jep.2020.112932
529. Q. Li, C. Bai, R. Yang, W. Xing, X. Pang, S. Wu, S. Liu, J. Chen, T. Liu, X. GuDecifrar os mecanismos farmacológicos do Ma Xing Shi Gan
Decocção contra COVID-19 através da integração da farmacologia de rede e exploração experimentalFront. Pharmacol., 11 (2020),
Artigo 581691, 10.3389/fphar.2020.581691
530. R. Yang, H. Liu, C. Bai, Y. Wang, X. Zhang, R. Guo, S. Wu, J. Wang, E. Leu ng, H. Chang, *et al.* Composição química e mecanismo farmacológico da Decocção de Qingfei Paidu e da Decocção de Ma Xing Shi Gan contra a doença do coronavírus

2019 (COVID-19): Estudo in silico e experimentalPharmacol. Res., 157 (2020), Artigo 104820, 10.1016/j.phrs.2020.104820

531. Z. Zhang, W. Wu, J. Hou, L. Zhang, F. Li, L. Gao, X. Wu, J. Shi, R. Zhang, H

. Long, *et al.Active* constituents and mechanisms of Respiratory Detox Shot, a traditional Chinese medicine prescription, for COVID-19 control and prevention: Análise de ancoragem molecular em rede-LC-MS(E)J. Integr.

Med., 18 (3) (2020), pp. 229-241, 10.1016/j.joim.2020.03.004

532. W.C. Poller, J. Downey, A.A. Mooslechner, N. Khan, L. Li, R. Weissleder, M . Nahrendorf, PS Frenette, M. Divangahi, FK Swirski, *et al.* Os circuitos motores e de medo do cérebro regulam os leucócitos durante o estresse agudoNature, 607 (7919) (2022), pp. 578-584, 10.1038 / s41586-022-04890-z

533. J. Masih, F. Belschak, J. VerbekeConfigurações de humor e sua relação com as respostas do sistema imunológico: Explorando a relação entre humor, respostas do sistema imunológico, hormônios da tireoide e suporte socialPLoS One, 14 (5) (2019), Artigo e0216232, 10.1371 / journal.pone.0216232

534. L.J. Westacott, T. Humby, N. Haan, S.A. Brain, E.L. Bush, M. Toneva, A.I. B aloc, A.L. Moon, J. Reddaway, M.J. Owen, J. Hall, T.R. Hughes, B.P. Morga n, W.P. Gray, L.S. WilkinsonO complemento C3 e o C3aR medeiam diferentes aspectos dos comportamentos emocionais; relevância para o risco de doenças psiquiátricas

desordemBrain Behav. Immun., 99 (2022), pp. 70

82, 10.1016/j.bbi.2021.09.005

535. H.G. Zhang, B. Wang, Y. Yang, X. Liu, J. Wang, N. Xin, S. Li, Y. Miao, Q.
Wu, T. Guo, *et al.*A depressão compromete a imunidade inata antiviral através do eixo AVP-AHI1-Tyk2Cell Res., 32 (10) (2022), pp. 897
913, 10.1038/s41422-022-00689-9

536. J. Farrés, J.L. Ruiz, J.M. Mas, L. Arias, M.R. Sarrias, C. Armengol, P.J. Card
ona, J.A. Munoz-Moreno, M. Vilaplana, B. Arranz, *et al.*Identificação das populações mais vulneráveis no âmbito psicossocial: um estudo transversal realizado na Catalunha durante o confinamento rigoroso imposto contra a pandemia da COVID-19BMJ Open, 11 (11) (2021),
Artigo e052140, 10.1136/bmjopen-2021-052140

537. S. Westfall, F. Caracci, M. Estill, T. Frolinger, L. Shen, G.M. PasinettiChroni
c depressão induzida pelo stress e ansiedade modulada pela imunidade do eixo intestino-cérebroFront. Immunol., 12 (2021),
Artigo 670500, 10.3389/fimmu.2021.670500

538. J. Danladi, H. SabirImunidade inata, ativação da inflamação e choque térmico
proteína na patogénese da COVID-19J. Neuroimmunol, 358 (2021),
Artigo 577632, 10.1016/j.jneuroim.2021.577632

539. R.P. Wallin, A. Lundqvist, S.H. Moré, A. von
Bonin, R. Kiessling, H.G. LjunggrenAs proteínas de choque térmico como activadores do sistema imunitário inatoTrends

Immunol, 23 (3) (2002), pp. 130135, 10.1016/s1471-4906(01)02168-8

540. A. Asea, S.K. Kraeft, E.A. Kurt-Jones, M.A. Stevenson, L.B. Chen, R.W. Finberg, G.C. Koo, S.K. Calderwoo dHSP70 estimula a produção de citocinas através de uma via dependente de CD14, demonstrando o seu duplo papel como chaperona e citocinaNat. Med., 6 (4) (2000), pp. 435-442, 10.1038/74697

541. R.M. Vabulas, P. Ahmad-Nejad, C. da Costa, T. Miethke, C.J. Kirschning, H. Hacker, H. WagnerEndocitose

As HSP60 utilizam os receptores toll-like 2 (TLR2) e TLR4 para ativar a via de sinalização do recetor toll/interleucina-1 nas células imunitárias inatasJ. Biol. Chem., 276 (33) (2001), pp. 31332-31339, 10.1074/jbc.M103217200

542. D. Larenas-Linnemann, N. Rodríguez-Pérez, A. Arias-Cruz, M.V. Blandón-Vijil, B.E. Del Río-Navarro, A. Estrada-Cardona, J.E. Gereda, J.A. Luna-Pech, E.M. Navarrete-Rodriguez, E. Onuma-Takane, *et al.* Reforçar a imunidade inata contra o vírus em tempos de COVID-19: Tentando separar os factos das ficçõesWorld Allergy Organ. J., 13 (11) (2020), Artigo 100476, 10.1016/j.waojou.2020.100476

543. T. Yamada, A. TakaokaReconhecimento imunitário inato contra o SARS-CoV-2Inflamm. Regen., 43 (1) (2023), p. 7, 10.1186/s41232-023-00259-5

544. D. Blanco-Melo, B.E. Nilsson-
Payant, W.C. Liu, S. Uhl, D. Hoagland, R. Moller, T.X. Jordan, K. Oishi, M.
Panis, D. Sachs, *et al.*Imbalanced Host Response to SARS-CoV-2 Drives Development of COVID-19Cell, 181 (5) (2020), pp. 1036-
1045.e9, 10.1016/j.cell.2020.04.026
545. C. Qin, L. Zhou, Z. Hu, S. Zhang, S. Yang, Y. Tao, C. Xie, K. Ma, K. Shang,
W. Wang, *et al.*Desregulação da resposta imunitária em doentes com coronavírus 2019 (COVID-19) em Wuhan, ChinaClin. Infect.
Dis., 71 (15) (2020), pp. 762-768, 10.1093/cid/ciaa248
546. Y. Yang, C. Shen, J. Li, J. Yuan, J. Wei, F. Huang, F. Wang, G. Li, Y. Li, L.
Xing, *et al.*Os níveis plasmáticos de IP-10 e MCP-3 estão altamente associados à gravidade da doença e prevêem a progressão da COVID-19J. Allergy Clin. Immunol, 146 (1) (2020), pp. 119-127.e4, 10.1016/j.jaci.2020.04.027
547. G. Chen, D. Wu, W. Guo, Y. Cao, D. Huang, H. Wang, T. Wang, X. Zhang, H. Chen, H. Yu, *et al.* Caraterísticas clínicas e imunológicas da doença grave e moderada do coronavírus 2019J. Clin. Invest., 130 (5) (2020), pp. 26202629, 10.1172/jci137244
548. B. Diao, C. Wang, Y. Tan, X. Chen, Y. Liu, L. Ning, L. Chen, M. Li, Y. Liu, G. Wang, *et al.* Redução e exaustão funcional de células T em pacientes com doença coronavírus 2019 (COVID-19) Front. Immunol., 11 (2020), p. 827, 10.3389

/fimmu.2020.00827

549. C. Lucas, P. Wong, J. Klein, T.B.R. Castro, J. Silva, M. Sundaram, M.K. Elli

ngson, T. Mao, J.E. Oh, B. Israelow, *et al.* Análises longitudinais revelam

falha imunológica na COVID-19 graveNatureza, 584 (7821) (2020), pp. 463-469, 10.1038/s41586-020-2588-y

550. Z. Zhou, L. Ren, L. Zhang, J. Zhong, Y. Xiao, Z. Jia, L. Guo, J. Yang, C. Wa

ng, S. Jiang, *et al.*Respostas imunes inatas reforçadas no trato respiratório de doentes com COVID-19Cell Host Microbe, 27 (6) (2020), pp. 883-

890.e2, 10.1016/j.chom.2020.04.017

551. S. Cicco, G. Cicco, V. Racanelli, A. VaccaTrajectos extracelulares de neutrófilos

(NETs) e padrões moleculares associados a danos (DAMPs): Dois potenciais alvos para a COVID-19 TreatmentMediators Inflamm, 2020 (2020),

p. 7527953, 10.1155/2020/7527953

552. F. Tang, Q. Du, Y.J. LiuPlasmacytoid dendritic cells in antiviral immunity and autoimmunitySci. China Life Sci., 53 (2) (2010), pp. 172182, 10.1007/s11427-010-0045-0

553. M. Liao, Y. Liu, J. Yuan, Y. Wen, G. Xu, J. Zhao, L. Cheng, J. Li, X. Wang,

F. Wang, *et al.*Single-cell landscape of bronchoalveolar immune cells in patients with COVID-19Nat. Med., 26 (6) (2020), pp. 842 844, 10.1038/s41591-020-0901-9

554. M. Severa, R.A. Diotti, M.P. Etna, F. Rizzo, S. Fiore, D. Ricci, M. Iannetta, P

. Stefanelli, N. Clementi, E.M. Coccia, *et al.*Differential plasmacytoid

fenótipo de células dendríticas e resposta de interferão tipo I na infeção assintomática e grave por COVID-19PLoS Pathog, 17 (2021),

Artigo e1009878, 10.1371/journal.ppat.1009878

555. F. Onodi, L. BonnetMadin, L. Meertens, L. Karpf, J. Poirot, S.Y. Zhang, C. Pi card, A. Puel, E. Jouanguy, Q. Zhang, *et al.* O SARS-CoV-2 induz a diversificação das células predendríticas plasmocitóides humanas através de UNC93B e IRAK4J. Exp. Med., 218 (4) (2021), Artigo e20201387, 10.1084/jem.20201387

556. D. Zhang, R. Guo, L. Lei, H. Liu, Y. Wang, Y. Wang, H. Qian, T. Dai, T. Zha ng, Y. Lai, *et al.*Frontline Science: A infeção por COVID-19 induz alterações fenotípicas morfológicas e relacionadas com a inflamação facilmente detectáveis nos monócitos do sangue periféricoJ. Leukoc. Biol., 109 (1) (2021), pp. 1322, 10.1002/jlb.4hi0720-470r

557. R. Channappanavar, A.R. Fehr, J. Zheng, C. Wohlford-Lenane, J.E. Abrahante, M. Mack, R. Sompallae, P.B. McCray Jr., D.K. Meye rholz, S. PerlmanO tempo de resposta da IFN-I em relação à replicação do vírus determina os resultados da infeção por coronavírus MERSJ. Clin. Investig., 129 (9) (2019), pp. 3625-3639, 10.1172/jci126363

558. A.H. Newton, A. Cardani, T.J. BracialeA resposta imunitária do hospedeiro na infeção por vírus respiratórios: equilíbrio entre a

eliminação do vírus e a imunopatologiaSemin. Immunopathol., 38 (4) (2016), pp. 471482, 10.1007/s00281-016-0558-0

559. van Doremalen, N. et al. Aerossol e estabilidade de superfície do SARS-CoV-2 em comparação com o SARS-CoV-1. *N. Engl. J. Med.* **382**, 1564-1567 (2020).

560. Huang, C. et al. Caraterísticas clínicas de pacientes infetados com o novo coronavírus de 2019 em Wuhan, China. *Lancet* **395**, 497-506 (2020).

561. Wolfel, R. et al. Avaliação virológica de pacientes hospitalizados com COVID- 2019. *Natureza* **581**, 465-469 (2020).

562. Moghadas, S. M. et al. As implicações da transmissão silenciosa para o controlo dos surtos de COVID-19. *Proc. Natl Acad. Sci. USA* **117**, 17513-17515 (2020).

563. Brodin, P. Porque é que a COVID-19 é tão ligeira nas crianças? *Ata Paediatr.* **109**, 10821083 (2020).

564. Takahashi, T. et al. Diferenças sexuais nas respostas imunitárias subjacentes aos resultados da doença COVID-19. *Nature* **588**, 315-320 (2020).

565. Liu, Y. et al. Dinâmica viral em casos ligeiros e graves de COVID-19. *Lancet Infect. Dis.* **20**, 656-657 (2020).

566. Smith, J. C. et al. A exposição ao fumo do cigarro e a sinalização inflamatória aumentam a expressão do recetor ACE2 do SARS-CoV-2 no trato respiratório. *Dev. Cell* **53**, 514-529(2020).

567. Mehta, P. et al. COVID-19: considerar as síndromes de tempestade de citocinas e a imunossupressão. *Lancet* **395**, 1033-1034 (2020).

568. Cao, X. COVID-19: imunopatologia e suas implicações para a terapia. *Nat. Rev. Immunol.* **20**, 269-270 (2020).

569. Mathew, D. et al. O perfil imunológico profundo de pacientes com COVID-19 revela imunótipos distintos com implicações para intervenções terapêuticas. *Ciência* **369**, eabc8511 (2020).

570. Lucas, C. et al. Análises imunológicas longitudinais revelam erros inflamatórios em pacientes graves com COVID-19. *Natureza* **584**, 463-469 (2020).

571. Rodriguez, L. et al. Imunomonitorização ao nível dos sistemas desde a fase aguda até à fase de recuperação da COVID-19 grave. *Cell Rep. Med.* **1**, 100078 (2020).

572. Carfi, A. et al. Sintomas persistentes em pacientes após COVID-19 aguda. *JAMA* **324**, 603-605 (2020).

573. Dennis, A. et al. Comprometimento de múltiplos órgãos em indivíduos de baixo risco com doença prolongada COVID. Pré-impressão em *medRxiv* https://doi.org/10.1101/2020.10.14.20212555 (2020).

574. Ludvigsson, J. F. Relato de caso e revisão sistemática sugerem que as crianças podem ter efeitos a longo prazo semelhantes aos dos adultos após a COVID-19 clínica. *Ata Paediatr.* https://doi.org/10.1111/apa.15673 (2020)

575. Davido, B., Seang, S., Tubiana, R. & de Truchis, P. Sintomas crónicos pós-COVID-19: uma entidade pós-infecciosa? *Clin. Microbiol. Infec.* **26**, 1448-1449 (2020).

576. Guillot, X., Ribera, A. & Gasque, P. Chikungunyainduced arthritis in Reunion Island: a long-term observational follow-up study showing frequently persistent joint symptoms, some cases of persistent chikungunya immunoglobulin M positivity, and no

anticyclic citrullinated peptide seroconversion after 13 years. *J. Infect. Dis.* **222**, 1740-1744 (2020).

577. Clark, D. V. et al. Long-term sequelae after Ebola virus disease in Bundibugyo, Uganda: a retrospective cohort study. *Lancet Infect. Dis.* **15**, 905-912 (2015).

578. Hickie, I. et al. Síndromes pós-infecciosas e de fadiga crónica precipitadas por agentes patogénicos virais e não virais: estudo de coorte prospetivo. **BMJ333**, 575 (2006).

579. Rodriguez, L. S. T. et al. Conseguir o alívio dos sintomas em doentes com doença mialgica
encefalomielite, visando a interface neuro-imune e induzindo tolerância à doença. Pré-impressão
em *bioRxiv* https://doi.org/10.1101/2020.02.20.958249 (2020).

580. Whittaker, E. et al. Caraterísticas clínicas de 58 crianças com uma síndrome pediátrica inflamatória multissistémica temporariamente associada ao SARS-CoV- 2. *JAMA* **324**, 259-269 (2020).

581. Belot, A. et al. Síndrome multissistémica inflamatória pediátrica relacionada com o SARS-CoV-2, um estudo epidemiológico, França, 1 de março a 17 de maio de 2020. *Euro. Surveill.* **25**, 2001010 (2020).

582. Toubiana, J. et al. Síndrome inflamatória multissistémica do tipo Kawasaki em crianças durante a pandemia de COVID-19 em Paris, França: estudo observacional prospetivo. *BMJ* **369**, m2094 (2020).

583. Morris, S. B. et al. Série de casos de síndrome inflamatória multissistémica em adultos associada à infeção por SARS-CoV-2 - Reino Unido e Estados Unidos, março-agosto de 2020. *Morbidity*

Mortal. Wkly Rep. **69**, 1450-1456 (2020).

584. Marrani, E., Burns, J. C. & Cimaz, R. Como devemos classificar a doença de Kawasaki? *Front Immunol.* **9**, 2974 (2018).

585. Corwin, D. J. et al. Distinguir a síndrome inflamatória multissistémica em crianças da doença de Kawasaki e doenças inflamatórias benignas na pandemia de SARS-CoV-2. *Pediatr. Emerg. Care* **36**, 554-558 (2020).

586. Diorio, C. et al. Multisystem inflammatory syndrome in children and COVID- 19 are distinct presentations of SARS-CoV-2. *J. Clin. Invest.* **130**, 5967-5975 (2020).

587. Consiglio, C. R. et al. A imunologia da síndrome inflamatória multissistémica em crianças com COVID-19. *Célula* **183**, 968-981 (2020).

588. Consiglio, C. R. & Brodin, P. Começos stressantes com consequências a longo prazo. *Cell* **180**, 820-821 (2020).

589. Gruber, C. et al. Mapeamento da inflamação sistémica e das respostas dos anticorpos na síndrome inflamatória multissistémica em crianças (MIS-C). *Célula* **183**, 982-995 (2020).

590. Hoffmann, M. et al. A entrada de células SARS-CoV-2 depende de ACE2 e TMPRSS2 e é bloqueada por um inibidor de protease clinicamente comprovado. *Cell* **181**, 271-280 (2020).

591. Xu, H. et al. Expressão elevada do recetor ACE2 do 2019-nCoV nas células epiteliais da mucosa oral. *Int. J. Oral. Sci.* **12**, 8 (2020).

592. Qi, F., Qian, S., Zhang, S. & Zhang, Z. Sequenciamento de RNA de célula única de 13
tecidos humanos identificam tipos de células e receptores de coronavírus. *Biochem. Bioph. Res. Co.* **526**, 135-140 (2020).

593. Hamming, I. et al. Distribuição tecidular da proteína ACE2, o recetor funcional do vírus corona da SRA. Um primeiro passo na compreensão da patogénese da SRA. *J. Pathol.* **203**, 631-637 (2004).

594. Hikmet, F. et al. O perfil de expressão proteica da ACE2 em tecidos humanos. *Mol. Syst. Biol.* **16**, e9610 (2020).

595. Xu, Y. et al. Caraterísticas da infeção pediátrica por SARS-CoV-2 e potenciais evidências de persistência do vírus nas fezes. *Nat. Med.* **26**, 502-505 (2020).

596. Uhlen, M. et al. Uma análise transcriptómica de todo o genoma de genes codificadores de proteínas em células sanguíneas humanas. *Science* **366**, eaax9198 (2019).

597. Lim, Y., Ng, Y., Tam, J. & Liu, D. Human coronaviruses: a review of virus - host interactions. *Doenças* **4**, 26 (2016).

598. Fitzgerald, K. A. & Kagan, J. C. Receptores do tipo Toll e o controlo da imunidade. *Cell* **180**, 1044-1066 (2020).

599. Nieto-Torres, J. L. et al. Severe acute respiratory syndrome coronavirus E
transporta iões de cálcio e ativa o sistema NLRP3
inflamassoma. *Virologia* **485**, 330-339 (2015).

600. Rodrigues, T.S. et al. Os inflamassomas são activados em resposta à infeção por SARS-CoV-2 e estão associados à gravidade da COVID-19 nos doentes. *J. Exp. Med.* **218**, e20201707 (2021).

601. Han, Y. et al. Lactato desidrogenase, um fator de risco em doentes com COVID-19 grave. *Envelhecimento* **12**, 11245-11258 (2020).

602. Wu, C. et al. A ativação do inflamassoma desencadeia a coagulação do sangue e a morte do hospedeiro através da

piroptose. *Imunidade* **50**, 1401-1411 (2019).

603. Middeldorp, S. et al. Incidência de tromboembolismo venoso em pacientes hospitalizados com COVID-19. *J. Thromb. Haemost.* **18**, 1995-2002 (2020).

604. Greenhalgh, T., Knight, M., A'Court, C., Buxton, M. & Husain, L. Gestão do COVID-19 pós-agudo nos cuidados primários. **BMJ370**, m3026 (2020).

605. Züst, R. et al. A ribose 2'-O-metilação fornece uma assinatura molecular para a distinção entre mRNA próprio e não próprio dependente do sensor de RNA Mda5. *Nat. Immunol.* **12**, 137-143 (2011).

606. Spiegel, M. et al. Inhibition of beta interferon induction by severe acute respiratory syndrome coronavirus suggests a two-step model for activation of interferon regulatory fator 3. *J. Virol.* **79**, 2079-2086 (2005).

607. Miorin, L. et al. SARS-CoV-2 Orf6 hijacks Nup98 to block STAT nuclear import and antagonize interferon signaling. *Proc. Natl. Acad Sci. USA* **117**, 28344-28354 (2020).

608. Arunachalam, P. S. et al. Avaliação biológica dos sistemas de imunidade à infeção leve versus grave por COVID-19 em humanos. *Science* **369**, 1210-1220 (2020).

609. Blanco-Melo, D. et al. A resposta desequilibrada do hospedeiro ao SARS-CoV-2 impulsiona o desenvolvimento do COVID-19. *Célula* **181**, 1036-1045 (2020).

610. Lucas, C. et al. Análises longitudinais revelam falhas imunológicas em COVID-19 grave. *Natureza* **584**, 463-469 (2020).

611. Vabret, N. et al. Imunologia da COVID-19: estado atual da ciência. *Imunidade* **52**, 910-941 (2020).

612. Casanova, J.-L., Su, H. C. & COVID Human Genetic Effort. Um esforço global para definir a genética humana da imunidade protetora à infeção por SARS-CoV-2. *Cell* **181**, 1194-199 (2020)

613. Zhang, Q. et al. Erros inatos da imunidade IFN tipo I em pacientes com COVID-19 com risco de vida. *Ciência* **370**, eabd4570 (2020).

614. Bastard, P. et al. Auto-anticorpos contra IFNs tipo I em pacientes com COVID-19 com risco de vida. *Ciência* **370**, eabd4585 (2020).

615. Gudbjartsson, D. F. et al. Resposta imunitária humoral ao SARS-CoV-2 na Islândia. *N. Engl. J. Med.* **383**, 1724-1734 (2020).

616. Wajnberg, A. et al. Robust neutralizing antibodies to SARS-CoV-2 infection persist for months. *Science* **370**, eabd7728 (2020).

617. Lumley, S. F. et al. Os anticorpos contra o SARS-CoV-2 estão associados à proteção

contra a reinfeção. Pré-impressão em

medRxiv https://doi.org/10.1101/2020.11.18.20234369 (2020)

618. Grifoni, A. et al. Alvos das respostas das células T ao coronavírus SARS-CoV-2 em humanos com doença COVID-19 e indivíduos não expostos. *Célula* **181**, 14891501 (2020).

619. Su, L. F., Kidd, B. A., Han, A., Kotzin, J. J. & Davis, M. M. As células T CD4+ com fenótipo de memória específica do vírus são abundantes em adultos não expostos. *Immunity* **38**, 373-83 (2013).

620. Bert, N. L. et al. Imunidade a células T específicas do SARS-CoV-2 em casos de COVID-19 e SARS, e controlos não infectados. *Nature* **584**, 457-462 (2020).

621. Tetro, J. A. A COVID-19 está a receber ADE de outros

coronavírus? *Microbes Infect.* **22**, 72-73 (2020).

622. Wan, Y. et al. Molecular mechanism for antibody-dependent enhancement of coronavirus entry (Mecanismo molecular para o reforço da entrada do coronavírus dependente de anticorpos). *J. Virol.* **94**, e02015-e02019 (2019).
623. Iwasaki, A. O que significam as reinfecções para a COVID-19. *Lancet Infect. Dis.* https://doi.org/10.1016/S1473-3099(20)30783-0 (2020).
624. Lipsitch, M., Grad, Y. H., Sette, A. & Crotty, S. Cross-reactive memory T cells and herd immunity to SARS-CoV-2. *Nat. Rev. Immunol.* **20**, 709-713 (2020).
625. Mateus, J. et al. Epítopos selectivos e de reação cruzada de células T SARS-CoV-2 em humanos não expostos. *Science* **370**, 89-94 (2020).
626. Ng, K. W. et al. Imunidade humoral pré-existente e de novo ao SARS-CoV-2 em humanos. *Science* **370**, eabe1107 (2020).
627. Anderson, E. M. et al. Seasonal human coronavirus antibodies are boosted upon SARS-CoV-2 infection but not associated with protection. Preprint at *medRxiv* https://doi.org/10.1101/2020.11.06.20227215 (2020).Tso, F. Y. et al. Alta prevalência de reatividade cruzada sorológica pré-existente contra SARS-CoV-2 na África Subsaariana. *Int. J. Infect. Dis.* **102**, 577-583 (2020).
628. Rostad, C. A. et al. Sorologia quantitativa de SARS-CoV-2 em crianças com síndrome inflamatória multissistêmica (MIS-C). *Pediatria* **146**, e2020018242 (2020).
629. Weisberg, S. P. et al. Respostas distintas de anticorpos ao SARS-

CoV-2 em crianças
e adultos em todo o espetro clínico da COVID-19. *Nat. Immunol.* https://doi.org/10.1038/s41590-020-00826-9 (2020).

630. Pierce, C. A. et al. Immune responses to SARS-CoV-2 infection in hospitalized pediatric and adult patients. *Sci. Transl. Med.* **564**, eabd5487 (2020).
631. Berghofer, B. et al. Os ligandos TLR7 induzem uma maior produção de IFN-α nas fêmeas. *J. Immunol.* **177**, 2088-2096 (2006).
632. Klein, S. L., Marriott, I. & Fish, E. N. Sex-based differences in immune function and responses to vaccination. *Trans. R. Soc. Trop. Med. H.* **109**, 9-15 (2015).
633. Klein, S. L., Jedlicka, A. & Pekosz, A. The Xs and Y of immune responses to viral vaccines. *Lancet Infect. Dis.* **10**, 338-349 (2010).
634. Webb, K. et al. Sex and pubertal differences in the type 1 interferon pathway associate with both X chromosome number and serum sex hormone concentration. *Front Immunol.* **9**, 3167 (2019).
635. Kollmann, T. R., Levy, O., Montgomery, R. R. & Goriely, S. Função imune inata por receptores do tipo Toll: respostas distintas em recém-nascidos e idosos. *Immunity* **37**, 771-783 (2012).
636. Mertz, D. et al. A gravidez como fator de risco para resultados graves da infeção pelo vírus da gripe: uma revisão sistemática e meta-análise de estudos observacionais. *Vaccine* **35**, 521-528 (2017).
637. Pido-Lopez, J., Imami, N. & Aspinall, R. Both age and gender

affect thymic output: more recent thymic migrants in females than menes as they age. *Clin. Exp. Immunol.* **125**, 409-413 (2001).

638. Saso, A. & Kampmann, B. Vaccine responses in newborns (Respostas vacinais em recém-nascidos). *Semin. Immunopathol.* **39**, 627-642 (2017).

639. Lagunas-Rangel, F. A. Rácio neutrófilos/linfócitos e rácio linfócitos/proteína C reactiva em doentes com doença grave por coronavírus 2019 (COVID-19): uma meta-análise. *J. Med. Virol.* **92**, 1733-1734 (2020).

640. Li, J. et al. O rácio neutrófilos/linfócitos está positivamente correlacionado com a idade na população saudável. *J. Clin. Lab Anal.* **29**, 437-43 (2014).

641. Yilmaz, H. et al. Utilidade do rácio neutrófilos/linfócitos na previsão da diabetes mellitus tipo 2 na obesidade mórbida. *Diabetes Metab. Syndr. Clin. Res. Rev.* **9**, 299-304 (2015).

642. Molony, R. D. et al. O envelhecimento prejudica a sinalização primária e secundária de RIG-I para a indução de interferão em monócitos humanos. *Sci. Signal.* **10**, eaan2392 (2017).

643. McGonagle, D., Sharif, K., O'Regan, A. & Bridgewood, C. The role of cytokines including interleukin-6 in COVID-19 induced pneumonia and macrophage activation syndrome-like disease. *Autoimmun. Rev.* **19**, 102537 (2020).

644. Kang, R. et al. HMGB1 in health and disease. *Mol. Asp. Med.* **40**, 1-116 (2014).

645. Gao, Y., Chen, Y., Liu, M., Shi, S. & Tian, J. Impactos da imunossupressão e da imunodeficiência na COVID-19: uma revisão sistemática e meta-análise. *J. Infection.* **81**, 93-95 (2020).

646. Fung, M. & Babik, J. M. COVID-19 em hospedeiros imunocomprometidos: o que sabemos até agora. *Clin. Infect. Dis.* ciaa863 (2020)

647. Robilotti, E. V. et al. Determinantes da gravidade da doença COVID-19 em doentes com cancro. *Nat. Med.* **26**, 1218-1223 (2020).

648. Quinti, I. et al. Um possível papel para as células B na COVID-19?: lição de pacientes com Agammaglobulinemia. *J. Allergy Clin. Immunol.* **146**, 211-213 (2020).

649. Liu J, Liu S. A gestão da doença do coronavírus 2019 (COVID-19). J Med Virol. 2020;92:1484-90.

650. Torres Acosta MA, Singer BD. Patogénese da SDRA induzida por COVID-19: implicações para o envelhecimento da população. Eur Respir J. 2020;56.

651. Zhou F, Yu T, Du R, Fan G, Liu Y, Liu Z, et al. Curso clínico e factores de risco para a mortalidade de adultos internados com COVID-19 em Wuhan, China: um estudo de coorte retrospetivo. Lancet Lond Engl. 2020;395:1054-62.

652. Zhong NS, Zheng BJ, Li YM, Poon, Xie ZH, Chan KH, et al. Epidemiologia e causa da síndrome respiratória aguda grave (SRA) em Guangdong, República Popular da China, em fevereiro de 2003. Lancet Lond Engl. 2003;362:1353-8.

653. Lu L, Liu Q, Du L, Jiang S. Middle East respiratory syndrome coronavirus (MERS-CoV): challenges in identifying its source and controlling its spread. Microbes Infect. 2013;15:625-9.

654. Petersen E, Koopmans M, Go U, Hamer DH, Petrosillo N, Castelli F, et al. Comparação do SARS-CoV-2 com o SARS-CoV e as

pandemias de gripe. Lancet Infect Dis. 2020;20:e238-44.

655. Zhu Z, Lian X, Su X, Wu W, Marraro GA, Zeng Y. Da SARS e MERS à COVID-19: um breve resumo e comparação de infecções respiratórias agudas graves causadas por três coronavírus humanos altamente patogénicos. Respir Res [Internet]. 2020;21

656. Kimura I, Kosugi Y, Wu J, Zahradnik J, Yamasoba D, Butlertanaka EP, et al. A variante Lambda do SARS-CoV-2 exibe uma maior infecciosidade e resistência imunitária. Cell Rep. 2022;38: 110218.

657. He X, Hong W, Pan X, Lu G, Wei X. Variante SARS-CoV-2 Omicron: caraterísticas e prevenção. MedComm. 2021;2:838-45.

658. Weiss SR, Navas-Martin S. Coronavirus pathogenesis and the emerging pathogen severe acute respiratory syndrome coronavirus. Microbiol Mol Biol Rev MMBR. 2005;69:635-64.

659. Astuti I, Ysrafil. Severe acute respiratory syndrome coronavirus 2 (SARS-CoV-2): uma visão geral da estrutura viral e da resposta do hospedeiro. Diabetes Metab Syndr. 2020;14:407-12.

660. Amirfakhryan H, Safari F. Surto de SARS-CoV2: patogénese da infeção e envolvimento cardiovascular. Hell J Cardiol HJC Hell Kardiologike Epitheorese. 2021;62:13-23.

661. Walls AC, Park Y-J, Tortorici MA, Wall A, McGuire AT, Veesler D. Estrutura, função e antigenicidade da glicoproteína da espícula do SARS-CoV-2. Cell. 2020;181:281-292.e6.

662. Tseng Y-Y, Liao G-R, Lien A, Hsu W-L. Conceitos atuais no desenvolvimento de terapêuticas contra doenças de coronavírus humanos e animais visando NP. Comput Struct Biotechnol J. 2021;19:1072-80.

663. Cubuk J, Alston JJ, Incicco JJ, Singh S, Stuchell-Brereton MD, Ward MD, et al. A proteína do nucleocapsídeo do SARS-CoV-2 é dinâmica, desordenada e separa-se em fase com o ARN. Nat Commun. 2021;12:1936.
664. Emrani J, Ahmed M, Jeffers-Francis L, Teleha JC, Mowa N, Newman RH, et al. SARS-COV-2, infeção, transmissão, transcrição, tradução, proteínas e tratamento: uma revisão. Int J Biol Macromol. 2021;193:1249-73.
665. Liu L, Iketani S, Guo Y, Chan JF-W, Wang M, Liu L, et al. Evasão impressionante de anticorpos manifestada pela variante omicrónica do SARS-CoV-2. Nature. 2021;
666. Shen L, Bard JD, Triche TJ, Judkins AR, Biegel JA, Gai X. Variantes emergentes de preocupação na proteína de membrana do SARS-CoV-2: um alvo altamente conservado com potenciais implicações patológicas e terapêuticas. Emerg Microbes Infect. 2021;10:885-93.
667. Schoeman D, Fielding BC. Proteína do envelope do coronavírus: conhecimentos actuais. Virol J [Internet]. 2019;16.
668. Li W, Moore MJ, Vasilieva N, Sui J, Wong SK, Berne MA, et al. Angiotensin-converting enzyme 2 is a functional recetor for the SARS coronavirus. Nature. 2003;426:450-4.
669. Khatri I, Staal FJT, van Dongen JJM. O bloqueio da interação-sinapse de alta afinidade entre as proteínas SARS-CoV-2 spike e ACE2 humana requer provavelmente múltiplos anticorpos de alta afinidade: uma perspetiva imunitária. Front Immunol. 2020;11: 570018.
670. Calcagnile M, Forgez P, Iannelli A, Bucci C, Alifano M, Alifano

P. Molecular docking simulation reveals ACE2 polymorphisms that may increase the affinity of ACE2 with the SARS-CoV-2 Spike protein. Biochimie. 2021;180:143-8.

671. Wang K, Chen W, Zhang Z, Deng Y, Lian J-Q, Du P, et al. A proteína CD147-spike é uma nova via para a infeção por SARS-CoV-2 nas células hospedeiras. Alvo de transdução de sinal Ther. 2020;5:283.
672. Gioia M, Ciaccio C, Calligari P, De Simone G, Sbardella D, Tundo G, et al. Role of proteolytic enzymes in the COVID-19 infection and promising therapeutic approaches. Biochem Pharmacol. 2020;182: 114225.
673. Sola I, Almazán F, Zúñiga S, Enjuanes L. Continuous and discontinuous RNA synthesis in coronaviruses. Annu Rev Virol. 2015;2:265-88.
674. Knoops K, Kikkert M, van den Worm SHE, Zevenhoven-Dobbe JC, van der Meer Y, Koster AJ, et al. A replicação do coronavírus SARS é suportada por uma rede reticulovesicular de retículo endoplasmático modificado. PLoS Biol. 2008;6: e226.
675. Baghizadeh FM. Saliva oral e COVID-19. Oral Oncol. 2020;108: 104821.
676. Tang JW, Li Y, Eames I, Chan PKS, Ridgway GL. Factores envolvidos na transmissão de infecções por aerossóis e controlo da ventilação em instalações de cuidados de saúde. J Hosp Infect. 2006;64:100-14.
677. Lewnard JA, Lo NC. Base científica e ética para intervenções de distanciamento social contra a COVID-19. Lancet Infect Dis. 2020;20:631-3.

678. de Wit E, van Doremalen N, Falzarano D, Munster VJ. SARS and MERS: recent insights into emerging coronaviruses. Nat Rev Microbiol. 2016;14:523-34.
679. Brubaker SW, Bonham KS, Zanoni I, Kagan JC. Innate immune pattern recognition: a cell biological perspective. Annu Rev Immunol. 2015;33:257- 90.
680. Newton K, Dixit VM. Sinalização na imunidade inata e inflamação. Cold Spring Harb Perspect Biol. 2012;4: a006049.
681. Man SM, Karki R, Kanneganti T-D. Mecanismos moleculares e funções da piroptose, caspases inflamatórias e inflamassomas em doenças infecciosas. Immunol Rev. 2017;277:61-75.
682. Lee S, Channappanavar R, Kanneganti T-D. Coronavírus: imunidade inata, ativação do inflamassoma, morte celular inflamatória e citocinas. Tendências Imunológicas. 2020;41:1083-99.
683. Rodrigues TS, de Sá KSG, Ishimoto AY, Becerra A, Oliveira S, Almeida L, et al. Os inflamassomas são activados em resposta à infeção por SARS-CoV-2 e estão associados à gravidade da COVID-19 nos doentes. J Exp Med. 2021;218: e20201707.
684. Ratajczak MZ, Kucia M. Infeção por SARS-CoV-2 e sobreactivação do inflamassoma Nlrp3 como fator de desencadeamento da "tempestade" de citocinas e fator de risco de danos nas células estaminais hematopoiéticas. Leukemia. 2020;34:1726-9.
685. de Rivero Vaccari JC, Dietrich WD, Keane RW, de Rivero Vaccari JP. O inflamassoma em tempos de COVID-19. Front Immunol [Internet]. 2020;11.

686. Lopez-Reyes A, Martinez-Armenta C, Espinosa-Velázquez R, Vázquez-Cárdenas P, Cruz-Ramos M, Palacios-Gonzalez B, et al. NLRP3 inflammasome: the stormy link between obesity and COVID-19. Front Immunol [Internet]. 2020;11.

687. Pan P, Shen M, Yu Z, Ge W, Chen K, Tian M, et al. A proteína N do SARS-CoV-2 promove a ativação do inflamassoma NLRP3 para induzir hiperinflamação. Nat Commun. 2021;12:4664.

688. Hu B, Huang S, Yin L. A tempestade de citocinas e a COVID-19. J Med Virol. 2021;93:250-6.

689. Freeman TL, Swartz TH. Visando o inflamassoma NLRP3 em COVID-19 grave. Front Immunol [Internet]. 2020;11.

690. Schett G, Manger B, Simon D, Caporali R. COVID-19 revisitando as vias inflamatórias da artrite. Nat Rev Rheumatol. 2020;16(8):465- 70. https://doi.org/10.1038/s41584-020-0451-z.

691. Yuan S, Jiang S-C, Zhang Z-W, Fu Y-F, Hu J, Li Z-L. Quantificação de tempestades de citocinas durante infecções virais. Front Immunol. 2021;12: 659419.

692. Lin T-Y, Hsia S-H, Huang Y-C, Wu C-T, Chang L-Y. Reacções de citocinas pró-inflamatórias em infecções por enterovírus 71 do sistema nervoso central. Clin Infect Dis Off Publ Infect Dis Soc Am. 2003;36:269-74.

693. Kennedy JR. O papel da fosfatidilserina na tempestade inflamatória de citocinas do Ébola e na coagulopatia hemorrágica de consumo e o potencial terapêutico da anexina V. Med Hypotheses. 2020;135: 109462.

694. He Y, Feng Z, Wang W, Chen Y, Cheng J, Meng J, et al. O perfil global de citocinas/quimiocinas identifica potenciais indicadores

de previsão da progressão em doentes com febre aftosa e infecções pelo Enterovírus A71. Cytokine. 2019;123: 154765.

695. Zhao Z, Wei Y, Tao C. Um papel esclarecedor para a tempestade de citocinas na infeção por coronavírus. Clin Immunol Orlando Fla. 2021;222: 108615.

696. Wang J, Jiang M, Chen X, Montaner LJ. Tempestade de citocinas e alterações leucocitárias na infeção leve versus grave por SARS-CoV-2: revisão de 3939 pacientes com COVID-19 na China e conceitos emergentes de patogênese e terapia. J Leukoc Biol. 2020;108:17-41.

697. Costela-Ruiz VJ, Illescas-Montes R, Puerta-Puerta JM, Ruiz C, Melguizo- Rodriguez L. Infeção por SARS-CoV-2: o papel das citocinas na doença COVID-19. Cytokine Growth Fator Rev. 2020;54:62-75.

698. Khalil BA, Elemam NM, Maghazachi AA. Quimiocinas e receptores de quimiocinas durante a infeção por COVID-19. Comput Struct Biotechnol J. 2021;19:976-88.

699. Olbei M, Hautefort I, Modos D, Treveil A, Poletti M, Gul L, et al. O SARS-CoV-2 provoca uma resposta diferente das citocinas em comparação com outros vírus respiratórios causadores de tempestades de citocinas em doentes gravemente doentes. Front Immunol. 2021;12:381.

700. Ruan Q, Yang K, Wang W, Jiang L, Song J. Preditores clínicos de mortalidade devido à COVID-19 com base numa análise de dados de 150 pacientes de Wuhan, China. Medicina Intensiva. 2020;46:846-8.

701. Malaguarnera L. Vitamin D3 as potential treatment adjuncts for

COVID-19. Nutrientes. 2020;12:3512.

702. Di Padova F, Quesniaux VFJ, Ryffel B. MyD88 as a therapeutic target for inflammatory lung diseases. Expert Opin Ther Targets. 2018;22:401-8.

703. Subir R, Jagat JM, Kalyan KG. Prós e contras do uso de estatinas em pessoas com doença do coronavírus-19 (COVID-19). Diabetes Metab Syndr. 2020;14:1225-9.

704. Hirano T, Murakami M. COVID-19: um novo vírus, mas um recetor familiar e síndrome de libertação de citocinas. Immunity. 2020;52:731-3.

705. Amor S, Fernández Blanco L, Baker D. Innate immunity during SARS-CoV- 2: evasion strategies and activation trigger hyp oxia and vascular damage. Clin Exp Immunol. 2020;202:193-209.

706. Jamilloux Y, Henry T, Belot A, Viel S, Fauter M, El Jammal T, et al. Devemos estimular ou suprimir as respostas imunitárias na COVID-19? Intervenções de citocinas e anti-citocinas. Autoimmun Rev. 2020;19: 102567.

707. Ferlazzo G, Pack M, Thomas D, Paludan C, Schmid D, Strowig T, et al. Distinct roles of IL-12 and IL-15 in human natural killer cell activation by dendritic cells from secondary lymphoid organs. Proc Natl Acad Sci U S A. 2004;101:16606-11.

708. Ivashkiv LB, Donlin LT. Regulation of type I interferon responses. Nat Rev Immunol. 2014;14:36-49.

709. Dutta S, Das N, Mukherjee P. Picking up a fight: fine tuning mitochondrial innate immune defenses against RNA viruses. Front Microbiol. 2020;11:1990.

710. McNab F, Mayer-Barber K, Sher A, Wack A, O'Garra A. Type I

interferons in infectious disease. Nat Rev Immunol. 2015;15:87-103.

711. Schneider WM, Chevillotte MD, Rice CM. Interferon-stimulated genes: a complex web of host defenses. Annu Rev Immunol. 2014;32:513-45.

712. Kircheis R, Haasbach E, Lueitenegger D, Heyken WT, Ocker M, Planz O. A via do NF-κB como alvo potencial para o tratamento de pacientes com COVID-19 em estágio crítico. Imunologia da Frente. 2020;11: 598444.

713. Li N, Hui H, Bray B, Gonzalez GM, Zeller M, Anderson KG, et al. METTL3 regula a modificação do RNA m6A viral e as respostas imunes inatas da célula hospedeira durante a infeção por SARS-CoV-2. Cell Rep. 2021;35: 109091.

714. Hadjadj J, Yatim N, Barnabei L, Corneau A, Boussier J, Smith N, et al. Atividade de interferão de tipo I prejudicada e respostas inflamatórias em doentes graves com COVID-19. Science. 2020;369:718-24.

715. Diamond MS, Kanneganti TD. Imunidade inata: a primeira linha de defesa
contra o SARS-CoV-2. Nat Immunol. 2022;23(2):165-76. https://doi.org/10.1038/s41590-021-01091-0.

716. Volk A, Hackbart M, Deng X, Cruz-Pulido Y, O'Brien A, Baker SC. Coronavirus endoribonuclease and deubiquitinating interferon antagonists differentially modulate the host response during replication in macrophages. J Virol. 2020;94:e00178-e220.

717. Yan L, Zhang Y, Ge J, Zheng L, Gao Y, Wang T, et al. Arquitetura de um mini complexo de replicação e transcrição do SARS-CoV-

2. Nat Commun. 2020;11:5874.

718. Mariano G, Farthing RJ, Lale-Farjat SLM, Bergeron JRC. Structural characterization of SARS-CoV-2: where we are, and where we need to be. Front Mol Biosci. 2020;7: 605236.

719. White MA, Lin W, Cheng X. Descoberta de inibidores da COVID-19 que têm como alvo a helicase SARS-CoV-2 Nsp13. J Phys Chem Lett. 2020;11:9144-51.

720. Lei X, Dong X, Ma R, Wang W, Xiao X, Tian Z, et al. Ativação e evasão das respostas de interferão do tipo I pelo SARS-CoV-2. Nat Commun. 2020;11:3810.

721. Xia H, Cao Z, Xie X, Zhang X, Chen JY-C, Wang H, et al. Evasão do interferão de tipo I pelo SARS-CoV-2. Cell Rep. 2020;33:108234.

722. Yuen C-K, Lam J-Y, Wong W-M, Mak L-F, Wang X, Chu H, et al. SARS- CoV-2 nsp13, nsp14, nsp15 e orf6 funcionam como potentes antagonistas do interferão. Emerg Microbes Infect. 2020;9:1418-28.

723. Fung S-Y, Siu K-L, Lin H, Yeung ML, Jin D-Y. A protease principal SARS-CoV-2 suprime a produção de interferon tipo I, impedindo a translocação nuclear de IRF3 fosforilado. Int J Biol Sci. 2021;17:1547-54.

724. Pan R, Kindler E, Cao L, Zhou Y, Zhang Z, Liu Q, et al. N7-Methylation of the coronavirus RNA cap is required for maximal virulence by preventing innate immune recognition. MBio. 2022;13:e03662-e3721.

725. Kamitani W, Narayanan K, Huang C, Lokugamage K, Ikegami T, Ito N, et al. A proteína nsp1 do coronavírus da síndrome

respiratória aguda grave suprime a expressão genética do hospedeiro ao promover a degradação do mRNA do hospedeiro. Proc Natl Acad Sci U S A. 2006;103:12885-90.

726. Narayanan K, Huang C, Lokugamage K, Kamitani W, Ikegami T, Tseng C-TK, et al. Severe acute respiratory syndrome coronavirus nsp1 suppresses host gene expression, including that of type I interferon, in infected cells. J Virol. 2008;82:4471-9.

727. Zhou F, Wan Q, Chen S, Chen Y, Wang P-H, Yao X, et al. Atenuação da imunidade inata e facilitação da infeção por β-coronavírus pelo NSP1 do SARS-CoV-2 através da redistribuição específica da localização celular do hnRNP A2/B1. Alvo de transdução de sinal Ther. 2021;6:1-3.

728. Wu Y, Ma L, Zhuang Z, Cai S, Zhao Z, Zhou L, et al. A protease principal do SARS-CoV-2 funciona como uma molécula bifuncional na restrição da sinalização antiviral do interferão de tipo I. Signal Transduct Target Ther. 2020;5:1-3.

729. Li J-Y, Liao C-H, Wang Q, Tan Y-J, Luo R, Qiu Y, et al. As proteínas ORF6, ORF8 e nucleocapsídeo do SARS-CoV-2 inibem a via de sinalização do interferão tipo I. Virus Res. 2020;286: 198074.

730. Jiang H, Zhang H, Meng Q, Xie J, Li Y, Chen H, et al. O SARS-CoV-2 Orf9b suprime as respostas do interferão do tipo I através da seleção do TOM70. Imunologia de células molares. 2020;1-3.

731. Liu X-Y, Wei B, Shi H-X, Shan Y-F, Wang C. Tom70 medeia a ativação do fator regulador do interferão 3 nas mitocôndrias. Cell Res. 2010;20:994-1011.

732. Gao X, Zhu K, Qin B, Olieric V, Wang M, Cui S. Crystal structure

of SARS- CoV-2 Orf9b in complex with human TOM70 suggests unusual virus-host interactions. Nat Commun. 2021;12:2843.

733. Han L, Zhuang M-W, Deng J, Zheng Y, Zhang J, Nan M-L, et al. O SARS-CoV-2 ORF9b antagoniza os interferões do tipo I e III ao visar múltiplos componentes das vias de sinalização RIG-I/MDA-5-MAVS, TLR3-TRIF e cGAS-STING. J Med Virol. 2021;93:5376-89.

734. Thorne LG, Bouhaddou M, Reuschl AK, Zuliani-Alvarez L, Polacco B, Pelin A, Batra J, Whelan MVX, Hosmillo M, Fossati A, Ragazzini R, Jungreis I, Ummadi M, Rojc A, Turner J, Bischof ML, Obernier K, Braberg H, Soucheray M, Richards A, Chen KH, Harjai B, Memon D, Hiatt J, Rosales R, McGovern BL, Jahun A, Fabius JM, White K, Goodfellow IG, Takeuchi Y, Bonfanti P, Shokat K, Jura N, Verba K, Noursadeghi M, Beltrao P, Kellis M, Swaney DL, García-Sastre A, Jolly C, Towers GJ, Krogan NJ. Evolution of enhanced innate immune evasion by SARS-CoV-2. Nature. 2022;602(7897) :487-95. https://doi.org/10.1038/s41586-021-04352-y.

735. Konno Y, Kimura I, Uriu K, Fukushi M, Irie T, Koyanagi Y, et al. SARS- CoV-2 ORF3b é um potente antagonista de interferão cuja atividade é aumentada por uma variante de alongamento que ocorre naturalmente. Cell Rep. 2020;32: 108185.

736. Zheng Y, Zhuang M-W, Han L, Zhang J, Nan M-L, Zhan P, et al. A proteína de membrana (M) do coronavírus 2 da síndrome respiratória aguda grave (SARS-CoV-2) inibe a produção de interferão do tipo I e III ao visar a sinalização RIG-I/MDA-5. Sinal

Transdutor de Alvo Terapêutico. 2020;5:299.

737. Wang S, Dai T, Qin Z, Pan T, Chu F, Lou L, et al. O direcionamento da separação da fase líquido-líquido da proteína nucleocapsídeo SARS-CoV-2 promove a imunidade antiviral inata, elevando a atividade do MAVS. Nat Cell Biol. 2021;23:718-32.

738. Vazquez C, Swanson SE, Negatu SG, Dittmar M, Miller J, Ramage HR, et al. As proteínas virais NSP1 e NSP13 do SARS-CoV-2 inibem a ativação do interferão através de mecanismos distintos. PLoS ONE. 2021;16: e0253089.

739. Frieman M, Ratia K, Johnston RE, Mesecar AD, Baric RS. O domínio semelhante à ubiquitina e o domínio catalítico da papain-like protease do coronavírus da síndrome respiratória aguda grave regulam o antagonismo da sinalização IRF3 e NF-kappaB. J Virol. 2009;83:6689-705.

740. Kim N-E, Kim D-K, Song Y-J. Proteínas não-estruturais 1 e 13 do SARS-CoV-2
suprimem a caspase-1 e a ativação do inflamassoma NLRP3. Microorganismos. 2021;9:494.

741. Dalskov L, Mohlenberg M, Thyrsted J, Blay-Cadanet J, Poulsen ET, Folkersen BH, et al. SARS-CoV-2 evita a deteção imunológica em macrófagos alveolares. EMBO Rep. 2020;21: e51252.

742. Zhang Y, Chen Y, Li Y, Huang F, Luo B, Yuan Y, et al. A proteína ORF8 do SARS-CoV-2 medeia a evasão imunológica através da regulação negativa do MHC-I. Proc Natl Acad Sci U S A. 2021; 118: e2024202118.

743. Liao M, Liu Y, Yuan J, Wen Y, Xu G, Zhao J, et al. Paisagem unicelular de células imunitárias broncoalveolares em doentes com COVID-19. Nat Med. 2020;26:842-4.
744. Carcaterra M, Caruso C. Células epiteliais alveolares do tipo II como principal alvo do vírus SARS-CoV-2 e do desenvolvimento da COVID-19 através da desregulação da via NF-Kb: uma teoria fisio-patológica. Med Hypotheses. 2021;146: 110412.
745. Ziegler CGK, Allon SJ, Nyquist SK, Mbano IM, Miao VN, Tzouanas CN, et al. SARS-CoV-2 recetor ACE2 is an interferon-stimulated gene in human airway epithelial cells and is detected in specific cell subsets across tissues. Cell. 2020;181:1016-1035.e19.
746. Chen H, Liu W, Wang Y, Liu D, Zhao L, Yu J. O SARS-CoV-2 ativa a sinalização pró-inflamatória das células epiteliais do pulmão e conduz à desregulação imunitária em doentes com COVID-19. EBioMedicine. 2021;70: 103500.
747. Rehwinkel J, Gack MU. RIG-I-like receptors: their regulation and roles in RNA sensing. Nat Rev Immunol. 2020;20:537-51.
748. Yin X, Riva L, Pu Y, Martin-Sancho L, Kanamune J, Yamamoto Y, et al. MDA5 governa a resposta imune inata ao SARS-CoV-2 em células epiteliais do pulmão. Cell Rep. 2021;34: 108628.
749. Li Y, Renner DM, Comar CE, Whelan JN, Reyes HM, Cardenas-Diaz FL, et al. SARS-CoV-2 induz respostas imunes inatas mediadas por RNA de fita dupla em células derivadas do epitélio respiratório e cardiomiócitos. Proc Natl Acad Sci U S A. 2021;118: e2022643118.
750. Jha PK, Vijay A, Halu A, Uchida S, Aikawa M. Gene expression profiling reveals the shared and distinct transcriptional signatures

in human lung epithelial cells infected with SARS-CoV-2, MERS-CoV, or SARS-CoV: potential implications in cardiovascular complications of COVID-19. Front Cardiovasc Med. 2021;7:349.

751. Ai J, Hong W, Wu M, Wei X. Sistema vascular pulmonar: um alvo vulnerável para COVID-19. MedComm. 2021;2:531-47.

752. Thierry AR, Roch B. SARS-CoV2 pode escapar da resposta imune inata, causando formação descontrolada de armadilhas extracelulares de neutrófilos e falha de múltiplos órgãos. Clin Sci. 2020;134:1295-300.

753. Papayannopoulos V. Neutrophil extracellular traps in immunity and disease (Armadilhas extracelulares de neutrófilos na imunidade e na doença). Nat Rev Immunol. 2018;18:134-47.

754. Teng T-S, Ji A-L, Ji X-Y, Li Y-Z. Neutrófilos e imunidade: da ação bactericida à conquista. J Immunol Res. 2017;2017:9671604.

755. Schonrich G, Raftery MJ. Neutrophil extracellular traps go viral. Front Immunol [Internet]. 2016;7.

756. Veras FP, Pontelli MC, Silva CM, Toller-Kawahisa JE, de Lima M, Nascimento DC, et al. SARS-CoV-2-triggered neutrophil extracellular traps mediate COVID-19 pathology. J Exp Med. 2020;217.

757. Middleton EA, He X-Y, Denorme F, Campbell RA, Ng D, Salvatore SP, et al. As armadilhas extracelulares de neutrófilos contribuem para a imunotrombose na síndrome de dificuldade respiratória aguda COVID-19. Blood. 2020;136:1169-79.

758. Castanheira FVS, Kubes P. Neutrófilos e NETs na modulação da inflamação aguda e crónica. Blood. 2019;133:2178-85.

759. Thierry AR, Roch B. Neutrophil extracellular traps and by-

products play a key role in COVID-19: pathogenesis, risk factors, and therapy. J Clin Med [Internet]. 2020;9.

760. Maxwell AJ, Ding J, You Y, Dong Z, Chehade H, Alvero A, Mor Y, Draghici S, Mor G. Identificação das principais vias de sinalização induzidas pelo SARS-CoV2 que estão subjacentes à trombose e lesão vascular em pacientes com COVID-19. J Leukoc Biol. 2021;109(1):35-47. https://doi.org/10.1002/JLB.4COVR0920-552RR.

761. Vanderbeke L, Van Mol P, Van Herck Y, De Smet F, Humblet-Baron S, Martinod K, Antoranz A, Arijs I, Boeckx B, Bosisio FM, Casaer M, Dauwe D, De Wever W, Dooms C, Dreesen E, Emmaneel A, Filtjens J, Gouwy M, Gunst J, Hermans G, Jansen S, Lagrou K, Liston A, Lorent N, Meersseman P, Mercier T, Neyts J, Odent J, Panovska D, Penttila PA, Pollet E, Proost P, Qian J, Quintelier K, Raes J, Rex S, Saeys Y, Sprooten J, Tejpar S, Testelmans D, Thevissen K, Van Buyten T, Vandenhaute J, Van Gassen S, Velásquez Pereira LC, Vos R, Weynand B, Wilmer A, Yserbyt J, Garg AD, Matthys P, Wouters C, Lambrechts D, Wauters E, Wauters J. Tempestade de citocinas atípicas conduzida por monócitos e ativação aberrante de neutrófilos como mediadores-chave da gravidade da doença COVID-19. Nat Commun. 2021;12(1):4117. https://doi.org/10.1038/s41467-021-24360-w.

762. Bae HB, Zmijewski JW, Deshane JS, Tadie JM, Chaplin DD, Takashima S,

Abraham E. A proteína quinase activada por AMP aumenta a capacidade fagocítica dos macrófagos e neutrófilos. FASEB J.

2011;25(12):4358-
68. https://doi.org/10.1096/fj.11-190587.

763. Grégoire M, Uhel F, Lesouhaitier M, Gacouin A, Guirriec M, Mourcin F,
Dumontet E, Chalin A, Samson M, Berthelot LL, Tissot A, Kerjouan M, Jouneau S, Le Tulzo Y, Tarte K, Zmijewski JW, Tadié JM. Impaired efferocytosis and neutrophil extracellular trap clearance by macrophages in ARDS. Eur Respir J. 2018;52(2):1702590. https://doi.org/10.1183/13993003.02590-2017 (**PMID:** 29946009).

764. Schulte-Schrepping J, Reusch N, Paclik D, BaBler K, Schlickeiser S, Zhang B, et al. A COVID-19 grave é marcada por um compartimento de células mieloides desregulado. Cell. 2020;182:1419-1440.e23.

765. Neeland MR, Bannister S, Clifford V, Dohle K, Mulholland K, Sutton P, et al. Innate cell profiles during the acute and convalescent phase of SARS-CoV-2 infection in children. Nat Commun. 2021;12:1084.

766. Hu G, Christman JW. Editorial: alveolar macrophages in lung inflammation and resolution (macrófagos alveolares na inflamação pulmonar e resolução). Front Immunol. 2019;10:2275.

767. Viola A, Munari F, Sánchez-Rodríguez R, Scolaro T, Castegna A. The metabolic signature of macrophage responses. Front Immunol. 2019;10:1462.

768. Lv J, Wang Z, Qu Y, Zhu H, Zhu Q, Tong W, et al. Distinct uptake, amplification, and release of SARS-CoV-2 by Ml and M2 alveolar macrophages. Cell Discov. 2021;7:24.

769. Abdelmoaty MM, Yeapuri P, Machhi J, Olson KE, Shahjin F, Kumar V, et al. Definição das respostas imunitárias inatas para as interações entre o SARS-CoV-2 e os macrófagos humanos. Front Immunol. 2021;12:4073.
770. Zheng J, Wang Y, Li K, Meyerholz DK, Allamargot C, Perlman S. Severe acute respiratory syndrome coronavirus 2-induced immune activation and death of monocyte-derived human macrophages and dendritic cells. J Infect Dis. 2021;223:785-95.
771. Grant RA, Morales-Nebreda L, Markov NS, Swaminathan S, Querrey M, Guzman ER, et al. Circuitos entre macrófagos infectados e células T na pneumonia por SARS-CoV-2. Nature. 2021;590:635-41.
772. Shi F-D, Ljunggren H-G, La Cava A, Van Kaer L. Organ-specific features of natural killer cells. Nat Rev Immunol. 2011;11:658-71.
773. Mercado M, Angka L, Martel AB, Bastin D, Olanubi O, Tennakoon G, et al.

Achatamento da curva da COVID-19 com células assassinas naturais

imunoterapias. F ront Immunol. 2020; 11:1512.
774. Bao C, Tao X, Cui W, Hao Y, Zheng S, Yi B, et al. Células assassinas naturais associadas à libertação de ARN viral do SARS-CoV-2, resposta de anticorpos e mortalidade em doentes com COVID-19. Exp Hematol Oncol. 2021;10:5.
775. Grudzien M, Rapak A. Efeito de compostos naturais na ativação de células NK. J Immunol Res. 2018;2018:4868417.
776. Trapani JA, Davis J, Sutton VR, Smyth MJ. Proapoptotic functions of cytotoxic lymphocyte granule constituents in vitro

and in vivo. Curr Opin Immunol. 2000;12:323-9.

777. Belizário JE, Neyra JM, Setúbal Destro Rodrigues MF. Quando e como a morte celular programada induzida por células NK beneficia a proteção imunológica contra a infeção por agentes patogénicos intracelulares. Innate Immun. 2018;24:452-65.

778. Zamai L, Ahmad M, Bennett IM, Azzoni L, Alnemri ES, Perussia B. Natural Killer (NK) cell-mediated cytotoxicity: differential use of TRAIL and Fas ligand by immature and mature human NK cells. J Exp Med. 1998;188:2375-80.

779. McKechnie JL, Blish CA. O sistema imunitário inato: lutar na linha da frente ou atiçar as chamas da COVID-19? Micróbio hospedeiro de células. 2020;27:863- 9.

780. Zheng M, Gao Y, Wang G, Song G, Liu S, Sun D, et al. Esgotamento funcional de linfócitos antivirais em pacientes com COVID-19. Imunol Mol Célula. 2020;17:533-5.

781. Kramer B, Knoll R, Bonaguro L, ToVinh M, Raabe J, Astaburuaga-Garcia R, et al. Assinaturas precoces de IFN-α e disfunção persistente são caraterísticas distintivas das células NK em COVID-19 grave. Imunidade. 2021;54:2650-2669.e14.

782. Leem G, Cheon S, Lee H, Choi SJ, Jeong S, Kim E-S, et al. A anormalidade na população de células NK é prolongada em pacientes graves com COVID-19. J Allergy Clin Immunol. 2021;148:996-1006.e18.

783. Giamarellos-Bourboulis EJ, Netea MG, Rovina N, Akinosoglou K, Antoniadou A, Antonakos N, et al. Desregulação imunitária complexa em doentes com COVID-19 com insuficiência respiratória grave. Micróbio Hospedeiro de Células. 2020;27:992-

1000.e3.
784. Castelli V, Cimini A, Ferri C. Tempestade de Citocinas na COVID-19: "Quando saíres da tempestade, não serás a mesma pessoa que entraste". Front Immunol [Internet]. 2020;11.
785. Knight JM, Costanzo ES, Singh S, Yin Z, Szabo A, Pawar DS, et al. O antagonista da IL-6, tocilizumab, está associado a uma pior depressão e a sintomas relacionados em doentes clínicos. Psiquiatria Transl. 2021;11:58.
786. Jones SA, Scheller J, Rose-John S. Therapeutic strategies for the clinical blockade of IL-6/gp130 signaling. J Clin Invest. 2011;121:3375-83.
787. Jordan SC, Zakowski P, Tran HP, Smith EA, Gaultier C, Marks G, et al. Compassionate use of tocilizumab for treatment of SARS-CoV-2 pneumonia. Clin Infect Dis Off Publ Infect Dis Soc Am. 2020;71:3168-73.
788. Galván-Román JM, Rodríguez-García SC, Roy-Vallejo E, Marcos-Jiménez A, Sánchez-Alonso S, Fernández-Díaz C, et al. Os níveis séricos de IL-6 predizem a gravidade e a resposta ao tocilizumab na COVID-19: um estudo observacional. J Allergy Clin Immunol. 2021;147:72-80.e8.
789. Xu X, Han M, Li T, Sun W, Wang D, Fu B, et al. Tratamento eficaz de doentes com COVID-19 grave com tocilizumab. Proc Natl Acad Sci US A. 2020;117:10970-5
790. Rose-John S, Neurath MF. IL-6 trans-signaling: the heat is on. Immunity Elsevier. 2004;20:2-4.
791. Reeh H, Rudolph N, Billing U, Christen H, Streif S, Bullinger E, et al. Response to IL-6 trans- and IL-6 classic signalling is

determined by the ratio of the IL-6 recetor α to gp130 expression: fusing experimental insights and dynamic modelling. Sinal de comunicação celular. 2019;17:46.

792. Barnes PJ. How corticosteroids control inflammation: quintiles prize lecture 2005. Br J Pharmacol. 2006;148:245-54.

793. Nicolau DV, Bafadhel M. Corticosteróides inalados em pandemias de vírus: um tratamento para a COVID-19? Lancet Respir Med. 2020;8:846-7.

794. Lipworth B, Kuo CR, Lipworth S, Chan R. Corticosteróides inalados e COVID-19. Am J Respir Crit Care Med. 2020;202:899-900.

795. Ye Z, Wang Y, Colunga-Lozano LE, Prasad M, Tangamornsuksan W, Rochwerg B, et al. Eficácia e segurança dos corticosteróides na COVID-19 com base em provas para a COVID-19, outras infecções por coronavírus, gripe, pneumonia adquirida na comunidade e síndrome de dificuldade respiratória aguda: uma revisão sistemática e meta-análise. CMAJ Can Med Assoc J J Assoc Medicale Can. 2020;192:E756-67.

796. Prescott HC, Rice TW. Corticosteróides em COVID-19 ARDS: evidências e esperança durante a pandemia. JAMA. 2020;324:1292-5.

797. Tomazini BM, Maia IS, Cavalcanti AB, Berwanger O, Rosa RG, Veiga VC, et al. Efeito da dexametasona nos dias de vida e sem ventilação em pacientes com síndrome do desconforto respiratório agudo moderado ou grave e COVID-19. JAMA. 2020;324:1-11.

798. RECOVERY Collaborative Group, Horby P, Lim WS, Emberson JR, Mafham M, Bell JL, et al. Dexametasona em doentes

hospitalizados com COVID-19. N Engl J Med. 2021;384:693-704.

799. Johnson RM, Vinetz JM. Dexametasona no tratamento de covid -19. BMJ. 2020;370: m2648.

800. Warrington TP, Bostwick JM. Efeitos adversos psiquiátricos dos corticosteróides. Mayo Clin Proc. 2006;81:1361-7.

801. Mishra GP, Mulani J. Corticosteroids for COVID-19: the search for an optimum duration of therapy. Lancet Respir Med. 2021 ;9: e8.

802. Winthrop KL. The emerging safety profile of JAK inhibitors in rheumatic disease. Nat Rev Rheumatol. 2017;13:234-43.

803. Richardson P, Griffin I, Tucker C, Smith D, Oechsle O, Phelan A, et al. Baricitinib como tratamento potencial para a doença respiratória aguda de 2019-nCoV. Lancet Lond Engl. 2020;395:e30-1.

804. Kim JS, Lee JY, Yang JW, Lee KH, Effenberger M, Szpirt W, et al. Imunopatogénese e tratamento da tempestade de citocinas na COVID-19. Theranostics. 2021;11:316-29.

805. Hoang TN, Pino M, Boddapati AK, Viox EG, Starke CE, Upadhyay AA, et al. O tratamento com baricitinib resolve a inflamação dos macrófagos das vias aéreas inferiores e o recrutamento de neutrófilos em macacos rhesus infectados com SARS-CoV-2. Cell. 2021;184:460-475.e21.

806. Cantini F, Niccoli L, Matarrese D, Nicastri E, Stobbione P, Goletti D. Terapia com baricitinib na COVID-19: um estudo piloto sobre segurança e impacto clínico. J Infect. 2020;81:318-56.

807. Jorgensen SCJ, Tse CLY, Burry L, Dresser LD. Baricitinib: uma

revisão da farmacologia, segurança e experiência clínica emergente no COVID-19. Pharmacotherapy. 2020;40:843-56.
808. Zhu X, Wang D, Zhou J, Pan T, Chen J, Yang Y, et al. Porcine deltacoronavirus nsp5 antagonizes type I interferon signaling by cleaving STAT2. J Virol. 2017;91:e00003-17.
809. Zhou F, Wan Q, Chen Y, Chen S, He M-L. A quinase PIM1 facilita a replicação do vírus Zika ao suprimir a imunidade natural das células hospedeiras. Alvo de transdução de sinal Ther. 2021;6:207.
810. Deng X, van Geelen A, Buckley AC, O'Brien A, Pillatzki A, Lager KM, et al. Coronavirus endoribonuclease activity in porcine epidemic diarrhea virus suppresses type I and type III interferon responses. J Virol. 2019;93:e02000- e2018.
811. Riedl W, Acharya D, Lee J-H, Liu G, Serman T, Chiang C, et al. O vírus Zika NS3 imita um motivo de ligação celular 14-3-3 para antagonizar a imunidade inata mediada por RIG-I e MDA5. Cell Host Microbe. 2019;26:493-503.e6.
812. Chen X, Yang X, Zheng Y, Yang Y, Xing Y, Chen Z. SARS coronavirus

A protease do tipo papaína inibe a via de sinalização do interferão tipo I através da interação com o complexo STING-TRAF3-TBK1. Proteína celular.

2014;5:369-81.
813. Devaraj SG, Wang N, Chen Z, Chen Z, Tseng M, Barretto N, et al. Regulation of IRF-3-dependent Innate Immunity by the Papain-like protease domain of the severe acute respiratory syndrome coronavirus. J Biol Chem. 2007;282:32208-21.
814. Clementz MA, Chen Z, Banach BS, Wang Y, Sun L, Ratia K, et

al. Deubiquitinating and interferon antagonism activities of coronavirus papainlike proteases. J Virol. 2010;84:4619-29.

815. Yang X, Chen X, Bian G, Tu J, Xing Y, Wang Y, et al. Actividades de processamento proteolítico, deubiquitinase e antagonista de interferão da protease tipo papaína do coronavírus da síndrome respiratória do Médio Oriente. J Gen Virol. 2014;95:614-26.

816. Shin D, Mukherjee R, Grewe D, Bojkova D, Baek K, Bhattacharya A, et al. Papain-like protease regulates SARS-CoV-2 viral spread and innate immunity. Nature. 2020;587:657-62.

817. Martinez-Urbistondo D, Costa Segovia R, Del Villar S, Carrero R, Risco

Risco C, Villares FP. Combinação precoce de tocilizumab e corticosteróides: uma atualização na terapia anti-inflamatória para a doença grave do coronavírus (COVID). Clin Infect Dis. 2021;72(9):1682-
3. https://doi.org/10.1093/cid/ciaa910.

818. Hung IF-N, Lung K-C, Tso EY-K, Liu R, Chung TW-H, Chu M-Y, et al. Combinação tripla de interferão beta-1b, lopinavir-ritonavir e ribavirina no tratamento de doentes internados no hospital com COVID-19: um ensaio aberto, aleatório, de fase 2. Lancet Lond Engl. 2020;395:1695-704.

Sobre os autores

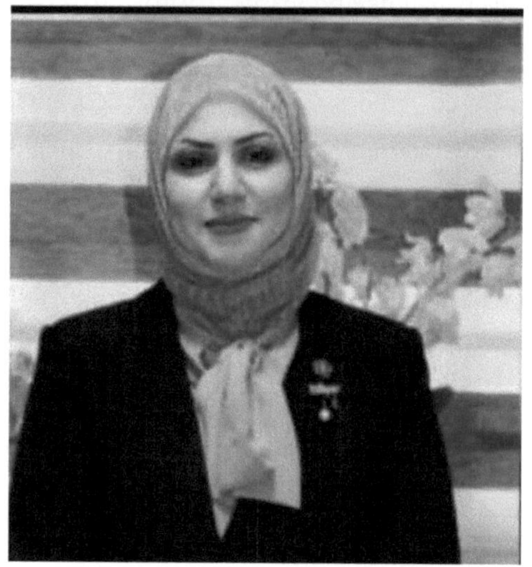

Prof. Dr. Hiyam Altaii

Faculdade de Ciências, Universidade de Mosul.

Iraque. Email:hiyamaltaii@uomosul.edu.iq

Telemóvel: (+964) 7701798742

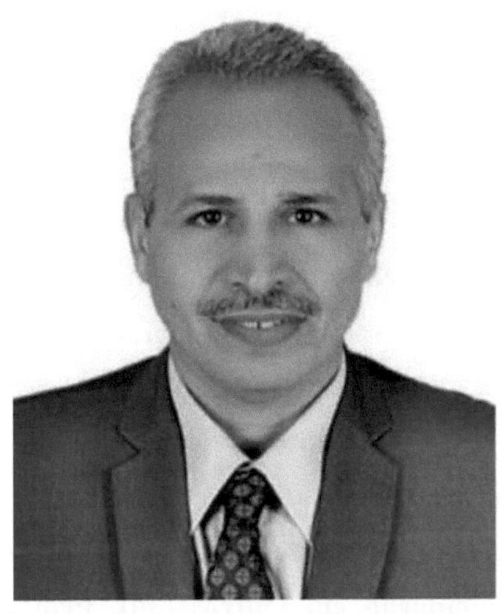

Prof. Dr. Mohamed Abdel-Raheem Ali Abdel-Raheem

Professor de Controlo Biológico do

Centro Nacional de Investigação.

33rd ElBohouth St., Dokki, Cairo, Egito.

Correio eletrónico:

abdelraheem_nrc@hotmail.com,

abdelraheem_nrc@yahoo.com

Telemóvel: (+2) 01155527583 - (+2) 01009580797

Prof. Dr. Mohamed Abdel-Raheem Ali Abdel-Raheem, Prof. de Entomologia (Controlo Biológico), Departamento de Pragas e Proteção de Plantas, Instituto de Investigação Agrícola e Biológica,

Centro Nacional de Investigação, Cairo, Egito. Publicações publicadas (271) artigos (81), Livros e capítulos de livros (190), (

Scopus) h-index (11), Citações (269), (Google Scholar) h-index (17) , Citações (860), (Web of Science) Publicações (9), h-index (4), Citações (41), Research Gate, h-index (14), Citações (553), Revisores em Revistas Internacionais (126), Artigos revistos em Controlo Biológico (589), Editor Chefe de Revista (6), Conselho Editorial de Revista (32), Editor Chefe Associado de Revista (5), Participação em Conferência (27), Participação em Workshop (293), Participação em Simpósio (176), Participação em Fórum (4), Prémio (4), Participação em Outros (30), Projectos como PI e membro (19), Cursos de Formação em Agric. Engenharia (20), Cursos de formação para estudantes universitários (8), Participação em cursos de formação para estagiários (19), TV, jornal e rádio (22), Orientador de tese de doutoramento (1), Comité de tese de doutoramento (2), e membro de fundação científica (13).

Centro Nacional de Investigação. 33rd ElBohouth St., Dokki, Cairo, Egito. Endereço de correio eletrónico: abdelraheem nrc@hotmail.com, abdelraheem nrc@yahoo.com, ma. abdel-raheem@nrc .sci.eg, Telemóvel: (+2) 01155527583 - (+2) 01009580797

- Scopus ID do autor : 55220661700
- https://www.scopus.com/authid/detail.uri?authorId=55220661700
- http ://s cholar. google.c om/ citations ?hl=en&user=gBtssEgAAAAJ

- http s:// orcid. org/my-orcid?orcid=0000-0001 -9240-064X
- https://www.webofscience.com/wos/author/searchAbdel-Raheem, Mohamed Abdel-Raheem Ali - Coleção Principal da Web of Science
- https://www.researchgate.net/profile/Mohamed_Abdel-Raheem4/publications?sorting=recentlyAdded
- http ://livedna. org/20.16018
- http ://www.resarcherid.com/rid/R-6264-2017
- https://www.webofscience.com/wos/author/record/R-6264-

2017

Programa de rádio e TV

- https://www.youtube.com/attribution_lmk7a=NsH2xGv9mY8&u =%2Fwatch %3Fv%3Dsb46rBG8-Mc%26feature%3Dshare
- https://youtu.be/Ub8djW0tggo
- https://m.facebook.com/story.php?story_fbid=492907069288338 &id=100076 011247165
- https://youtu.be/dOujUAZmTdw
- https://m.facebook.com/story.php?story_fbid=492907069288338 &id=100076 011247165
- https://fb.watch/gPGrDuzZFX/
- https://www.youtube.com/watch?si=4UfyQaeHVLPiVR5J&v=n XV4NT- no7o&feature=youtu.be
- https://www.youtube.com/watch?v=sRH44W6TbcQ
- https://youtu.be/uq9Qj3AEBHk?si=ymaX06huG2AXJESu

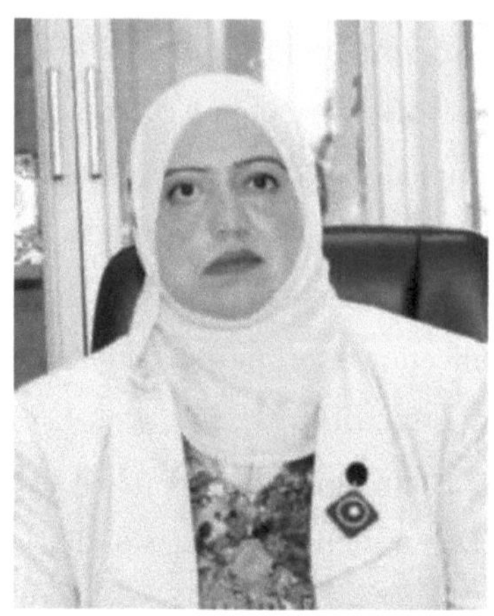

Assist. Prof. Dr. Senaa Abdullah Ali Al- jarjary

Departamento de Biologia, Faculdade de Ciências,

Universidade de Mosul. Iraque.

Correio eletrónico: Sensbio23@uomosul.edu.iq

Telemóvel: (+964)7701871500

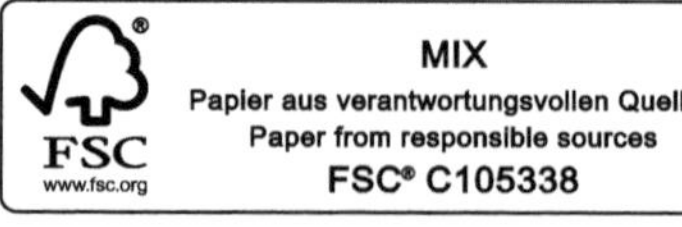

Printed by Books on Demand GmbH, Norderstedt / Germany